통합 진단·병리학

Diagnostic Pathology

저자; 박금실 · 김수경

 한국보건교육원

아트하우스출판사

통합진단병리학

초판 발행일 ; 2012년 4월 10일
초판 인쇄일 ; 2012년 3월 30일

저자 : 박금실, 김수경

교육과학기술부 공익법인 한국평생기구
출판기획; **한국보건교육원**

주소; 서울 서대문구 충정로 2가 130-1신한은행 /5F
TEL; 02)393-5111 FAX; 02)312-5404

발행인 : 채말녀
편집인 ; 김수경
표지디자인 ; 김건영
본문입력 ; 김아영

출판사 : 도서출판 **아트하우스**
주 소 : 서울 성북구 동선동 3가 250-1.1
본 사 : TEL : (02) 921-7836 FAX ; (02) 928-7836
E-mail ; bestdrq@empal.com

<정 가 : 20,000원>
ISBN; 978-89-93639-41-4 (13510)
copyright@2009 ARTHOUSE publishing Co.

통합진단병리학

Introduction to Diagnostic Pathology

I 서문 I Epilogue

현대의학의 중심이 급성에서 만성으로, 예방과 건강증진으로 선회하면서 현대의학의 장점과 전통의학, 보완대체의학의 장점을 통합하자는 목소리가 제도권 내에서도 높아지고 있습니다. 의술은 본질적으로 제도권이나 비제도권, 양방과 한방, 정통의학과 보완대체의학(=자연의학)의 문제가 아니라 효과 있는 의술과 그렇지 못한 의술의 구분만 의미 있을 뿐이므로 서로의 장점을 결합한 통합의학이 바람직하다고 볼 수 있습니다. 하지만 기존의 의서는 서로 각자의 영역만 다루어 편파적이고 폐쇄적인 가운데 한정된 틀을 벗어나지 못하고 있습니다. 하나의 종교만 아는 사람은 종교를 모르는 사람이라는 말이 있듯이 한가지의 의술만 아는 사람은 제대로 의술을 알지 못하는 것이라고 해도 과언이 아닐 것입니다.

진단병리학은 환자를 진단해 병의 원인과 병리기전을 파악함으로써 치료책을 강구하는 것이 주된 목적입니다. 그렇게 때문에 진단병리학에 대한 이해가 부족하면 어떤 요법을 쓰며 포인트를 어디에 잡아야 하는지, 침을 어디에 놓는 것이 옳은지, 어떤 약을 어떻게 쓰는지 잘 알 수 없게 됩니다. 진단법의 목적은 병의 상태를 이해하고 원인을 탐구하며 서양의학적인 병명이나 병증을 찾은 다음 더 나아가 그 질병에 대한 예를 추측하기 위함입니다. 무엇보다 올바른 진단을 전제로 하지 않은 시술은 불합리하고 무모한 것이 될 수 있고 차칫하면 더 악화시키는 요인으로 작용 할 위험이 있습니다.

의술은 시대의 조류와 문화가 상호 교류함에 따라 전승되고 변화 발전해 왔으며 지역마다 문화권에 따라 서로 다른 형태가 존재해 왔습니다. 고대 그리스 의학, 이집트의학, 인도의 아유르베다(Ayurbeda)의학, 중국의학, 이슬람의 아랍의학, 한국의 침술과 한의학 등이 지역적인 문화권을 형성하고 나라별 자연환경과 풍토 자원의 영향을 받아 독자적으로 발전해 왔습니다. 인류는 전통적으로 이러한 의술을 발전시키고 발달하는 과정에서 무속, 종교, 예술, 철학, 과학 등을 도구로 사용하여 왔으며 그중에서 질병의 진단과 치유는 매우 다차원적인 접근이 요구되는 영역입니다.

20세기 산업화 사회를 거쳐 물질문명이 극도로 발달된 현대에 이르기까지 서구과학은 절대적 존재로 믿음을 지니게 되었고, 의학도 전통적인 의술, 자연요법들을 밀어내고 이러한 서양의학이 주류를 차지하게 되었습니다. 그러나 지난 세기 까지만 해도 인류는 세균감염에 의한 질병과 사망원인이 높았지만, 현재는 공해물질과 환경오염과 영양불균형 스트레스와 잘못된 생활습관에서 비롯된 각종 질환, 자살 등에 의한 사망이 대부분이며 세균감염에 의한 경우는 불과 3%에 지나지 않습니다. 따라서 의학은 이제 인간과 자연 환경을 하나로 보는 넓은 시각에서 질병을 바라보아야 할 시기에 도래하였으며 이제는 새로운 시대적 전환에 따라 과거와는 다른 새로운 패러다임이 요구되고 있습니다.

진단영역에 있어서 현대의학은 과학으로 무장된 막강한 기구를 사용하는 강점이 있으나 국소적, 기계론적, 요소환원론적인 잘못된 치료원리로 인해 대부분의 만성질환치료에 실패하고 있다는 것은 잘 알려진 불편한 진실입니다. 한의학도 현재 도식화된 중의학식 장부변증논치와 일본식 EBM을 따라하는 것이 한의학의 표준화와 과학화라고 착각하나, 눈에 보이지 않은 영역까지도 확장해 질병에 대한 정보를 제공하는 서양의학적인 지식을 흡수해 현재의 임상에서 검증하는 것이 과학화이며 그 가이드라인을 정하는 것이 표준화라고 하는 목소리가 높습니다.

한의학이나, 자연의학을 중심으로 하는 전통의학은 곧 과학화와 표준화 과정 속에서 지침이 되는 것이 바로 실체적이고 실용적인 진단병리학이라고 할 수 있으며 현재 서양의학에서 말하는 치료범위와 비교하여 상대적으로 협소한 범주에 있는데 이는 진단에 대한 객관성을 확보하지 못한 원인도 자리 잡고 있다고 볼 수 있습니다.

병리학은 기초의학이면서 임상의학 및 예방의학과 밀접한 관계를 지닙니다.
고대 그리스의 의성 히포크라테스(BC 460~377)는 오래전에 체액의 균형이 무너지면 질병에 걸린다는 체액병리학을 확립하였고 근대에 이르러 비르효(Virchow)는 세포의 병적 변화가 질병을 발생시킨다는 세포병리학을 주장한 이후 현대에는 분자 수준에서 질병을 다루는 분자병리학까지 발전하였습니다. 병리학은 인간을 대상으로 하기 때문에 정상 구조에 대한 지식이 있어야 하므로 해부학 및 조직학과 밀접한 관련이 있습니다.

병원에서 병리의사는 병리학적인 지식을 바탕으로 임상 의사들에게 병을 알려주는 역할을 하여 병리학적 진단을 내려줍니다. 따라서 종종 의학 분야에서 병리학은 기초의학과 임상의학의 중간자로 임상분야에서 이에 대한 기초적인 지식이 반드시 필요한 것입니다. 병리학의 주된 관심사의 하나는 병변이라고 하는 질병으로 야기되는 해부학적 변화입니다. 물론 자연의학에서는 질병에 대한 정보나 지식보다는 항상성, 자기방어력, 자기재생력을 기본으로 하는 우리 몸에 자연치유력 향상에 관심을 두고 있기는 하지만 우리가 언어로 서로 대화하듯이 소통과 교류를 위해 이에 대한 기본지식이 요구됩니다.

본서는 동서양의 전통의학과 현대의학, 양자의학 등의 진단과 병리에 대한 기초적인 사항들을 서로 융합하여 통합진단병리라는 내용으로 구성되었습니다. 이 책의 학습을 통해 보건 및 의료임상에 유용한 지식과 능력을 함양하고 널리 활용할 수 있는 자료가 되길 희망합니다.

2012년 3월
지은이 드림

| 차 례 | Contents

● 전통의학과 현대의학을 결합한-
통합 진단·병리학

Contents | 차 례 |

Chapter 2. 병리학

부록

진단학

서양의학은 진단에 많은 기술을 축적하여 이화학적 방법, 세균검사법, 기타 엑스레이 검사, 초음파 검사 등을 비롯 CT, PET, MRI, 양성자측정기에 이르기 까지 각종 진단 장비를 개발하여 사용하고 있으므로 국소적인 병인을 찾아내는 데는 우월한 위치에 있다. 하지만, 자연의학의 진단은 서양적인 진단과는 구별되는 특성이 있으며, 질병을 보지 않고 사람을 본다는 측면에서는 동양의학적인 진단과 공통된다고 할 수 있다. 인체는 하나의 유기적인 전체로서 국부의 병변은 전신에 영향을 미치며 체표에 반영된다는 정체관념(整體觀念)을 근거로 변증이론과 방법에 대해 이야기하고, 병증을 식별하는 것으로 병정(病情)을 유추 판단하여 질병의 예방과 치료의 근거를 삼는 것이다.

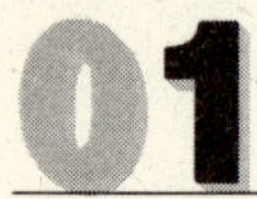

Chapter 01

01

진단의 개요

1. 진단법의 개요　　　❀ ❀ ❀

1-1. 진단의 목적

　　질병을 치료하는 것은 동양이나 서양이나 모두 환자를 관찰하여 거기에서 얻어지는 여러 정보를 적절하게 활용하는 것으로부터 출발한다. 자연의학에서도 유능한 치료사가 되기 위해서는 광선요법이나 전기요법, 수기요법, 침뜸요법 등 자극요법만 알아서는 안 되며 환자를 각종 방법으로 관찰하여 어떠한 질병인지를 판달 할 수 있는 능력을 갖추어야 할 것이다.

진단법의 목적은 병의 상태를 이해하고 원인을 탐구하며 서양의학적인 병명이나 병증을 찾은 다음 더 나아가 그 질병에 대한 예를 추측하기 위함이다. 무엇보다 올바른 진단을 전제로 하지 않은 진단을 전제로 한 시술은 불합리하고 무모한 것이 될 수 있고 차칫 더 악화시키는 요인으로 작용 할 위험이 잇다. 여기서는 진단의 의의와 필요성 및 시술기록부 등과 제반 진단에 관한 지식을 알아보도록 한다.

1-2. 진단법의 특성

　　진단법에는 특성을 지닌 여러 종류가 있는데 문진법, 시진법, 촉진법, 압진법, 찰진법, 타진법, 청진법, 측진법, 지가검사법, 반사검사법, 운동장애 검사법, 관절가동력검사법, 근검사법, 일상생활 동작검사법, 일부의 전기검사법, 질문지에 의한 검사법, 기타 자연의학에서 발전시켜온 홍채진단법이나 양자분석기(QRS)검사법, 소변검사기를 사용한 검사 등 많은 진단의 방법이 실제로 이용되고 있다. 서양의학은 진단에 많은 기술을 축적하여 이화학적 방법, 세균검사법, 기타 엑스레이검사, 초음파 검사 등을 비롯 CT, PET, MRI, 양성자 측정기에 이르기 까지 각종 진단장비를 개발하여 사용하고 있으므로 국소적인 병인을 찾아내는 데는 한방보다 훨씬 우월한 위치에 있다. 하지만, 자연의학의 진단은 서양적인 진단이나 동양의학적인 진단과는 구별되는 특성이 있으며, 질병을 보지 않고 사람을 본다는 측면에서는 동양의학적인 진단과 공통된다고 할 수 있다.

동양의학의 진단은 인체는 하나의 유기적인 전체로서 국부의 병변은 전신에 영향을 미치며 병변은 체표에 반영된다는 정체관념(整體觀念)으로부터 출발하여 변증이론과 변증방법에 대해 이야기하고 병증을 식별하는 것으로 병정(病情-병적 정황)을 유추 판단하여 질병의 예방과 치료의 근거를 삼는 것이다.

3. 진단의 실제　　　　※ ※ ※

3-1. 진단의 요령

　　진단은 먼저 발병시간, 발병정황, 발병부위, 병의 양상, 환자의 행동과 색태 등 주소(主訴)를 잘 듣고, 의문점을 물은 다음, 환자의 대해서 얻은 정보를 잘 정리해 한다. 그리고 환자에게서 얻은 정보가 맞는지 혹은 틀리는지 확인을 해야 하는데 치료 전 사전에 철저히 이를 확인하고 검사 할 필요가 있다.

주소(主訴, 주된 호소)는 조통 관절통, 발열 등 환자가 가장 고통을 많이 느껴 호소하는 것을 말하며 주소가 적은 경우나, 아주 많아 다채로울 경우 어느 것이 주소인지 가늠하기가 어렵게 된다. 또 신경증 등일 때는 주소가 일정치 않으며 시각에 따라 변동되는 경우도 많다. 하지만 주소는 환자를 진단하는데 가장 유의해야 할 대목으로 오랜 시일 치료와 관련된 반복된 일을 하는 사람은 긴장감을 잃어버리게 되는데 항상 환자를 대할 때 긴장을 하고 주소를 잘 듣고 정확하게 판단 할 수 있도록 유념해야 한다.

□ 진단의 요령

❶ 주소(主訴)를 잘 듣는다. → 발병시간, 발병정황, 발병부위, 병의 양상, 환자의 행동과
색태 등

❷ 의문사항을 질문하여 확인한다. → 병력, 자각증상 등

❸ 환자에 대한 정보를 잘 정리한다.(각종검사자료를 비롯한 양방적인 진단에 더하여 경락,
기혈진액, 음양오행, 장부론 등에 맞추어 본다)

❹ 얻은 정보를 사전 검사를 하여 확인한다.

❺ 병증을 판단한다.

3-2. 진단의 절차 및 실제

　　　먼저 환자의 주소(主訴)를 듣고 발병부위와 병증을 파악한다. 그런 다음 아래의 순서
로 확인하면서 판단하고 치료원칙을 결정한다.　예를 들어 광선요법을 시행 할 경우 탄소봉
의 사용, 광선조사 부위와 조사시간 및 기간 등을 결정한다.

□ 진단의 절차(한의학)

❶ 시간을 묻는다. 매일 반복적으로 몸이 좋지 않은 시간이나 반복적으로 일어나는 시
간 등을 상세히 알아본다.

❷ 발병정황을 묻는다.　풍한서습조열(風寒暑濕燥熱) 등을 생각하고 6기를 파악한다.

❸ 병의 양상과 병력을 판단한다. 이전의 병력과 정신적 충격, 가족관계, 식습관, 기호
등을 파악한다.

❹ 과로, 과색, 과음, 과식 등을 묻는다.

❺ 발병부위와 관련된 경락을 살펴본다. 〈예를 들어 이명(耳鳴)은 삼초경, 담경, 소장경〉

❻ 발병 부위와 관련된 경락의 원혈, 낙혈, 하합혈, 극혈, 배유혈, 모혈 등을 인식하여 이를
확인 한다.

3-3. 진단과 병증의 결정

대부분 병증에 대해서 환자자신이 잘 알고 있는 경우가 많고, 병원에서 이미 진찰을 받은 경우 이를 판단의 기초로 하면 되나 양방적으로 병명이 확인되지 않는 경우, 병원에서는 검사상에는 이상이 없다고 하나 본인은 고통을 호소하는 경우 한방적인 진단을 고려하고 종합적인 판단을 한다. 상세한 진단카드를 작성하고 신중하게 판단하여 치료 전 주증(主症)이 결정된 다음, 치료방법과 치료원칙을 결정한다.

❑ 치료방법과 치료원칙의 결정(한의학)

❶ 주소(主訴)를 바탕으로 어떤 부위에 증상이 나타나는가를 확인한다.

❷ 현재 병증과 기왕병증을 함께 고려하여 병증에 대한 이해가 요구되며 병증의 완급의 문제, 병증의 한열허실표리음양(寒熱虛失表裏陰陽)의 문제, 체질 등을 파악한다.

❸ 병증에 소속된 장부경락을 세밀하게 파악한다.

❹ 현재 병증과 기왕병증을 함께 고려하여 병증에 대한 이해가 요구되며 병증의 완급의 문제, 병증의 한열허실표리음양의 문제, 체질 등을 파악한 결과를 바탕으로 주증(主症)을 결정한다.

❺ 주증(主症) 결정 후 치료와 치료원칙을 세운다.

↪ **진단예시**

예) 여성 24세, 왼쪽 안면에 통증을 호소함

치료사 ; 언제부터 얼굴에 통증을 느끼게 되셨습니까?

환자 ; 오늘 새벽부터 아프기 시작했습니다.

치료사 ; 어제는 무슨 일을 하셨나요? 야외에서 찬바람을 맞거나 하지 않았습니까?

환자 ; 네, 어제 회사에서 야유회를 갔었는데 하루 종일 춥고 바람도 불고 그랬습니다.

치료사 ; 귀 뒤쪽으로 아프지는 않았습니까?

환자 ; 어제는 몰랐는데 지금은 조금 아픕니다.

⇨ 얼굴 반쪽에 통증이 있는 경우 안면신경통에 하나로 찬바람을 맞으면 생기는 일종의 풍에 해당한다. 특히 급성은 바람을 많이 맞아서 온 것으로 간담과 관련이 있다.(안면의 측방에는 담경이 흐른다. 기문, 간유, 담유 등을 압진하면 대부분 통증이 나타난다.)

⊃ 진단카드 작성의 예

<table>
<tr><th colspan="5" style="text-align:center">신체관리 점검카드</th></tr>
<tr><td>성명</td><td></td><td>생년월일</td><td colspan="2"></td></tr>
<tr><td>주소</td><td></td><td>연락처</td><td colspan="2"></td></tr>
<tr><td>체질</td><td></td><td>주병(主病)</td><td colspan="2"></td></tr>
<tr><td>주소(主所)</td><td></td><td>병력(病歷)</td><td colspan="2"></td></tr>
<tr><td>체형</td><td></td><td>피부</td><td colspan="2"></td></tr>
<tr><td>안색</td><td></td><td>부종</td><td colspan="2"></td></tr>
<tr><td>열감</td><td></td><td rowspan="3">대변</td><td colspan="2">정상</td></tr>
<tr><td>냉감</td><td></td><td colspan="2">치(내 외) 양</td></tr>
<tr><td>구취</td><td></td><td colspan="2">배변후;</td></tr>
<tr><td rowspan="2">혈압</td><td>수축기;</td><td rowspan="3">소변</td><td colspan="2">성질(황, 백, 적) 당뇨</td></tr>
<tr><td>확장기;</td><td colspan="2">배뇨감</td></tr>
<tr><td>수면</td><td></td><td colspan="2">혈뇨</td></tr>
<tr><td>객담(喀痰)</td><td></td><td rowspan="2">월경</td><td colspan="2">週期 ;　　일　量;</td></tr>
<tr><td>설(舌)</td><td></td><td colspan="2">色有, 無, 血塊,</td></tr>
<tr><td>안(眼)</td><td></td><td>대하</td><td colspan="2"></td></tr>
<tr><td>이(耳)</td><td></td><td>생산</td><td colspan="2"></td></tr>
<tr><td>비(鼻)</td><td></td><td>식욕</td><td colspan="2"></td></tr>
<tr><td>두(頭)</td><td></td><td>희식(喜食)</td><td colspan="2">酸 苦 甘 辛 鹽　肉 菜</td></tr>
<tr><td>요(要)</td><td></td><td>기호</td><td colspan="2"></td></tr>
<tr><td>복(腹)</td><td></td><td>심하(心下)</td><td colspan="2"></td></tr>
<tr><td>견배(見背)</td><td></td><td>절진(切診)</td><td colspan="2"></td></tr>
<tr><td>수족(手足)</td><td></td><td>초진(初診)</td><td colspan="2">년,　월,　일,　시</td></tr>
<tr><td>주증(主症)</td><td></td><td>처방</td><td colspan="2"></td></tr>
</table>

Chapter 01

02

전통의학의 진단

---

1. 동양의학의 진단 ❖ ❖ ❖

1-1. 한의학적 진단

중국의서 황제내경의 근간을 형성하는 원리의 하나는 서로 상반되는 것에 대한 것, 즉 음양오행(陰陽五行)이다. 사물을 하나의 틀 안에서 바라보는 포괄적, 종합적, 전일적(全一的)인 사고방식은 특히 의학에서 인간의 생명을 올바르게 이해하는데 중요한 개념이라 할 수 있다. 음양설이란 우주 만물의 성질과 변화 이치에 대한 인식체계이다. 우주의 모든 만물은 각각 음 또는 양의 속성을 가지고 있으며 어느 한가지의 사물의 내부에도 음(陰) , 양(陽) 두 가지가 서로 존재하고 대립하면서 조화를 이루고 있다. 즉, 상대성(相對性, Relativity)의 이론이다. 음양의 균형과 조화가 이루어지면 이는 정상 또는 건강이 되는 것이요, 음양실조(陰陽失調)하면 불건강(不健康)이요 비정상(非正常)이 되는 것이다. 장부(臟腑)에도 음양이 있고, 경락에도 음양이 있으며, 병증에도 음양이 있다. 어떤 장부에 음양실조가 있는 것을 알아내는 것이 진단이요, 잃어버린 조화를 되찾는 것이 치료이다. 음양 중에서 너무 많은 것은 덜어 주고 모자라는 것은 보충해 준다는 뜻이다.

> ⊃ **전통의학 진단의 주요내용**
>
> 사진(四診)— 절진(切診), 망진(望診), 문진(問診), 문신(聞診)
> 팔강(八綱)— 음(陰), 양(陽), 표(表), 리(裏), 한(寒), 열(熱), 허(虛), 실(實)
> 변증(辨證)— 병인변증, 팔강변증, 기혈진액변증, 장부변증, 경락변증, 육경변증, 위기영혈변증,
> 　　　　　　　삼초변증

1-2.　음양(陰陽)오행

　　　우주에는 양이 있으면 음이 있고 밝음이 있으면 어둠이 있고 남자가 있으면 여자가 있는 것이다. 모든 현상을 가능케 하는 힘, 음(陰)과 양(陽)의 철학을 논할 경우 음은 우주의 팽창 하는 힘으로 묘사된다. 음은 원심력을 일으키고 사물을 크게, 습하게, 이완되게, 여성답게 만든다. 양은 수축하는 힘으로 묘사 된다. 양은 사물을 작게, 마르게, 긴장되게, 남성답게 만든다. 이 두 가지 기본적인 힘이 동양에서는 물질세계의 모든 현상을 만들어 내는 원형으로 파악한다. 음과 양에 대해서는 우리 몸과 여러 불균형을 고치기 위한 동양적 접근으로서의 음과 양을 고찰 할 것이다.

인간은 자연의 일부라는 「인간계와 천상계 합일(人天合一)」 이라는 생각이 전통의학의 기본이다. 그 중심의 핵은 「음양론(陰陽論)」 이다. 동양철학에서는 우리의 몸 안은 「음」과 「양」 이 복잡하게 얽혀서 하나의 우주를 형성하고 있다고 생각되어 왔다. 인간의 몸에서는 무엇이 음이고, 무엇이 양인가를 간략하게 설명하면 다음과 같다.

□ **음양오행(한의학)**

- 상반신이 양 ← → 하반신이 음
- 몸의 표면이 양 ← → 몸 안이 음
- 등배가 양 ← → 복부가 음
- 손발의 외측이 양 ← → 안쪽이 음
- 피부가 양 ← → 근육이나 뼈가 음으로 분류

분류	공간	계절	성별	온도	중량	명암	운동장태	시간	부위
陰	地	秋冬	女性	寒涼	重	暗	下降·下向	夜	裏·内
陽	天	春夏	男性	熱温	軽	明	上昇·外向	晝	表·外

음양은 자연계의 모든 사물과 현상을 이원론적으로 설명하고 있는데 그것을 더욱 세분화시켜 음양의 질을 다섯 가지 형상 목, 화, 토, 금, 수로 나누어 오행론(五行論)이라고 하였다. 오행을 이루는 다섯 가지 요소 사이에는 서로 조장하고 협력하는 상생(相生)의 관계와, 서로 억제하고 저지하는 상극(相剋)의 관계가 있으며 변화와 안정의 과정을 설명하는 데 가장 이상적인 것이 오행설이다. 다섯 개의 개체가 서로 항진(亢進,

Facilitation)시키고 동시에 억제(抑制, Inhibition)하는 상관관계를 형성할 때 가장 효율적으로 동중정(動中靜)의 안정을 얻을 수 있다. 다시 말해서, 5개체의 상관관계는 동중성(動中靜)의 이상적인 모델이다. 우주의 기본적인 다섯 가지 힘-분리하는 힘, 해산하는 힘, 집합하는 힘, 결성하는 힘, 조직하는 힘-의 상징이기도 하다.

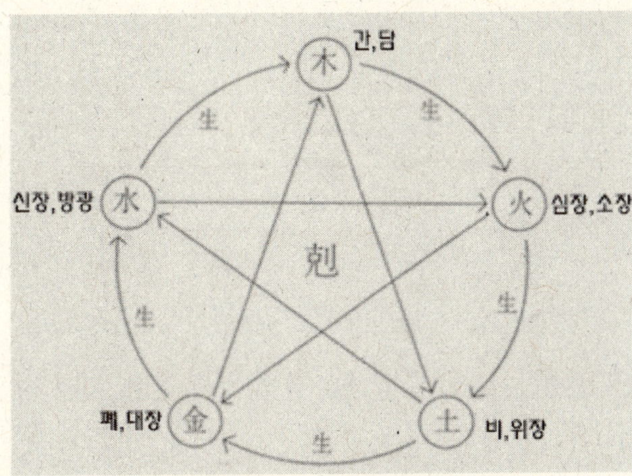

[그림; 오행과 오장의 상생상극도]

계절	봄	여름	장마여름	가을	겨울
오행(五行)	목	화	토	금	수
장부(臟腑)	간 · 담	심장 · 소장 심포 · 삼초	비 · 위	폐 · 대장	방광 · 신장
육기(六氣)	궐음	소음 소양	태음	양명	태양

전통의학은 천문(天文)·지리(地理)·인사(人事, 사람들의 여러 가지 사건)를 하나의 유기적인 정체(整體)라고 생각한다. 인류는 자연계에 의해 존재하고, 또 인류 사회 속에서 생활하고 있다. 사람에게는 자연계 내에서의 속성이 있고, 또 사회에 있어서의 속성도 있다. 사람과 자연, 그리고 사회와의 관계로부터, 생명, 건강, 질병의 문제를 인식하여, 자연, 사회, 그리고 심리적 요소의 작용을 중시하고, 사람(생물, 심리)-사회-자연이라고 하는 총체적인 의학모델을 형성한다.

① 인간을 기본으로 하는 의료 도덕관(道德觀)

중국의 전통문화에 있어서의 인문(人文)학의 정신은 인간을 기본으로 하여, 사람을 이 세상에서 가장 고귀하다고 생각하여 왔다. 사람의 생명과 건강을 지키는 일이 의료인의 직책이라고 강조하고 있으며, 명예나 이익 때문이 아니라, 순수하게 사람의 생명을 돕고 배려하는 마음을 가지고 병자를 접하고, 의료에 책임을 지는 일을 의료인만이 갖추어야 할 품격의 기준으로 삼고 있다. 이것은 중국 전통문화에 있어서의 인륜조화라고 하는 가치관을 몸으로 실현하고 있다.

② 「미병(未病)을 고친다」라고 하는 예방·치료관(豫防 · 治療觀)

전통의학은 이미 병에 걸리고 나서 치료하는 것이 아니라, 「미병(未病)」 즉 병에 걸리기 전의 단계에서 치료해야 한다고 말하는, 예방을 주체로 한 의학사상을 주장하고 있다. 양생(養生)을 하고 자연과 조화를 이룬 생활이야말로 조기노화를 막고, 질병 없이 장수하는 것을 중국 전통문화에 있어서는 재앙(질병)이 발생하지 않는 동안에 미리 막는다고 하는 의식을 몸으로 실현하고 있다.

☞ **증(證), 증(症), 병(病)**

證(증) ↪ 질병과정의 각 단계의 개괄(槪括), 증징(症徵)의 상관조합을 말한다.
발병인자 및 기타관련인자의 작용 하에 인체에 생기는 증징의 종합

症(증) ↪ 자각증상+타각증상. 질병과 증후의 표현상태. 증상(주관적 증거)와 체징(객관적 증거)

病(병) ↪ 시작과 끝이 있고 불편을 초래하는 과정 전체

1-3. 음증(陰證)과 양증(陽證)

❶ 음증(陰證)의 증후 ; 병이 만성이다, 맥이 허약하다, 병의 상태가 정적(靜的)이다, 대사 기능이 저하되어 있다, 양기(陽氣)가 허하고 약해져 있다, 음한(陰寒)이 체내에 왕성하다 등이 음증(陰證)의 증후에 해당된다.

❷ 양증(陽證)의 증후 ; 병이 급성이다, 맥은 강하고 실하다, 흥분되어 있다, 병자의 대사 기능이 항진되어 있다, 외향적이다, 상해성이다 등 陽證의 증후에 해당된다.

❸ 음증(陰證)의 증상 ; 얼굴색이 청백색이거나 검푸르다, 몸이 무겁다, 팔다리를 오므리고 잔다, 말소리가 낮고 약하다, 조용하고 거의 말을 하지 않는다, 호흡이 미약하고 기력이 없다, 많이 먹지 않는다,　식욕이 줄고 음식 맛도 없다, 불안하지 않다, 대변은 비린내가 나고 건조하다, 소변은 맑고 배뇨 시간은 길다, 배가 아프고 눌러 주기를 원한다, 몸은 춥고 발이 차다 등이 陰證의 증상이다.

❹ 양증(陽證)의 증상 ; 얼굴색이 붉다, 말이 많다, 침착하지 못하다, 몸이 덥고 시원한 것을 좋아한다, 입술이 마르고 터진다, 기분이 불안하다, 목이 마르고 자주 물을 찾는다, 숨이 거칠다, 변비가 있다, 변에 냄새가 나고 더럽다, 배가 아프고 만지는 것을 싫어한다, 소변이 단적하다, 손발이 따뜻하다 등 陽證의 증상이다.

1-3.　음허(陰虛)와 양허(陽虛)

음허는 음액(津液, 血, 精)이 모자라서 생기는 증후이다. - 血虛의 상태가 지속되어 진액(津液)이 현저하게 부족된 것을 뜻함. ➔ 상음

⊃ 허열(虛熱) : 소모성, 이화 작용의 항진, 자율 신경계의 흥분, 중추 억제 기능의 약화에 의한 열증 ☞ 陰虛火旺(陰虛陽亢) -- 허열에서 열증이 심한 것.

⊃ 상진(傷津) : 열병에서 보듯이 탈수가 급속히 일어나는 것.

⊃ 상음(傷陰) : 상진의 정도가 심해진 것.-- 인후건조, 입술이 트고, 피부가 건조하다, 목은 마르지만 마실 수가 없다.

⊃ 혈허(血虛)- 빈혈의 개념 : 안색이 나쁘다, 피부에 윤기가 없다, 손톱 빛깔이 나쁘고 손톱이 무르다, 머리칼이 빠진다, 머리칼이 흩으러 진다 등.

⊃ 음허 시의 설증(舌證)과 脈證 : 혀가 붉거나 심홍색이고 건조 또는 까문이 있으며 설태는 적거나 없다.

양허(陽虛) ; 양기가 부족하고, 계속되면 기허의 증상도 나타남.; 병적으로 못 먹고 배가 고파 의욕이 없는 상태를 말한다.　기허의 증상 외에, 추위를 몹시 탄다, 허리와 다리에 힘이 없다, 설사를 잘한다, 오줌이 잦다, 손발이 차다, 안색이 창백하다, 음위(陰萎), 유정(遺精), 몽설(夢泄), 효천(哮喘) 등. 설질 담백, 설태 활(滑), 맥은 짐지(沈遲)

1-4. 기의 병증

기의 병증은 전신 장부의 기능쇠퇴 징후인 기허(氣虛), 기허의 일종으로 기력이 없고

현기증, 천식, 복부하냉감 등으로 나타나는 기함(氣陷), 장부의 기가 정체되어 불리하게 된 증홍인 기체(氣滯), 기의 승강기능이 비정상으로 나타난 기역(氣逆) 등으로 나누어지는데 이를 표로 나타내면 다음과 같다.

기(気)의 병중(病証)	
기허 気虚	전신 장부 기능쇠퇴의 증후. 현기증, 기력이나 기운이 없고, 소화불량, 자한(축축히 땀을 흘린다), 한증, 활동한 후 증상이 심해진다. 설담(붉은 빛이 얇고 희미한 색).
기함 気陷	기허의 일종으로 기력이 없고, 현기증, 천식, 복부하냉감, 탈항, 자궁하수, 설담태백. 현대의학의 위하수, 신장 하수, 자궁탈수, 탈항 등.
기체 気滯 (気鬱)	인체 장부의 기(氣)가 정체되어, 운행이 불리하게 된 증후. 기체(氣滯)는 각 장부에 생긴다. 예를 들어 간기울결이 대표적으로 신경질적이며, 흉협창통, 유방창통, 하복부의 창통 등.
기역 気逆	기의 승강기능의 비정상이고, 기의 상역증후. 해천, 딸꾹질, 구역감, 구토, 두통, 현기증, 토혈 등.

❏ 사기(四氣)

사기(四氣)란 다음과 같이 설명된다.

① 사기란 음양에 입각한 약성의 분류체계로 인체에 영향을 미치는 생리활동도를 대별하여 4가지로 표현한 것이다. 또한 사성(四性)이라고도 한다.

② 사기란 사절기(四節期)를 상징적으로 표현한 것으로 온량한 열의 4종의 약성을 말한다. 약물의 성질이 의술 치료에 대한 작용을 개괄 한 것이며 옛 사람들은 이러한 성질들을 일 년 사계절 즉, 춘온(春溫), 하열(夏熱), 추량(秋涼), 동한(冬寒)의 기후특징으로 개괄하였기 때문에 또한 사기(四氣)라고 칭한 것이다.

③ 약물의 사기는 비록 온 , 열, 한, 량 네 가지 이지만 귀납해보면 두 가지에 불과하다. 바로 한량(寒涼)과 온열(溫熱)이다. 이것들은 상호대립적인 두 가지 약성이다. 온과 열, 한과 량은 일정한 공통적인 성질을 갖고 있다.

④ 사기는 고대 한약을 이해하는 자료이며 치료의 원천이다.

⑤ 몸이 차가운 사람은 차가운 음식을 먹게 되면 탈이 나고 역으로 몸이 더운 사람은 더

운 음식을 먹게 되면 좋지 않은 결과를 얻듯이 이처럼 우리 몸의 상태에 따라서 병의 치료 및 예방을 위해서 사용되는 약도 성질이 있다고 보는 것이 약물의 사기이다.

❑ 온열한량(溫熱寒凉)

따스한 약, 뜨거운 약, 차가운 약, 서늘한 약으로 나누어서 사람에게 적용한다.

① 온성약물 – 봄기운에 비유되며 소생하는 기운을 받아 발육을 주관한다. (만물태생지기(萬物胎生之氣)인 봄에 응하여 발육을 위주), 완화(緩和), 강장(强壯), 승제(升提), 보양(補養), 이기보익(利氣益氣)
② 열성약물 – 여름에 비유되며 성장력이 왕성하고 번영하는 기운을 주관한다. (만물번영지기(萬物繁榮之氣)인 여름에 응하여 창달(暢達)을 위주), 발열(發熱), 흥분(興奮), 발한(發汗), 자극작용(刺戟作用)을 강력하게 나타낸다.
③ 한성약물 – 겨울에 비유되며 침장하는 기운을 받아 살벌을 주관한다.(만물심잠칩거지기(萬物沈潛蟄居之氣)인 겨울에 응하여 살벌(殺伐), 해열(解熱), 소담(消炎), 조습(燥濕), 지사(止瀉), 진정(鎭靜), 강화(降火)
④ 량성약물 – 가을에 비유되며 수렴하는 기운을 받아 숙청을 주관한다. (만물수렴조락지기(萬物收斂凋落之氣)인 가을에 응하여 숙청(肅淸)을 위주),한성보다 작용미약, 보음(補陰), 지혈(止血), 강화(降火), 산풍열(散風熱)시키고 청열작용 (清熱作用)으로 조열(潮熱), 기열(氣熱) 등에 휠용.

❑ 심병 (審病)

동의보감의 '심병(審病)' 문(門)에서는 질병을 진단하는 원리와 방법을 말한다. 여러 진단법 중 망진에 관한 내용을 주로 다루며, 다른 문(門)에 흩어져 있는 진단법을 한 군데에 모은 것이다.

1. 오색점길흉(五色占吉凶)
심(心)이 오장의 정기를 주관하는데, 눈은 그의 구멍이며, 얼굴빛은 그 상태의 표현이다.
⊃ 눈 부위(精明)에 나타나는 5가지 빛은 오장 기운의 표현이다. 붉은 빛은 엷은 비단

에 주사를 싼 것과 같아야 좋고 검붉은 것은 좋지 않다. 흰 빛은 거위깃털 같아야 좋고 소금 빛 같은 것은 좋지 않다. 푸른빛은 구슬처럼 윤택해야 좋고 쪽빛 같으면 좋지 않다. 누런빛은 항라에 웅황을 싼 것과 같으면 좋고 흙빛과 같으면 좋지 않다. 검은 빛은 짙은 옻칠한 것 같은 빛이 좋고 숯 같은 빛은 좋지 않다.

2. 내경병기(內經病機)

⊃ 여러 가지 풍(風)으로 몸이 흔들리고 어지러운 것은 모두 간(肝)에 속한다. 여러 가지 찬 기운으로 수축되는 병은 모두 신(腎)에 속한다. 여러 가지 기운으로 숨이 차고 답답한 병들은 모두 폐(肺)에 속한다. 여러 가지 습(濕)으로 퉁퉁 붓는 병에 다 비(脾)에 속한다. 여러 가지 열기로 눈이 침침하고 정신이 흐릿하고 오그라드는 병은 모두 화(火)에 속한다. 여러 가지로 아프면서 가렵고 허는 병은 다 심(心)에 속한다. 여러 가지 궐증(厥證)과 변비와 설사는 모두 하초(下焦)에 속한다. 여러 가지 저리는 병과 천식[喘]과 구역[嘔]은 모두 상초(上焦)에 속한다. 이를 악물고 떨면서 정신을 잃는 병은 모두 화(火)에 속한다. 경병(痙病)으로 목이 뻣뻣해지는 것은 모두 습(濕)에 속한다. 여러 가지 기운이 치밀어 오르는 것은 다 화에 속한다. 여러 가지로 배가 불러져 커지는 병은 모두 열(熱)에 속한다. 여러 가지 번조[躁]증과 미쳐서 날뛰는 것은 모두 화(火)에 속한다. 여러 가지 병으로 갑자기 뻣뻣해지는 것은 모두 풍(風)에 속한다. 여러 가지 병으로 배가 팽팽하게 불러 올라서 두드리면 북소리 같은 소리가 나는 것은 모두 열(熱)에 속한다. 여러 가지 병으로 몸이 붓고 욱신거리며 뼈마디가 시큰하고 놀라는 것은 모두 화(火)에 속한다. 여러 가지 비틀리는 병과 오줌이 뿌연 병은 모두 열(熱)에 속한다. 여러 가지 병이 있을 때 오줌이 맑으면서 시원하게 잘 나오는 것은 모두 한(寒)에 속한다.

3. 오장자중지수(五臟者中之守)

⊃ 오장(五臟)이라는 것은 속을 지키는 것이다. 속이 실하고 오장이 든든하면 기운이 왕성해진다. 무서운 감정이 생겨서 병에 걸리면 말소리가 방에서 나는 것같이 되는데, 이것은 기(氣)가 습(濕)을 받은 것이다. 말소리가 약하고 하루 종일 있다가 한 말을 다시 또 하는 것은 기가 허탈된 것이다. 입은 옷을 거두지 못하면서 말을 가려하지 않고 막하며 친한 사람과 낯선 사람을 가려보지 못하는 것은 정신이 착란된 것이다. 비위가 영양을 저장하지 못하는 것은 문호(門戶)가 잘 닫히지 않은 것이다. 오줌이 멎지 않는 것은 방광이 수기를 잘 저장하지 못하는 것이다.

4. 오장자신지강(五臟者身之强)

➲ 오장(五臟)이란 몸을 강하게 만드는 것이다. 머리는 정신이 있는 곳이다. 그러므로 머리가 기울어지고 눈이 움푹 들어 간 것은 정신이 나가려는 것이다. 등은 가슴속을 가리고 있는데 등이 굽어들면서 어깨가 따라 굽어드는 것은 가슴이 상(傷)하려는 것이다. 허리는 신(腎)을 싸고 있는데 허리를 잘 움직이지 못하는 것은 신이 상하려는 것이다. 무릎은 힘줄이 모인 곳인데 굽혔다 폈다 잘하지 못하거나 걸어다닐 때 구부러드는 것은 힘줄이 상하려는 것이다. 뼈는 골수가 들어 있는 곳이다. 그러므로 오랫동안 서 있지 못하거나 걸어다닐 때에 몸을 흔드는 것은 골수가 상하려는 것이다.

5. 변기혈담화(辨氣血痰火)

기의 병일 때에는 물을 마시지만, 피의 병일 때에는 물을 마시지 않는다. 열이 상초의 기분(氣分)에 있으면 갈증이 난다. 열이 하초의 혈분(血分)에 있으면 갈증이 없는데 그것은 혈(血) 가운데 수분이 있기 때문이다. 그러므로 갈증이 나지 않는다. 하초에 열이 있을 때에는 갈증이 대부분 생기지 않는다.

기(氣)의 병일 때에는 감각이 둔해지고, 피(血)의 병일 때에는 통증이 있다.

대개 피의 병일 때에는 낮에는 병이 약해지고 밤에는 심해진다. 대개 담의 병일 때에는 음식을 적게 먹는다. 그러나 살빛은 정상이다. 일체의 화병[火]일 때에는 성질이 급해지고 조열이 심하다. 일체의 수병[水]일 때에는 옆구리가 단단해지고 가슴이 두근거린다.

6. 五臟相乘 오장이 서로 누르는 것

① 오상이 스스로 병난 것이 정사(正邪)이나. ② 처(妻)가 부(夫)를 누르는 것이 미사(微邪)이다. ③ 모(母)가 자(子)를 누르는 것이 허사(虛邪)이다. ④ 자가 보를 누르는 것이 실사(實邪)이다. ⑤ 부가 처를 누르는 것이 적사(賊邪)이다. 『전을』 ⑥ '누른다[乘]'고 하는 것은 '승차(乘車)'의 승(乘)과 같다. 오장이 서로 누르는 것은 헤아릴 수 없다. 가령 간병이 있으면 반드시 먼저 폐를 치료하고 신(腎)을 보한 후에 산장의 허실을 살펴서 고르게 한다. 나머지 장기도 이와 같다. 『입문』 ⑦ 자기가 낳아 준 것에서 온 것이 실사이다.[곧 자기 모를 누르는 것이다.] ⑧ 자기를 낳아주는 것에서 온 것이 허사이다.[곧 모가 자를 누르는 것이다.] ⑨ 자기가 이기는 것에서 온 것이 미사이다.[곧 처가 부를 누르는 것이다.] ⑩ 자기를 이기는 것에서 온 것이 적사이다.[곧 부가 처를 누르는 것이다.] 자세한 것은 심병문에 나온다. 『난경』 ⑪ 오장의 병이 전변되는 것은 모두 담(痰)의 문제이

다. 담은 풍의 싹이기 때문이다. 화는 고요하면 비(脾)에 잠복하고 화가 통하면 폐에서 막힌다. 담·화가 교대로 생기면 급경풍이 되거나 후비(喉痺)가 된다. 담·화가 뭉쳐서 막히면 간질·천조경풍이 생기고 혹 시침을 한다. 담·화가 움직이면 푸른 설사를 하는데, 모든 것이 비습(脾濕)으로 인해 생긴 것이다. 그래서 경풍에는 순전히 풍약만 쓰지 않고 혈을 기르는 약을 사약(使藥)으로 쓰는 것이다. 고방(古方)의 보원탕에 백작약을 넣은 것이 만경풍의 좋은 약이다. 『입문』

□ 변증 (辨證)

'변증' 문(門)에서는 다루는 것은 음양(陰陽), 표리(表裏), 한열(寒熱), 허실(虛實) 등 이른바 팔강(八綱)을 중심으로한 변증이다.

1. 음양허성(陰陽虛盛)

　양(陽)이 허하면 겉이 차고[寒], 음(陰)이 허하면 속에 열(熱)이 생긴다. 양이 성하면 겉에 열이 생기고, 음이 성하면 속이 차가워진다.

2. 한열상형기(寒熱傷形氣)

⊃ 한사(寒邪)에 형체가 상하고 열에는 기(氣)가 상한다. 기가 상하면 통증이 있고, 형체가 상하면 붓는다. 그러므로 먼저 아프다가 후에 붓는 것은 기가 형체를 상하게 한 것이고, 먼저 붓고 후에 아픈 것은 형체가 기를 상하게 한 것이다.

3. 사시생병(四時生病)

⊃ 겨울에 추위[寒]에 상(傷)하면 봄에 열(熱)이 나고 봄에 바람(風)에 상하면 여름에 설사병에 걸리고 여름에 더위에 상하면 가을에 학질에 걸리고 가을에 습기[濕]에 상하면 겨울에 기침병에 걸린다. 겨울에 추위에 상하면 봄에 온병(溫病)에 걸린다.

4. 백병시생(百病始生)

　대개 병이 처음 생길 때에 다 바람과 비[風雨], 추위와 더위[寒暑], 서늘함과 습함[淸濕]과 기쁘고 화난 감정[喜怒]에서 시작하니 기쁘고 화난 감정을 절제하지 않으면 장(臟)을 상하고 바람과 비는 위[上]를 상하고 서늘함과 습함은 아래를 상하게 한다.

⊃ 다섯 가지 사기가 침범하는 데는 각기 법도가 있는데 바람은 몸의 앞면으로 침범하

고 추위는 뒷면으로 침범한다. 안개는 상초를 상하게 하고, 습기는 하초를 상하게
하며, 바람은 맥(脈)이 부(浮)해지게 하고, 추위는 맥이 급해지게 한다. 안개는 피
부와 주리를 상하게 한다. 습기는 뼈마디로 가며, 음식은 비위를 상하게 한다. 심한
추위는 경맥(經脈)을 상하게 하고, 심한 열은 낙맥(絡脈)을 상하게 한다.

5. 비수변병후(肥瘦辨病候)

⊃ 살이 찌고 윤기가 나는 것은 기혈(氣血)이 넉넉한 것이고, 살은 쪘으나 윤기가 없
는 것은 기는 넉넉하지만 피가 부족한 것이다. 여위고 윤기가 없는 것은 기혈이 모
두 부족한 것이다. 살찐 사람은 기(氣)가 부족하므로 추워한다. 찬 것은 습(濕)을
생기게 하고, 습은 담(痰)을 생기게 한다. 여윈 사람은 혈(血)이 부족하므로 열이
난다. 열은 화(火)를 생기게 하고 화는 건조하게 만든다. 그러므로 살찐 사람은 한
증(寒證)과 습증(濕證)이 많고, 여윈 사람은 열증(熱證), 조증(燥證)이 많다.

6. 용겁이형(勇怯異形)

용감한 사람은 눈이 움푹 들어갔고 크며, 쏘아보는 데 광채가 잇다. 그리고 삼초의
살결이 가로로 되어있고, 심장이 똑바로 놓여 있으며, 간이 크고 견고하며, 담(膽)
에는 담즙이 가득 차 있고 옆으로 놓여 있다. 그리고 화를 낼 때에는 기운이 왕성해
지고 가슴이 커지며, 간이 들리고 담(膽)이 가로로 놓이며 눈초리가 찢어지고 눈에
서 광채가 나며, 머리카락이 일어서고 얼굴빛이 푸르게 된다. 비겁한 사람도 눈이
크나 움푹 들어가지 않았고, 음양(陰陽)이 알맞지 못하여 삼초의 살결이 세로로 되
어있고, 명치뼈가 짧고 작으며, 간이 달린 줄이 늘어졌고, 담즙이 가득 차 있지 않
으며, 세로로 놓여 있고 위장이 똑바로 놓여 있으며, 옆구리 아래가 텅 빈 것 같고,
몹시 화를 내도 가슴에 기운이 그득 차지 않는다. 그리고 간과 폐가 들렸다가도 기
운이 약해지면 다시 내려가므로 오랫동안 화를 내지 못한다.

7. 삼허삼실(三虛三實)

사람에게 3가지 허(虛)한 것과 3가지 실(實)한 것이 있다는 것은 맥(脈)과 병(病)
과 진찰[疹]의 허실이다. 맥의 허실이란 유맥(濡脈)은 허한 것이고, 긴맥(緊脈)과
뇌맥(牢脈)은 실한 것이라고 하는 것이다. 병의 허실이란 병이 속에서 겉으로 나오
는 것은 허증이고, 겉에서 속으로 들어가는 것은 실증이다.

⊃ 진찰의 허실은 유맥이 나타나는 것은 허증이고, 뇌맥이 나타나는 것은 실증이다.
가려워하는 것은 허증이고, 아파하는 것은 실증으로 본다. 겉이 아프고 속이 편안

한 것은 겉이 실하고 속이 허한 것이며, 속이 아프고 겉이 편안한 것은 속이 실하고 겉이 허한 것이다.

8. 남녀병인(男女病因)

⊃ 모든 병에서 남자에게는 반드시 성생활에 대한 것을 물어보아야 하고, 여자에게는 먼저 월경과 임신에 대한 것을 물어보아야 한다.

변증시치

(–   )

성 명		주민등록번호		전 화	
성 별		연 령 (만)			
결혼정황		직 업		초 진	
주 소				우편번호	
수술여부		특기사항			

문진(問診) ; 寒 · 熱   땀;   음식;

      대소변;   통증;   수면;

   주소(主訴);

   병사(病史);

망진(望診) ; 면색태;   설색태;   안색태;

문진(聞診) ;

절진(切診) ; 유모혈;   원낙극혈

      맥진;   (한 · 열 · 허 · 실 · 표 · 리)

※진단

처방 ;

의촉(醫囑)

서명 ;

      년   월   일   시

2.   서양의학과 전통의학간의 진단의 차이점 ❈ ❈ ❈

2-1.   신체기관과 정신, 미음과의 관계

서양의학에서는 간 또는 간의 문제라고 하면 그 기관 자체의 실제적인 문제만을 이야기 한다. 자연의학에서는 그 기관 자체나 그 기관에 관련되어 있는 에너지, 경락 또는 그 기관에 영향을 끼치는 문제나 혹은 육체적으로나 심리적인 경락을 이야기 할 수도 있다. 인체의 생명력 또는 정신과 분리해서 말하는 것은 잘못된 것이며 인체는 정신의 외적 표현이다. 노자(老子)는 몸의 병은 마음으로 고치고 마음의 병은 몸으로 고친다고 하고 몸도 마음이라고 했다. 정신이나 생명력은 몸을 지탱하고 생명을 유지 한다.

자연의학에서는 몸의 에너지를 다룬다. 우리는 각 기관의 특징과 행태에 관심이 있다. 예를 들면 기관이 너무 경직되어 있어서 에너지가 막히는 것이 아닐까? 이것이 통증이나 퇴행의 원인 일까? 또는 이 기관에는 부종이 있는 것일까? 신체의 이 부분으로 적절한 기가 흐르고 있는 것일까? 라이프스타일, 음식 또는 행태 속에는 무엇이 불균형을 초래하는 것일까? 등등이다. 마음과 정신과 몸이 하나이기 때문에 모든 인간의 특성은 감성적이건, 지적이건, 정신적이건 거기에 상응하는 신체적 기관을 가지고 있다. 예를 들면 뇌는 사고를 하는 기관 이지만 지금까지 어떠한 과학자나 뇌를 수술하는 외과 의사도 생각을 본 적이 없다는 것을 우리는 알고 있다. 생각은 보이지 않지만 뇌를 다치면 사고 능력은 떨어진다. 봄의 다른 곳도 마찬가지이다. 각 기관은 그 사람의 특성을 유지하는 역할을 갖고 있다.

2-2.   신체기관과 연결된 감정과의 관계

전통의학적인 진단에서 몸의 건강은 마음의 건강과 심리에 직접적인 관련이 있다고 말 한다. 우리의 선조들은 이미 오래전부터 우리 몸이 심(心)과 신(身)으로 이루어 졌다는 사실을 알고 있었으며, 또 다른 의미의 신(神)은 눈에 보이는 육신(肉身)과 보이지 않는 기(氣)라고 하였다. 우리는 각 감정이 신체의 특정한 기관과 관련되어 있다고 까지 이야기 한다. 예를 들면 간은 화(anger)와 관련 되어 있다. 간에 문제가 있거나 손상되면 화를 더 많이 내게 된다. 신장은 의지가 위치하고 있는 곳이며 공포를 다스린다. 신장에 문제가 있으면 더 많은 공포를 경험한다.

동양의학적인 진단에서는 담낭이나 비장을 들어낼 때, 그 사람 자체가 변화하고 그 전의 사람은 이미 존재하지 않게 될 것이라는 사실을 인식한 후에 하게 된다. 수술을 행하기보다는 핵심적인 원인을 파악해서 내재하는 문제점을 시정하려고 노력한다. 이러한 사상은 우뇌에 의해 지배되는 동양적 사고방식에서 나온다. 동양적 사고는 분석적이고 이성적인 방법이 아닌 전체적이고 직관에 의한 것이다. 어떤 의미에서는 동양철학은 기술적이기 보다는 인간적이고 예술적이라고 볼 수 있다. 동양에서는 인생은 각각의 요소들이 전체에 꼭 필요한 그림이다. 어느 한 부분만을 제거하더라도 그림전체를 변경시켜 새로운 그림이 되는 것이다.

2-3. 진단의 실제적인 의미

전통의학적인 진단은 순전히 인간과 인간의 접촉에 의존한다고 볼 수 있다. 자연의학의사는 환자를 관찰하고, 환자를 만져보고, 자세히 질문하며 경청한다. 의사와 환자는 매우 가까워서 하나가 되고 자아를 버리고 관찰과 직관과 정보가 환자의 행위로부터 직접 오도록 한다. 자연의학에서 의사의 역할은 수동적이고 영양을 공급해주는 역할이다. 자연의학적인 진단에서 의사는 환자 안에 있는 건강을 회복시키는 에너지를 작용하도록 하며 진단은 병이 아닌 사람을 보는 것이다. 의사는 치료하지 않으며 환자가 스스로 치유(治癒)하는 것이다. 의사가 하는 모든 것은 환자가 스스로 회복하도록 안내자 역할을 하는 것이다. 따라서 의사는 겸손 할 수밖에 없다.

동양의 의술은 장기적으로 보는 것이다. 큰 그림, 전체로서의 사람을 본다는 천지인사상과 정체관(整體觀)이 중심이다. 병의 예방을 강조하며 건강을 유지하고 증진시키는데 힘을 쓴다. 고대 중국에서는 의사는 환자가 건강을 유지해야만 보수를 받았다. 환자가 병이 들면 의사는 보수를 받지 못했다. 왕이 병이 나면 왕실의 의사는 사형을 당했다. 병의 예방이 주된 약이었다. 동양과 서양의학의 또 다른 차이점은 동양의학은 인간간의 접촉을 강조 한다는 것이다. 이것은 대량시장의 접근방식이 아니고 다른 사람의 독특한 생활을 가능한 한 많이 드러내는 느리고 수고가 많이 드는 방법이다.

동양의학적인 진단은 인생과 같다. 부정확하다. 동양의사는 어떻게 보면 두리 뭉실하며 환자에의 접근은 부드럽고 어머니 같다. 환자가 낫도록 도와준다. 우리의 의도는 환자가 자신의 치유능력을 사용하도록 도와주는 것이다. 자연치유의 진단과 치료는 정신적 시술이면서 또한 예술이다. 이는 인생의 질과 예술을 보호하고 후원하는 것을 배우는 것이다.

서양의학적인 진단은 인생에 대한 서양식 접근방식에 기초한 것으로 좌 뇌에서 나오는 분석적, 기술적, 과학적인 것으로 인체를 기계론적으로 접근한다. 의사와 환자의 관계는 임상보고, 혈액검사 및 다른 검사에 비해 중요성이 떨어지며 객관성이 강조된다. 그리고 인간의 직접적인 인지보다는 기계를 사용해 검사하고, 사실을 드러내고, 계량화하여 과학적 진단을 끌어낸다. 이 기계들은 놀랍도록 정확하다고 느껴지게 된다.

의사는 직접적으로 환자로부터 떨어지며 의사의 개인적 관찰, 직관력, 감정은 기계의 계량에 이차적으로 밀린다. 의사의 직접적인 진단보다는 기계와 검사가 강조되어, 의사는 수백 명의 환자를 볼 수 있다. 통계자료에 의하면 미국의 의사는 평균 5분에서 15분 사이에 모든 진단이 이루어지며 한국의 의사는 2분이 채 안 된다. 이것이 제도권 의료의 대량시장 방식이다. 두통이 있으면 아스피린을 먹이지만 대체로 의사는 왜 두통이 일어났는지에 대해서는 별 관심이 없다. 스트레스나 음식이 분명한 원인인데도 접근 방식은 동일하게 약이다. 피부발진에는 국소연고를 바른다. 피부발진의 원인은 무시된다. 소화의 문제는 텀스, 롤레이드 알카셀처 등 강한 약을 투여한다. 이러한 대증(對症)적인 접근 방식은 신체를 움직이는 기관들로 가득 찬 기계로 본다. 각 기관은 다른 기관으로부터 분리 독립되어 있는 것으로 본다. 그래서 의료 전문가들은 각 분야별로 세분화 되어 있어 근래에는 이를 개신하고자 각 분야 전문가들이 모여 다학적 치료방식을 시도하고 있다. 그러나 아직은 감정적 문세가 있으면 정신심리학자를 찾고, 뼈에 문제가 있으면 정형외과 의사, 코에 문제가 있으면 이비인후과 의사, 심상에는 심상선문의 이런 식이다.

원인요법이 아닌 대중요법으로 역증적인 방법을 주축으로 한 서양의학에서는 나타난 증상만을 억제하려고 하여 자연현상을 축소하고 각종 독성물질, 화학물질사용 수술 등 공격적인 방법을 감행하는 치료에 급급하므로, 피상적으로는 질병이 치료되는 것 같으나 다른 쪽의 부작용으로 질병이 악화되고 질병이 오히려 더 심각한 상태에 이르는 경우가 다반사가 되는 딜레마가 있다. 자연의학의 접근 방식은 약(藥)을 처방 하는 것이 아니고, 우선 라이프스타일의 변화를 제시하는 것부터 출발한다.

2-4. 만성병시대에 의료시스템

　　　　과거 지난세기 까지만 해도 인류는 세균감염에 의한 질병과 사망원인이 가장 높았지만 현재는 공해물질과 환경오염과 영양불균형 스트레스와 잘못된 생활습관에서 비롯된 각종 질환, 자살 등에 의한 사망이 대부분이며 세균감염에 의한 경우는 불과 3%에 지나지 않는다. 만성병과 세균성 질환은 별개의 문제로 상이한 문제점이 존재하며 현대의학은 세균성 질환에는 강력하게 대처하고 있지만 우리 몸이 변질되어 일어나는 만성병에는 속수무책이다.　현대의학과 영양학이 범한 몇 가지 큰 실수 중에 특히 항생물질의 남용을 막지 못했다는 점과 과잉의 영양물질이 인체에 미치는 폐해를 간과하고 방조했다는 점이다.　만성질환이 생활습관병으로 명명되고 암(癌)도 난치(難治)에서 만치(晩治)병이 된 요즘은 식습관을 비롯 운동습관 등이 강조되고 있으나 매일 햇빛을 쬐는 것의 중요성 (파킨스병, 각종 암 등 현대인의 심각한 질병이 비타민D^{3}와 직결된다.), 음이온과 수목의 향 등 자연과 가까이 하는 삶의 가치가 간과되고 질병의 자연치유가 지닌 중요성이 경시되고 있다.　정통의학(현대의학)의 의사는 예방이 아닌 위기관리를 강조하고 만성질병 보다는 급성 질병을 잘 치료한다. 또 서양의료세계에서는 수명의 연장을 강조하는 경향이 있지만 이는 다만 고통의 시간을 연장시키는 것뿐이므로, 존엄사도 사회적인 이슈가 되고 있다. 암환자 등을 대상으로 조사한 자료를 보면 수명의 연장보다는 오히려 고통을 감소시켜 주기를 가장 원하고 있다고 한다.　결국 정통의료와 자연치유로 포괄되는 보완대체의학이 모두 다 필요하다.

자연요법사는 부드러운 접근 방식을 택하며 문제가 작을 때부터 시작한다. 장기적인 안목에서 건강에 관심을 갖고 삶의 질을 강조한다. 그러나 제도권의 의사는 고도로 전문화 되어 있으면서, 문제가 커졌을 때만 위기관리에 큰 힘을 발휘한다. 만성병시대를 맞아 치료보다는 예방과 관리의 비중이 더 높아지고 있어 의료시스템도 치료중심에서 예방중심으로 변화해야 하며 모든 효과 있는 의술을 이용하는 열린 의료체계와 통합의학이 필요하다.　그러기 위해서는 자연의학(보완대체의학)의 역할이 더 큰 비중을 차지해야 하며 의사의 자유로운 시술권을 보장하고 양한방의 구별로 치료법을 구분하는 현행 시스템도 개선되어야 한다.

Chapter 02
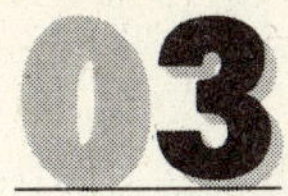

진단의 특성과 유형

1. 질병과 진단 ✼ ✼ ✼

1-1. 자연의학의 진단

인체는 몸과 마음 그리고 정신(영혼)으로 이루어진 실체이다. 자연의학의 진단은 이 세 영역을 하나로 보고 인체를 마치 영혼이라는 음악을 연주하는 오케스트라로 본다. 어느 하나의 악기를 빼거나 연주하는 방법을 바꾸면 음악 전체를 바꾸게 된다. 완전한 영혼을 불러내기 위해서는 모든 기관을 악기처럼 정교하게 튜닝하고 조율해서 맞추어야 한다. 한 거장(巨匠)이 연주하듯이 최대한으로 조율과 조화가 이루어지도록 해야 한다. 그러나 각 기관은 나머지 몸과 조화되어 완벽하고 아름다운 존재, 즉 창조해야 한다는 사실을 잊어서는 안 된다. 그래서 자연치유사는 오케스트라의 시휘사와 같다고 할 수 있다.

잘못된 생활습관이 질병의 원인이 되므로 모든 질병은 1차적으로 그 원인을 살펴보면, 대체로 생활의 나쁜 습관(흡연, 과음, 과식, 근심, 걱정, 성적(性的)남용, 과로, 환경오염 등) 때문에 발병하므로 질병의 요인만 제거되면 대부분의 질병은 낫게 되어 있다. 따라서 자연치유의 관점과 정통의학의 관점은 다음과 같은 여러 가지 측면에서 큰 차이를 보이게 된다.

1-2. 자연의학의 질병관

현대의 성인병은 생활습관에 의한 생활습관병으로 잘못된 습관의 개선없이 대증요법

(對症療法)인 약물과 수술로 증상을 억제하려고 한다면 거의가 다시 악화되고 재발하므로, 대증요법(對症療法)이 아닌 원인요법(原因療法)이 필요하다. 인간의 모든 질병은 전적으로 인간의 어리석음에 원인이 있고 자연은 인간을 위하여 최선을 다하고 있다고 할 수 있습니다. 질병이라는 것은 자연이 정상화를 시도하는 노력이외에 아무 것도 아니므로 인간이 자신의 어리석음을 버리고 자연에 순응하여 살면 어떤 큰 질병도 고칠 수 있습니다. 조급하게 증세를 억제하고 자연현상을 축소함으로 인위적인 방법을 쓰는 것은 오히려 해가 되는 것이다.

자연치유를 중심으로 하는 자연의학에서는 "질병은 내가 아닌 자연이 치유한다"고 믿는다[1]. 내가 할 수 있는 것은 단지 자연이 하는 일을 돕는 것뿐이라고 생각한다. 모든 질병은 인간자체에서 발생했으며, 그 원인은 인간생활의 잘못에 전적으로 책임이 있으므로 건강에 합당한 올바른 생활습관을 유지하는 것이 중요한 것입니다. 이는 인간은 심은 대로 거둔다는 원리에 그 철학적 기초를 두고 있다고 할 수 있다. 이러한 사상적인 배경으로 볼 때 질병의 치유는 자신의 잘못된 습관의 개선과 올바른 습관의 유지가 중요하므로 치료사의 가장 큰 임무는 라이프스타일을 바로잡아주는 일이 되며 진단도 마땅히 이런 측면에서 고려되어야 할 것이다.

1-2. 양자의학에서의 질병의 정의

마음의 존재를 인정하기 시작한 양자역학을 바탕으로 한 양자의학에서는 분자, 세포, 조직 및 장기의 입자적 성질을 가진 구조를 물리적 구조라고 부르고 이들의 파동적 성질을 가진 구조를 에너지장이라고 부른다. 에너지장이 예를 들어 마음의 부조화 등으로 흐트러질 때가 질병의 상태이다. 유럽의 오래역사를 가진 자연요법의 하나로 이열치열(以熱治熱)의 원리를 사용하는 동종요법은 일종의 파동의학이며 바로 이러한 에너지장이 기억하는 능력을 이용하는 치료법이다. 양자는 눈으로 볼 수도 만질 수도 없는 미립자의 세계이다.

인체는 크게 장기와 조직기관으로 이루어지며 이를 다시 나누면 세포=분자=원자=전자=,

---

[1] 창조주가 우리 인간에게 부여한 놀라운 재생력, 치유력을 최대한 개발하고 이용하여 스스로 건강을 유지하고 인체의 고장을 수리하고 장내의 질병을 예방하는 것이며 이를 위해서는 건강한 생활습관의 유지가 필요하다.

중성자, 양성자=미립자의 단계로 나타나며 미립자(소립자)가 바로 원자의 핵인 양자이다. 그중에서 전자는 항상 원자의 핵 주위를 돌면서 자기장을 발생시키는데 이것이 힘의 세계 즉 에너지이면서 파동이다. 파동이란 에너지의 최소단위이면서 원자레벨 이하의 고유에너지 모양이라고 할 수 있다.

즐거운 일이나 감동을 받게 되면 몸속의 밑바닥으로부터 에너지가 용솟음치는 듯한 느낌이 나타나는데 이러한 현상은 뇌파에 의해 실제로 측정이 가능하다. 파동을 분석하는 기술을 개발한 미국의 의학자 앨버트 에이브람스(Albert Abrams)는 이탈리아를 여행하던 중 테너가수 카루소가 잔에서 발생하는 동일한 음을 기억했다가 육성으로 깨버린다는 기발한 착상을 의학적으로 파동으로 질병을 퇴치한다는 영감을 얻어 환자의 몸에서 발생하는 소리를 청진기로 들으면서 진찰하고는 장기마다 다른 고유의 파동이 발생한다는 것을 발견하였다. 그리하여 인체에서 발생한 파동을 가변저항을 이용하여 수치화 하는 실험을 병행하고 파동의학이라고 부르는 양자정보의학의 획기적인 체계를 확립하게 되었다.

『 사람은 5216가지 부위별로 평균 58Hz의 측정 가능한 고유의 주파수를 가지고 있으며 주파수가 정상이하로 떨어지면 질병이 발생한다. -로얄 레이몬드 라이프(Royal Raymond Life) - 』

1920년 세계최초로 암 바이러스를 발견한 로얄 레이몬드 라이프(Royal Raymond Life) 박사도 이시기에 양자의학에 대한 활발한 연구를 시작하여 지구상의 존재하는 모든 인체나, 생물체든지, 병원체든지 간에 고유의 분자진동 패턴을 가지고 있다는 사실과 또한 사람은 5216가지 부위별로 평균 58Hz의 측정 가능한 고유의 주파수를 가지고 있다는 것을 발견하였고 정상이하로 떨어지면 질병이 발생한다고 정의하였다.

2. 양자의학의 진단

2-1. 정보에너지 장의 구조

양자의학에서는 질병의 진단을 크게 육체적 구조, 정보-에너지장, 마음(영혼)의 3가지 측면에서 가능하다고 보고 이 세 가지를 질병의 진단에 판단기준으로 삼는다. 정보에너지구조(Information-energe field structure)는 [원자+소립자+에너지+파동+초양자장]의 구조이다. 육체적 측면에서의 진단은 기존의 현대의학에 소상히 밝히고 있으나 [정보-에너지장]을 이용한 진단은 양자의학에서 비롯되었다.

인체를 구성하는 분자, 세포, 조직 및 장기가 가지고 있는 고유의 [정보-에너지장]을 해석함으로써 질병을 진단 할 수 있으며 여러 종류의 세균이나 아메바, 혹은 바이러스 등도 고유의 에너지장을 통하여 배양하지 않고도 세균 등의 감염여부를 판단 할 수 있다. 인체조직에서는 암으로 의심되는 조직의 정보장을 해석함으로써 암을 진단할 수 있다. 또한 소변, 머리카락, 혹은 목소리나 숨소리로도 인체의 부분적인 정보-에너지장을 이용하여 인체의 전체적인 질병을 진단할 수 있으며 뇌파, 심전도, 근전도를 검사 할 때 , 카오스 프로그램을 붙이면 인체의 전체적인 질병을 진단 할 수 있다고 본다.

조직의 에너지장의 예를 들면 러시아의 생물학자 알렉산더 가르비치는 발육중인 배아로부터 발이 될 조직의 일부를 떼어내어 손이 될 부분에 이식하면 이식된 조직이 발이 되는 것이 아니라 손이 된다고 하였다. 이것은 조직은 고유의 에너지장을 갖고 있기 때문이다. 장기에너지장의 또 다른 예로 6세 이전에 오른쪽 뇌반구에 병변이 있어 이를 수술로 완전히 제거 할지라도 왼쪽의 반구가 양쪽 뇌의 기능을 도맡아 하므로 지능면에서 아무런 문제가 발생하지 않는다. 이러한 사실은 남아있는 왼쪽 뇌가 오른쪽 뇌의 에너지장을 기억하고 있기 때문이다.

> ## ⊃ 표준파동
> ⓐ 화학약품이 가지고 있는 특정질병에 대한 약효(藥效)를 인정하고, 약에서 거꾸로 병적 파동을 유추해 낼 수 있다.
> ⓑ 병든 조직이나 세포에서 나오는 파동을 직접 측정하여 코드화 할 수 있다.
> ⓒ 건강한 사람의 정상세포의 파동을 직접 측정하여 코드화할 수 있다.
> ⓓ 미약자기측정장치로 측정가능한 파장대를 구간으로 나누어 코드화할 수 있다.

2-2. 양자파동과 피부를 통한 진단

동양의학에서는 경혈부위의 정보망은 인체의 모든 조직 및 장기의 정보망과 연결되어 있다' 고 생각해 왔으며 피부의 특정부위를 만짐(진맥)으로서 모든 질병을 진단하고 경락과 경혈의 지압(指壓) 침술 등의 피부자극으로 치유하여 왔다. 조지 굳하트(George Goodheart)의 응용기생리학(Applied Kinesiologe)에서 인체의 근육의 정보망은 인체의 모든 조직 및 장기의 정보망과 연결 되어 있다는 것을 밝히고 있다. 『양자의학에서는 이러한 정보-에너지장을 이용하면 육체적 질병을 치유할 수 있으며 정보에너지장의 정체를 해소함으로써 질병이 치유된다고 본다.

> ## ⊃ 파동과 인체
> ⓐ 1100MHz대는 인체의 DNA와 공명을 일으킨다.
> ⓑ 400 ˜ 450MHz대는 사람의 의식과 공명을 일으킨다.
> ⓒ 사랑의 감정의 주파수는 DNA와 공명하는 주파수라고 한다.
>   사랑의 감정을 오래 지속하면 DNA의 활성(活性)을 돕고 건강증진이 된다
> ⓓ 인체에서 나오는 오라의 파동은 1분에 10 싸이클 미만의 매우 느린 파동이다.
>   인체의 오라와 공명을 일으키는 파동의 음악을 들려줌으로써 질병을 치료할 수 있다.

라이프(Royal Raymond Life)박사의 연구결과로 이에 대응하는 주파수로 비정상적인 주파수위에 고유 주파수를 맞추면 병인이 없어지며 질병을 자연치유 할 수 있다는 사실

을 확인하게 되어 그 주파수를 생체 활성 정보주파수 (Bio Active Frequency)라고 하였다. 몸 안에서 각 기관은 다른 모든 기관들과의 관련 속에서 보게 된다. 개개 기관의 건강, 예를 들면 간의 건강 상태는 모든 다른 기관의 건강한 상태에 달려 있다. 이유는 간단하다. 동양적 관점에서 보면 몸은 에너지가 흐르는 연속적인 회로이다. 이 에너지가 생명력(life force)이다. 우리가 기(氣)라고 부르는(인도에서는 프라나[prana]라고 함) 에너지가 몸의 어느 부분에 막히면 다른 기관들도 기를 제대로 공급 받을 수 없다. 이런 이유로 간, 심장, 비장, 대장, 신장은 건강하기 위하여 다른 기관들에 의존하고 조화 속에 함께 기능한다. 기가 몸속을 잘 흐르면 각 세포는 생명에너지를 공급 받게 된다.

모든 기관은 최상의 상태로 자기 역할을 하게 된다. 만약 에너지가 막히면 세포와 기관은 기(氣)의 부족으로 질식 상태가 된다. 에너지를 측정하는 생체활동전기계측기(生體活動電氣計測器, BA model, Bio-Information Analyzer)의 경우 일본 내에서는 미국의 MRA기술이 일본으로 전해진 후, QRS 등의 기기가 만들어졌으며, 일본내의 과학기술을 바탕으로 양자측정기기들에 대한 연구가 활발히 진행되어, 현재 100여종이 넘는 각종 양자측정기기들이 유통되고 있다. BA model은 인체가 어느 정도 유기적 활동을 하고 있는지를 분석하기 위하여, 생체 내에 직류전류를 흘려 측정하고 분석하고 있는 기기로써, 인체는 자신의 몸에 맞는 것, 또는 맞지 않는 것을 손에 쥐면 피부의 저항이 낮아지거나 높아지게 되는 성질이 있는데, 이 성질을 이용하여 물질의 인체에 대한 영향력을 전기의 흐름에 의해 측정한다.

⊃ BA model의 기능 ; ⓐ 약품이나 식품이 인체에 미치는 영향력을 평가할 수 있다. ⓑ 의류나 액세서리 등이 인체에 미치는 영향을 알 수 있다. ⓒ 공간이나 주거환경이 몸에 미치는 영향력을 알 수 있다. ⓓ 생체기능의 밸런스를 알 수 있다. ⓔ 정보전사 기능이 있어 어떤 물질이 갖고 있는 정보를 특정물질에 전사할 수 있다. 조정에 필요한 정보를 자기공명수, 또는 양질의 생수에 전사하여 음용하는 방법으로 밸런스를 조정한다. ⓕ 환자의 손바닥의 중앙부(勞官穴部位)에 프로브를 밀착시켜 직접 측정하고, 해석 및 평가를 한다.

2-3. 양자공명분석기(量子共鳴分析器, QRS, Quantum Resonance Spectrometor)

　　기본원리는 라디오닉스나 MRA와 비슷하며, 생체의 미약한 자기에너지를 측정하고, 수치화하는 양자의학적 해석기법을 응용하여, 발병의 예지, 조기진단, 의약품개발과 그 효과의 검증, 병원인자의 추적검증, 치과 충전제의 적합성 검증 등에 공헌을 하는 목표로 개발되었다. 50 mgauss이하의 미약한 레벨의 자기를 포착하여 이를 수치화하기 위해, 오페레이터의 신체, 특히 뇌신경세포를 센서로 이용하여 장치에 표시하게 한다는 시스템으로, 측정자 자신의 건강관리와 의식의 정상성 문제가 요구되는 것입니다.

환자의 에너지 상태를 검측자의 몸을 통해서 검측하고 있는 점에 대해서는, 충분한 고려가 필요한 부분이다. 측정된 생체자기의 혼란정도가 어떤 수준 이하라면, 외부로부터 정상적인 자기, 즉 QRS로부터 교정용자기를 발신하여 직접 교정할 수도 있다. 물이 우수한 자기기억력을 갖는 특성을 이용하여, QRS에 의해 생체치료용의 표준자기를 삽입, 기억시켜 높은 자기를 가진 치료용 자화수를 만들어, 이것을 양질의 미네랄워터에 200~1,000배정도로 희석하면, 자기증폭이 일어나 전체 미네랄워터가 자화(磁化)됩니다. 이 자화수를 음용하면 몸속에 흡수되어 전신을 순회하면서, 세포에 흡수되어 세포내외의 흐트러진 에너지를 교정한다. 인슐린을 물에 녹였을 때. 인슐린을 둘러싼 물분자는 DNA 주위의 물처럼 고리구조를 하고 있다.

전기적 특성이 같은 부분을 연견한 등전도로(等傳導度)면을 그려보면, 단백질 주위의 물 분지가 통상의 물 분자에 비해 높은 전도성을 가지고 있다는 것을 과학자들이 밝혀냈다. 이 네트워크를 빠져나가는 고주파(高周波)의 세포신호가 공명자장을 형성한다고 히며, 영국의 샐포드대 스미스 박사에 의해 실험을 통하여 실제로 클러스터화 된 물에서 고주파의 신호가 나오는 것을 발견했고, 그는 물에서 나오는 고주파가 100GHZ이상이 된다는 것을 계산했고, 이 고주파가 자기 처리된 보통의 맹물(고도로 희석시킨 물)에서 나올 수 있다는 것은, 물 분자의 네트워크 속에 이 정보가 확실히 기억되어 신속하게 전달되고 있다는 것을 말해준다는 것이다. DNA는 그 주변이나 중심에 독특한 모양의 클러스터화된 물을 가지고 있으며, 다른 세포 내 성분과의 사이에 정보를 주고받는다. 비스톨피 박사 등은 생체의 세포 내부의 에너지의 정보

전달 구조는 세포내의 클러스터화한 물이 정보전달의 열쇠를 쥐고 있지 않을까 생각하고, 세포내의 단백질에 접합되어 있는 구조화된 물과 단백질로 생체 내부의 고주파 신호를 운반하는 정보망으로 바뀔 수 있다.

⊃ QRS 진단 ; 검색 시에는 처음에 기본코드라고 하여 두부, 뇌, 신경계통 등 머리끝부터 발끝까지 65개 정도의 항목을 검색한다. 그리고 일반코드에서 이상항목이 발견되면, 신체 각 부의 전용코드를 하나씩 맞추어 가서 병인과 병소를 확인하고, 검색된 코드표를 검토하고, 교정부위를 결정하여, 교정자기를 직접 내보내거나 자기교정수(磁氣矯正水)를 만들어 응용한다. 이때 해석을 어떻게 할 것인가 하는 것이 오퍼레이터의 의학적 지식과 임상경험에 따라 크게 달라질 수 있는 점을 간과해서는 안 된다. 공명자장수는 생체의 밸런스를 회복시키기 위한 것으로, 세포의 시스템에 정상의 에너지 신호를 보내어 비정상적인 기능을 정상적인 기능으로 치유한다. 환자의 비정상적인 세포의 파동의 패턴을 검지하여, 환자 개인이 필요한 파동수를 만든다. 비정상적인 기능의 세포가 발하는 파동의 흐트러짐을 수정하는 정보를 파동수에 프로그램화하여, 이러한 파동정보에 의해 비정상적인 세포신호를 정상적인 세포로 전환시킨다. 파동수의 물은 특정의 주파수를 이용하는 양자역학적인 파동이기 때문에, 순간적으로 세포의 에너지를 올려주게 되어 진동하는 단백질 구조에 변화를 일으키는 자극을 계속 주는 동안에, 점점 세포의 에너지 축적이 증가되어 건강한 세포가 된다.

⊃ 각종 양자진단기기

① 양자초속검측의(量子超速檢測儀, QXCI, Quantum Xrroid Consciousness Interface) ; QXCI는 헝가리계 미국인 넬슨 박사에 의하여 개발된 컴퓨터로 자동진단(自動診斷)과 치료 및 조정될 수 있도록 된, 복합 양자에너지 의료보조기기로서 승인된 장치로 33개의 프로그램을 통하여 250종 이상의 분리된 각종 기능을 갖고, 8,000여종 이상의 다양한 진찰과 치료법을 선택할 수 있도록 되어 있으며, 그 기능을 모두 보려면 최소 3시간 이상이 소요된다.

② 오라미터; 1990년 러시아 의사와 과학자에 의해 개발된 위상 오라미터는 사람의 몸에서 방사(放射)되는 전자기장을 1m정도 떨어진 곳에서 측정하면, 건강한 사람

의 경우 달걀모양으로 몸을 둘러싸고 있는 에너지장을 볼 수 있게 해주며, 병이 있거나 몸에 이상(異常)이 있는 사람의 경우는 발병위치나 병의 정도에 따라 이 에너지장의 모양이 찌그러진다. 그리고, 전기적 쌍극자를 이용하여 파동발생장치를 만들어 인체의 에너지 정체(停滯)를 치료할 수 있다고 하거나, 유전자의 배후에 있는 그 고유에너지장을 해석하여 이 정보를 소리정보로 바꾼 후, CD에 저장했다가 소리를 들려줌으로써 유전자 치료를 할 수 있다는 연구와, 바이러스가 갖고 있는 바이러스의 고유에너지장을 해석하여 컴퓨터에 저장하면, 세균배양을 직접 하지 않고도 컴퓨터를 이용하여 바이러스에 의한 질병을 간단히 진단하고 치료할 수 있는 연구도 발표되었다. 또 어떤 분자든지 그 분자가 가지고 있는 에너지정보를 해석하여 물에 전사시킬 수 있다는 연구가 나옴으로써, 약물을 직접 투여하지 않고도 치료를 할 수 있게 될 것이며, 어떤 질병에 대한 항체의 정보에너지를 해석하여 저장하고, 이것을 면역이 없는 사람에게 조사하면 예방접종의 효과를 얻을 수 있다. 이런 기초과학 분야의 연구와 미약자기에너지의 측정기술의 연구를 바탕으로 각종 기기가 개발되어 양자의학의 진단과 치료에 활용되게 되었다고 보고 있다.

③ 멀티웨이브 오실리에이터 ; 1923년 대에 라코프스키에 의해 제작 발표된 멀티웨이브 오실리에이터(Multi Wave Oscillator)는 1억 5천만 Hz의 고주파전자기를 발생시켜, 수 m의 단파장 영역을 이용한 것이 바탕이 되어, 각종 기기들이 개발되었다.

④ LFT(Life Field Tester), LFA(Life Field Analyzer); 일본에서 개발된 기종과, Vega, Mora Super, Discovery System, Acupro Ⅱ 등 독일과 서구에서 개발된 기종 등이 다양하게 있으며, Vega는 2,500대 이상이 일상진료에 이용되고 있다.

③ 키를리안 사진 ; Kirlian 촬영장치는 인체에서 발생되는 Aura를 사진으로 촬영하여 볼 수 있게 해주며, 의식의 상태에 따라 Aura의 강도가 달라지는 사진을 촬영하고 마음을 찍을 수 있다. 나뭇잎의 일부분을 잘라내고 사진을 찍어도 잘려나간 부분이 여전히 존재하는 것처럼 찍혀 나오고 있는 현상 등을 통하여 에너지 정보장의 역할에 대한 추측을 가능하게 한다.

3. 각종 진단의 유형과 접근방식

일반적으로 동양의적인 진단에서 다른 사람의 건강과 특성을 파악 할 때는 망진(望診, 살패보기), 절진(切診, 만져보기), 문진(問診, 물어보기), 문진(聞診, 듣고 맡아보기)이라는 네 가지 유형의 접근 방식 또는 접근방법이 있으며 이를 사진(四診)이라고 한다.
인체는 하나의 유기적인 정체(整體)이므로 국소의 병리변화가 온몸에 영향을 주며 내장의 변화가 오관(五官), 사지(四肢), 체표(體表)에 나타난다. 부분은 전체를 전체는 부분을 반영하는 것으로 서양의 홀리즘의 개념과도 서로 상통한다고 볼 수 있다.
현재의 의학은 인체를 부분으로 나누어 국소적, 기계론적, 요소환원론적인 잘못된 접근을 하여 치료에 실패하고 있다는 지적을 받고 있다.

⊃ 사진(四診)

1. 망진(望診) : 신체를 보고 관찰 한다.
2. 절진(切診) : 신체를 만져 보고 삶을 느낀다.
3. 문진(問診) : 상태에 관한 정보를 얻기 위해 질문을 한다.
4. 문진(聞診) : 듣고 냄새를 맡아 진단한다.

질병을 치료하는 것은 동양이나 서양 모두 환자를 관찰하여 거기에서 얻어진 여러 정보를 적절하게 활용하는 일로부터 시작되는 것이 보통이다. 유능한 치료사가 되려면 어느 한 가지만 알아서는 안 되며 예를 들어 수기요법, 활법, 침뜸, 전기요법 등 각종 자극요법, 반사요법 등에 대해서도 알고 있어야 하며 식의(食醫), 보건식품처방, 운동처방 등에 관한 지식 등도 필요하다. 또한 위에서 설명한 동양의학적인 진단법에 더하여 서양의학의 시진법, 압진법, 촉진법, 찰진법, 타진법, 청진법, 측진법, 지각검사법, 반사검사법, 운동장애검사법, 관절가동력검사법, 근검사법, 동작검사법, 전기검사법 등 각종 진단법과 검사법에 관해 각각의 특성과 의의 등을 가능한 넓게 개별적으로 배우고 익히는 것도 필요하다.

4. 홍채진단법 ✷ ✷ ✷

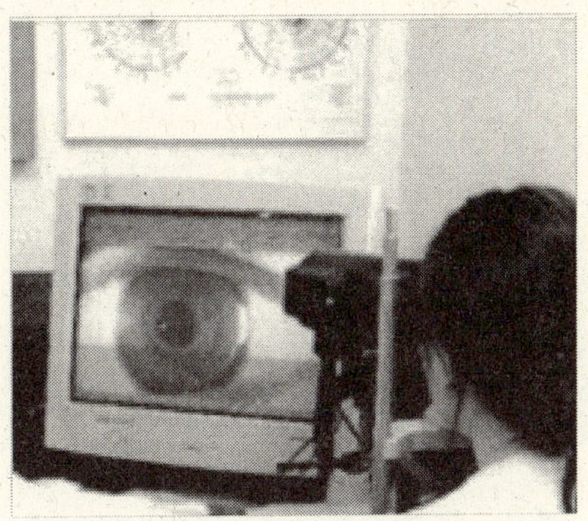

4-1. 홍채진단법의 개요

　　홍채(虹彩)를 보면 질병의 증후와 그 사람의 체질을 볼 수 있는데 최근에는 홍채촬영진단기로 홍채는 안구(眼球)의 각막과 수정체의 사이에 있는 빛의 양을 조절하는 원반 모양의 얇은 막(검은자라고 말하는 부분이 홍채(虹彩)를 살펴 진단하게 된다. 홍채에는 인체가 투영되어 있고 사람의 몸은 천지의 축소판이라는 인신소천지(人身小天地)의 개념을 알면 홍채 진단을 쉽게 이해할 수 있다. 오른쪽 홍채는 신체의 오른쪽 장기, 왼쪽 홍채는 인체의 왼쪽 장기가 나타난다. 피부는 보통 가장 바깥쪽에 나타나고 상부에 위치하는 장기는 홍채의 윗부분에 나타나므로 따라서 12시 방향에는 머리나 정신과 관련된 반응이, 6시 방향에는 허리 부분이나 그 아랫부분의 반응이 나타나 체세포 복제원리와 같다.

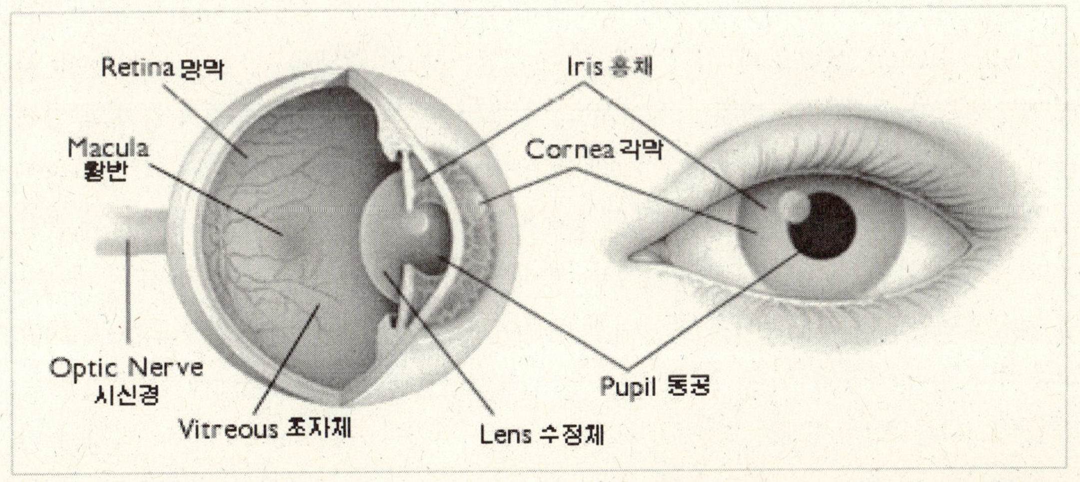

눈의 구조와 홍채

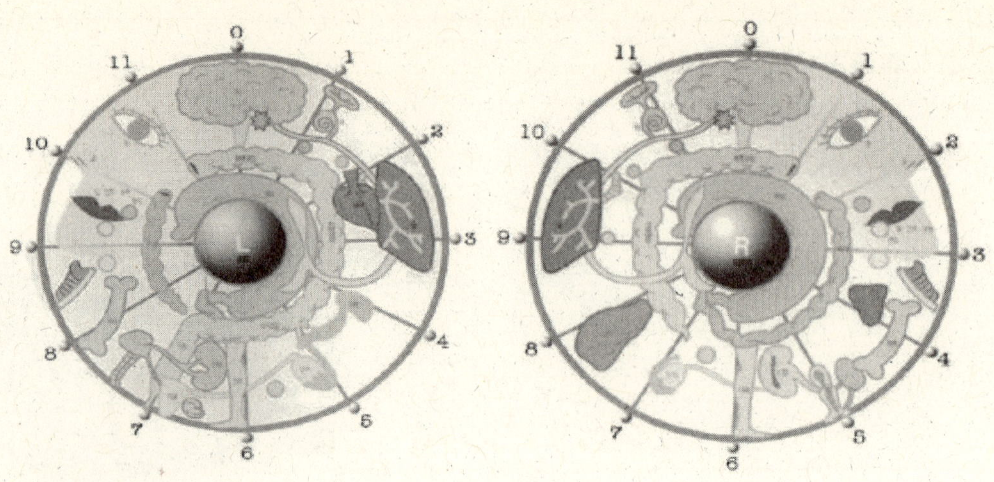

4-2. 홍채진단법의 개요

　　헝가리의 이그나츠 폰 페크젤리는 소년시절 우연히 올빼미를 잡으려고 실랑이 벌이다가 올빼미의 다리를 분질렀는데 그 순간 커다란 올빼미의 눈에 검은 줄 하나가 위에서 아래로 뚜렷이 나타나는 것을 보게 되었다. 올빼미의 다리를 붕대로 감고 정성 껏 간호하니 눈에 검은 줄 대신 희고 구부러진 선이 나타난 것을 보게 되었다. 나중에 페크젤리가 외과의사가 된 다음에 사고 환자의 눈에서 수술 전과 수술 후에 이상 징조 를 발견하게 되었고 그것은 상처, 수술, 질병과 일치한다는 사실을 알게 되었다. 홍채 가 여러 기관과 조직을 반사해 준다고 확신하고 그의 발견을 토대로 홍채도표를 만든 것이 홍채학의 효시가 되었다.   스웨덴의 한 성직자 닐스 릴제퀴스트(Nils Liljequist) 목사가 여러 가지 약물 침전과 눈의 홍채의 변색과의 사이에 상관관계가 있음을 발견 하게 되었다. 그는 어렸을 때 심한 병을 앓아 많은 양의 키니네를 먹었다. 그의 눈에 황 청색의 변색이 나타났다. 이것이 계기가 되어 그는 연구 끝에 약물침전과 홍채의 변색 간의 상관관계를 밝혀내게 되었다. 홍채학은 18세기 이후 수많은 과학자와 의사들이 홍채학을 연구하여 도표를 개정하고 또 발전하였다. 홍채학은 어디까지나 과학적 관찰 에 기초하고 있다. 그러나 과학적 실험을 통해 설명할 수 있는 과학은 아니다. 왜냐하 면 임상보고를 할 수 있는 학문이 아니기 때문이다. 그렇다고 서양의학이 모든 것을 밝 혀줄 수 있는 상태도 아니다. 두 가지 유형의 통계가 나와 있는 상태에서 한 쪽의 학문 적체계로 다른 쪽의 체계를 반증해 내기란 어려운 것이다. Bernard Jensen 박사는 미 국 홍채학의 선구자다 그는 신체의 기관들을 나타내는 가장 포괄적인 홍채도표를 만들 었다. 아직까지는 그의 도표가 오늘날 사용할 수 있는 가장 정확한 도표중의 하나이다.

4-2. 홍채진단으로 알 수 있는 사실

1. 감염사실과 위치

　홍채를 구성하고 있는 섬유질에서 감염 유무를 찾아 낼 수 있다. 갈색 홍채에 나타나는 노란 색으로(푸른 홍채에서는 흰색으로)감염사실을 알 수 있다. 감염이 전신에 퍼져 있을 경우는 홍채는 전체가 담갈색이나 흰색을 나타냄으로 신체의 산성상태를 나타내준다. 홍채에 나타나는 급성 감염은 확인 가능한 병리현상의 초기단계이다. 아주 급성인 경우는 적갈색(또는 회색) 만성인 경우는 거므스래하거나 짙은 회색, 그 정도가 심한 경우는 검은 색으로 나타낸다. 이런 감염은 불량한 음식물이나 독소의 접촉으로 오는 외부적인 것일 수도 있고 세포 내의 대사 과정에서 노폐물의 축적으로 인한 내부적인 원인에서 올 수도 있다. 후자의 경우는 종종 정신적인 원인에 기인하기도 한다. 실례로 스트레스를 받으면 위산과다가 초래되고 만약 적절한 치료를 받지 않으면 위궤양으로 발전하기도 한다. 일상생활에서 인체의 산을 중화하기 위해 필요한 유기 나트륨의 부족은 홍채의 감염으로 나타나기도 한다. 또한 극도의 피로도 홍채에 감염으로 나타난다. 홍채학은 급성의 질환이 악성이 되고 더 발전하여 만성이 되어 마침내 조직을 손상시키는 과정을 알아 볼 수 있고 또 우리 몸이 스스로 질병을 치료하지 못하는 원인이 우리 스스로의 생활 습관 즉 음식, 몸가짐, 운동 부족에 있음을 알려준다.

✓**홍채의 색깔과 변화** ; 오늘날 세계에는 두 가지 색깔의 홍채가 있을 뿐이다. 푸른색과 갈색이 그것이다. 이 두 색깔의 바탕 구조는 서로 다르다. 푸른색 눈은 밀도가 덜 조밀하고 눈을 뜬 상태에서는 육주를 가지고 있어서 자체를 더 명료하게 들어낸다. 그래서 푸른 눈은 연구하기가 갈색눈 보다 훨씬 쉽다. 갈색 눈은 밀도가 조밀하고 육주를 들어내 보이지 않아서 분석하기가 매우 어렵다. 참 푸른색 홍채와 참갈색 홍채 사이에는 변화가 많다. 때때로 푸른 색깔과 갈색 눈의 부모에게서 태어나는 사람은 혼합된 눈을 가지고 태어나는 사람이 있다. 유전적으로 푸른색 눈은 열성이고 길색 눈은 우성이다. 다양한 밀도를 가진 여러 가지 색깔의 반짐들을 홍채에서 관찰 할 수 있다. 이 반짐들은 대별해서 두 가지로 나눌 수 있는데 건선 반점과 약물 퇴적이다. 건선 반점 또는 "건선 가려움 반점" 은 짙고 검은 반점이다. 그 반점들은 일반적으로 부모에게서 유전된 화학 물질로 말미암은 반점이다. 흰줄이 이 부위를 둘러싸게 되면 그것은 이 부위에 염증이 생겼음을 표시한다. 건선 반점은 약물 반점과 화학 물질 반점과 구별할 수 있다.

일반적으로 약물 반점이나 화학 물질 반점은 건선 반점보다 크기가 작고 또 색상도 다양하다. 홍체에서 이 채색들을 제거하기란 대단히 어렵다 그러나 생활양식에 변화를 주고 건강 증진을 위하여 노력을 많이 하면 다음 세대에는 그 채색의 밀도를 훨씬 감소시킬 수 있다. 화학 물질의 퇴적(약물 침전을 포함하여)은 홍채에서 밝은 노랑, 붉은 색, 오렌지 그 외 다른 색으로도 나타난다. 그것들은 일반적으로 작고 사방에 흩어져 있다. 대체적으로 이 반점들은 소화기 영역과 선, 영역에서 발견된다. 이 반점들은 대부분 생의 과정에서 후천적으로 얻어진다. 이 반점들이 다음세대로 이어지면 다음 세대에서는 건선 반점으로 나타난다. 착색은 80%가 사춘기에 생기는 것으로 경험된다. 예방접종, 호르몬 변화, 화학약품 복용으로 생긴다. 황 성분 과다는 노란색으로, 요오드 과다는 붉은 색으로 나타낸다. 외부요인으로 피부약, 연고, 내복약(화학), 샴푸, 염색약, 식품에 넣은 색소, 농약 살포로 생기고, 내부요인으로 히스타민제, 트립토판 합성과 간의 허약으로 생긴다.

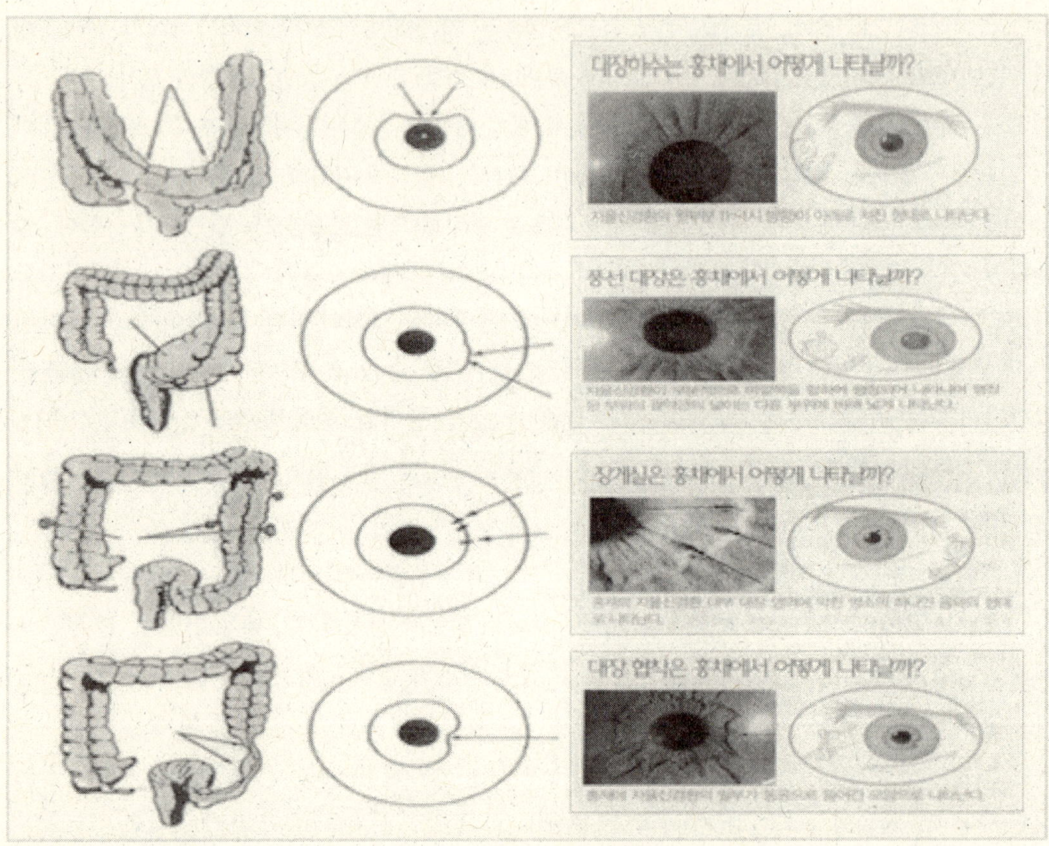

장의 형상과 홍채 ; 탈장은 골반기관에 압력증상을 일으킬 수 있다. 탈장은 또한 그 눌린 골바안의 기관들에게 피의 부족을 일으키거나 신경공급을 차단한다. 그것은 또한 골반의 탈구나 변형을 일으킬 수도 있다. [소화계는 입-식도-위-소장-대장-직장-항문]

2. 선천적 체질의 강약

개개인의 홍채를 관찰하면 홍채조직의 밀도에 차이가 있음을 알 수 있다. 조밀하고 탄력 있는 홍채 섬유의 조직은 선천적으로 강한 체질을 나타내고 엉성하고 불규칙한 조직은 선천적으로 약한 체질을 나타낸다. 강한 체질은 병에 대한 저항력이 강하고 병에 걸려도 쉽게 낫는다. 약한 체질의 홍채

섬유는 그 조직이 비단결같이 조밀하지 못할 뿐 아니라 엉성하고 또 불규칙하고 이런 체질은 선천적으로 허약성을 지니고 있기 때문에 몸 관리에 특별히 유의해야한다. 병에 걸리기도 쉽고 또 잘 낫지도 않기 때문이다. 이러한 유전적 약점은 다른 신체 부위의 대사 수준에 비교해서 느린 대사적 기능이라고 정의 할 수 있다. 보다 느린 대사 기능은 다른 신체 부분들과 비교해서 에너지가 효율적으로 사용되지 않고 노폐물이 신속하게 제거되지 않는 상태를 의미한다. 이 유전은 조상으로부터 내려오는 것도 있고 임신 때에 부모가 좋지 않은 생활 습관을 가짐으로 올 수도 있다. 어쨌든 허약 체질의 유전은 건강을 위한 더 많은 주의와 노력을 요한다.

3. 치료의 징후

우리는 질병을 치료함에 있어서 외모로 판단하여 호전됐다느니 완쾌되었다고 믿는 경우가 많다. 그래서 머뭇머뭇하는 사이에 그 질병이 심각한 지겨엥 이르고 급기야는 생명을 잃게 되는 경우가 많다. 그러나 홍채는 그런 오판을 막아 주는 역할을 한다. 왜냐하면 홍채는 명백한 치료의 징후를 보여주기 때문이다. 홍채에 나타난 변화를 통해서 우리는 신체의 점진적 개선, 독소들의 배출 현황, 정상 상채로의 복귀들을 거의 완벽하게 판별할 수 있다. 치료의 징후가 홍채에 나타난 것을 읽을 수 있기 때문이다. 예를 들면 만성 간 질환을 가진 환자가 잘 치료가 되었을 때 홍채에서 전에 흑색 또는 어두운 색을 띠었던 부분들이 우묵한 섬유막 조직이 채워지기 시작하면서 섬세한 흰색(또는 담갈색)그물 선들이 오른쪽 눈에 시계의 8시 방향으로 나타나게 된다. 만약 치료 과정이 성공적이라면 이러한 치료 선들은 3주 만 지나면 나타나기 시작할 것이다. 어떤 사람들은 자신이 좋아지고 있다고 말을 하는데 그 치료의 징후가 홍채에는 나타나지 않는 것을 볼 수 있다. 이런 사람들은 그 치료를 좀 자제하고 영양섭취나 운동 등 그 밖에 여러 가지 것들을 재검토 해봐야 한다.

4. 치료의 과정(Hering의 치료법칙)

자연 치료 기법을 활용하는 많은 의사들은 Constantine Hering 박사의 치료법칙이 만성질환의 치료를 확인하는데서 많은 도움이 된다고 한다. 그러면 Hering의 법칙이란 어떤 것인가? 모든 질병의 치료는 안으로부터 밖으로 위로(머리부터 시작하여)부터 아래로 치료해 나가야 더욱 효과적이라는 이론이다. 또한 증상이 일어난 역순으로 치료해야 한다는 것이다. 환자가 만성질환으로부터 벗어남에 따라 오랫동안 말라 있던 점액 막은 다시 촉촉해지고 한 때 병든 부위에 차 있던 독소와 노폐물들은 외부로 배출되면서 카타르 성의 활동이 개시된다. 이것은 치료의 시작을 의미한다. 마치 병이 재발한 것처럼 보이지만 이것은 나아가는 과정에서 치료 위기의 정점을 통과한순간에 일어나는 현상에 불과하다. 카타르성의 활동은 치료에 있어서 증상이 역순으로 가는 한 단계에 불과하다. 치료 기간 중에는 모든 장기들이 전신의 건강을 위해 노력하기 때문에 홍채 내의 모든 장기의 영역들에는 변하지 않는 정확한 치료 징후가 나타난다. 질병을 앓고 있는 동안에는 단지 몇몇 장기들 속에서만 급성 감염이 담갈색이나 흰색 선들을 볼 수 있다. 그러나 치료될 때에는 독소의 배출로 인해서 질병이 만성화되는 과정 중에서 경험되었던 증상들이 역순으로 나타난다. 때로는 배출이 자주 고열을 동반하고 장기의 감염 징후를 동반한다. 그러나 질병이 깊어질 때와는 달리 이런 현상은 기간이 2-3일밖에는 걸리지 않는다. 치료될 때에는 징후인 홍채의 함몰 또는 검음 부분들은 여러 방향에서 나오는 흰색(담갈색)섬유들에 의해 채워지기 시작한다. 홍채의 가장 깊은 곳에서부터 채워지기 시작하여 표면으로 솟아오른다. 낡은 구조가 새것으로 교체되고 이 부분들이 치료 섬유에 의해 거의 채워지면 완쾌가 눈앞에 있음을 알게 된다.

5. 약물의 축적

약물의 축적은 홍채에 황색, 청색, 적색, 담갈색, 희뿌연색 등 다양한 색깔로 나타난다. 그 중 몇 가지는 유전적인 것인데(전선 가려움 반점)이라고 부른다. 이것은 약물을 복용한 부모로부터 유전되는 것이고 후천적인 약물 표시는 기질 그 자체에 나타난다. 이것은 신체의 대사과정 중에서 화학적 잔여물을 완전히 제거 해내지 못하므로 신체 부위에 남아 있는 것을 의미한다. 그러면 이 화학적 잔여물은 대부분 복용하는 약물에서, 음식물의 방부제나 인공감미료나 색소를 먹음으로 정원의 살충제, 제초제, 유황, 염색약, 페인트 및 다른 일상적으로 접하는 화학제품들과 접촉함으로서 그리고 오염된 공기나 물을 통해서 얻게 된다. 화학 약물의 찌꺼기가 누적되면 그 누적된 부위가 약한 부위로 나타나는데 이것은 그 누적으로 인하여 그 장기의 대사 과정이 느려지기 때문이다. 그뿐 아니라 이런 기능장애가 자녀들에게 유전되면 자녀들의 장기의 허약점으로 나타나게 되는 것이다.

6. 건강의 단계

숙련된 홍채 연구가는 단 10분이면 인체의 모든 건강상태를 알아낼 수 있다. 그는 홍채의 장 부위의 어두운 정도로부터 혈액이 얼마나 깨끗한 가를 읽어낼 수 있다. 그는 림프조직에 충혈이 있는가, 신경의 흥분, 심각한 빈혈, 위산과다 또는 다른 장기들에 어떤 문제가 있는가를 판독할 수 있다. 위 부위의 살핌과 홍채의 다른 부위를 살핌으로 개개인의 식생활의 만족도, 운동의 충분성, 건강에 관련된 습관 등 많은 것을 알아낼 수 있다.

7. 신체의 구성

각 개인의 건강 정도는 기본적인 유전적 요소들과 생활 습관의 복합에 기원하는 신체적 구성에서 결정된다. 우리가 신체적 구성이라고 말할 때 개인의 현재 잠재적 건강 수준의 해부학적 기초들에 대해서 말하는 것이다. 유전적으로 우수한 신체적 구성을 가지고 있는 사람도 생활 습관이 나쁨으로 인해 신체를 해치는 사람도 있고 반대로 유전적 신체구성이 나쁘더라도 좋은 생활 습관을 가짐으로써 건강을 보존해 가는 사람도 있다. 유전적 특징들은 선천적 허약과 부모로부터 유래한 약물 침전 등의 결과이다. 약물침전은 장기와 조직의 신진대사를 방해하여 제 기능을 발휘하지 못하게 하고 그 결과로 체력, 업무 수행에 사용할 수 있는 에너지, 반응의 신속성 등을 저하시킨다. 신체 구성에 대한 지식은 얼마나 운동을 해야 하고 어느 정도의 수면을 취해야 하는 가, 어떤 음식을 먹거나 먹지 말아야 하는 가, 어떤 직업을 선택해야 하고 도시든 농촌이든 어디에서 어떻게 살아야 하는 가와 같은 올바른 생활 방식에 대한 계획을 세우는데 매우 유용하다.

8. 감염도의 높낮이

홍채 연구의 장점은 감염의 정도가 낮거나 높거나 그 근원을 홍채로부터 찾아 낼 수 있다는 것이다. 그러나 감염도가 낮을 경우 에는 그 감염의 사실을 상당한 수준의 홍채 연구가가 아니면 찾아내기가 어렵다. 저 수준의 감염은 생명력을 갉아먹고 인체의 에너지를 소모 시키며 피로하게 하고, 일상생활의 상쾌한 느낌을 앗아간다. 그러나 이런 수준의 감염은 홍채에 약간의 변화 밖에 주지 않기 때문에 발견에 특별한 주의가 필요하다.

9. 산성 수준

우리의 몸에는 다양한 종류의 산이 세포의 신진대사의 과정에서 생성되게 마련이다. 몸이 정상일 때는 이 산들이 신체의 완충제나 배설에 의해서 중화되어 나간다. 또한 신체 조직의 모세혈관 속에서는 혈액 중의 칼륨에 의해서 중성화 된다. 호흡 작용을 통해서도 인체의 산과 산을 생성하는데 사용될 물질들이 배출 된다. 소변을 통한 나트륨 산과 수소 화산의 교환은 인체 내에서의 산도 조정을 돕는다. 이러한 산도 조절이 잘 안되고 신체 내에 축적될 때는 홍채에 흰 자국의 형태로 나타난다.

10. 전신의 치료 증상

홍채는 신체의 치료 과정에서 전 기관의 상태를 보여 주기도 한다. 물론 어느 기관에 질병이 발생했을 때 그 부위의 고장을 알려주기도 하지만 그 부위가 치료를 받아 낫게 되면 다른 기관도 치료의 긍정적인 지우를 보여 준다는 말이다. 예를 들어 어느 사람이 신장이 나빠서 치료를 했는데 그 신장이 나음에 따라 다른 부위의 영향도 사라진다는 말이다. 가령 신장 내의 독소와 병원체가 제거됨에 따라 홍채는 밝은 빛을 띠어 가게 된다. 이것이 혈액도 깨끗해지고 림프 또한 청결해 진다는 것을 의미한다. 깨끗한 혈액은 보다 많은 산소를 신체의 모든 부위에 운반하게 되고 특히 뇌는 이 맑은 산소를 받아 더욱 활발하게 움직이게 된다. 뇌의 기능이 향상되면 신경과 내분비선의 작용도 보다 활발해진다. 그래서 홍채에서는 전제가 호전되고 있음을 발견하게 되는 것이다.

11. 생화학적 필요들

대부분의 만성 질병은 극도의 피로에서 기인된다. 사람이 신체적으로나 정서적으로 극도로 피로하게 되면 신체를 구성하고 있는 세포들은 몸을 지탱하는데 필요한 영양 요소들로 피로를 없애느라 모두 빼앗기게 되고 몸의 유지를 위해서 사용해야 할 영양소를 모두 잃게 된다. 만약 극심한 피로가 습관적인 행동에 의해 기인될 때 세포는 만성적 기아 상태에 빠지고 심각한 건강의 상실을 가져 오게 된다. 영양 부족과 독소의 흡입도 유사한 결과를 가져오고 세포가 생화학적 고갈에 직면 하여 제 기능을 못하게 된다. 정상적인 세포의 신진대사에 필요한 생화학적 요소들의 고갈로 인해서 홍채에는 회색 점들이나 상해 반점들이 생기게 되는 것이다. 이 때 가장 약한 조직이나 기관들이 영향을 제일 먼저 받는데 단지 하나의 조직에서 생화학적 장애가 발생하더라도 그 영향은 전체에 미치게 된다. 산성을 표시하는 홍채에 나타나는 흰색 점들은 나트륨이나 칼륨의 장애를 나타내는 경우도 있다.

5. 진단과 치유의 태도 ❋ ❋ ❋

자연의학적인 진단은 타인과 타인의 사적 권한을 존중해야 하는 섬세한 예술이다. 남을 진단 할 때 가장 적절한 태도는 사랑이다. 사랑이 클수록 환자의 더 많은 것을 보며, 환자는 더 많은 것을 알 수 있도록 허용할 것이다.

이는 환자의 입장에서도 역시 일치한다. 질병의 원인은 과거의 잘못된 습관이 지금의 나의 육체적, 정신적, 심적인 질병을 유발시킨 것이며, 특히 마음이 질병치유에 중요한 요인이라는 사실이다. 인간의 모든 질병의 근원은 전적으로 인간의 어리석음과 마음의 부조화에 원인이 있고, 자연은 인간을 위하여 항상 최선을 다하고 있다고 믿는다.

인체의 생화학 작용은 의식의 산물이며, 신념과 생각, 그리고 감정이 모든 세포속의 생명을 지탱하는 생화학반응을 일으키고 있기 때문이다. 순간적인 생각, 느낌 감정들이 우리 몸의 에너지파동에 영향을 주기 때문에, 강하게 자주 느끼는 어떤 감정 상태는 우리 몸속에 깊은 흔적을 남기게 되고, 그 흔적이 쌓여 눈에 보이는 형태로 나타나는 부정적 에너지 파동의 모양이, 암 같은 질병의 덩어리가 되어 진다. 반대로 사랑과 감사와 같은 좋은 파동을 계속 보내면, 암의 덩어리도 녹일 수 있는 힘이 자연치유력이 되며, 이는 인간의 마음과 밀접한 관계가 있다. 따라서 병을 고치는 것은 바로 마음을 다스리는 것이라고 볼 수 있으며, 진정한 몸과 마음의 조화로움을 찾는 것이 질병으로부터 자유롭게 하는 길이다. 조화로운 마음은 자연치유력(自然治癒力)을 높여주고, 질병을 치유하는 직접적인 요인이 되고 [사랑]과 같은 인간의 마음을 통해 치유력을 촉진하는 인자가 존재한다. 치유력을 증강시키는 마음의 요인들은 긍정적사고와 희망, 감사와 기쁨, 용서와 화해의 마음들이며 그중에 제일은 사랑이다. 이와 같이 자연의학자인 수기요법사에게 요구되는 가장 중요한 진단과 치유의 태도와 덕목은 환자에 대한 사랑이라고 할 수 있다.

Chapter 02

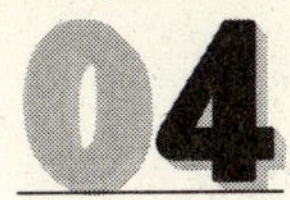

망진과 시진

1. 망진(望診)　　❋ ❋ ❋

망진(望診)은 1차적으로 직관(直觀), 2차적으로 시각을 통해 인체의 신(神), 색(色), 형(形), 태(態)를 관찰하여 체내의 변화를 살펴보는 것이다. 인체는 체표는 오장육부와 관련이 깊고 특히 얼굴부위는 혀가 장부와 관련이 깊어 외부를 살펴보면 병리의 변화를 알 수 있다.

1-1. 망진(望診)의 개요

"보는 것" 의 동의어는 여러 가지가 있다. 관찰, 주시, 응시. 알아차림, 인식, 시각화 등 그러나 어느 것도 정확하게 망진을 표현 하지는 못한다. 가장 가까운 것은 [보인다]라는 것이지만 이것은 정확한 내용을 나타내는 표현은 아니다. 이는 일반적으로　보통 사람을 눈으로 본다고 생각하지만 여기서 말하는 것은 자신 전체가 눈인 것처럼 다른 사람을 관찰한다는 것이다.

너무 가까이 관찰하면 망진은 실패하기 쉬우며 그 이유는 환자의 눈의 모양, 입술과 코의 색깔과 형태에 선입견을 갖게 되면 큰 그림을 놓치게 되기 때문이다. 진단 시 더욱 세부적인 것에 초점을 맞추면 더욱 중요한 것을 놓진다. 세부사항은 나중으로 미루고 우선 주체의 인생, 그 진동을 받아들이는 것이 포인트이다. 이는 주체 자신의 생명력을 받아들임으로써 주체를 친하게 알게 된다는 것과 상통하는 것이다. 이렇게 함으로써, 치유사가 자신을 열고 다른 인간을 받아들이는 첫 번째 단계를 밟게 되며 환자를 원전히 알게 되는데 방해되는 것은 없어지게 된다. 겸허와 감사하는 마음이 환자를 편안하게 하는데 필수적이고, 이것이 진단에 도움이 된다.

진단 시에는 긴장이 풀릴수록 자신의 진실 된 본성을 더 잘 나타낼 수 있는데 다른 사람이 자는 것을 본적이 있다면 이것이 사실임을 알 것이다. 자는 동안에 몸은 자연스럽게 가장 편안하고 치유적인 자세를 취한다. 자는 자세는 낮 동안 쌓였던 몸의 불균형을 풀어준다. 그러나 잠자는 것을 보는 것은 매우 안 좋은 일이기 때문에 환자가 모르도록 해야만 한다. 사실 사람들은 자신의 몸이 자신의 삶을 따라 간다는 사실을 의식하지 못한다. 따라서 그들이 걷고, 앉고, 서 있는 방식이 생각, 신체적 불편함, 적극성 또는 소극성을 표현한다. 그들이 갑자기 자신이 걷고, 앉고, 서는 방식을 의식하게 되면 그들은 자신의 인상을 변화시키려고 한다. 그러므로 환자가 치유사의 관찰을 의식하게 해서는 안 되며 의식하지 못하는 상태에서 관찰을 하는 것이 바람직한 것이다.

시술하기 전 단계를 예를 들면 처음에 피시술자에게 차를 대접하고 그 순간에 예민하게 관찰해 컵을 어떻게 받는지? 어떻게 앉는지? 어떠한 반응을 보이는지? 진찰실로 들어갈 때도 자세히 관찰한다. 이런 식으로, 의식하지 못한 상태에서 행동하는 것을 분명하게 알아볼 수 있다. 자신의 요법을 시술할 준비가 될 즈음에는 그의 상태에 관해 상당히 많은 것을 알게 되며 스스로를 열고 긴장을 풀면, 무엇을 느끼고 있는지 이미 알게 된다. 환자를 전체로서 느끼기 시작하면서 감정은 속으로부터 우러나온다는 것이다.

경우에 따라서는 피시술자를 매트 위에 눕히고 머리부터 발끝까지 기록하면서 분명한 몸의 굴곡을 관찰하여 몸의 튀어나온 부분을 보고, 비정상적으로 수축된 부분을 본다. 피시술자가 매트 위에 똑바로 눕는지 구부리고 눕는지를 본다. 등과 어깨가 부어올라 있을 수도 있고 신장부위가 수축되어 있기도 하다. 아마 몸의 한쪽이 부어오르고 다른 쪽은 수축해 있을 수도 있다. 먼저 큰 그림을 보면 어디에 문제가 있는지를 느낄 수 있으며 나의 느낌이 나를 인도하도록 한다.

망진을 할 때는, 환자를 위대한 예술작품으로 보는 예술가와 같으며 환자를 깊이 관찰하며 환자 내부의 사소한 미묘한 실마리를 인식한다. 이런 관점을 습득하려면, 자기 자신이 완전한 인격체의 인간으로서 성숙해야 한다. 인간의 훌륭한 점을 진실로 인정하려면, 자신의 의식을 고양 시켜야 하며 이것은 마치 미술이나 음악을 감상하는 법을 배우는 것과 매우 흡사하다. 미술 감상은 아는 만큼 보인다는 말이 있다. 만일 당신이 음악에 초심자라면 그 음악의 여러 훌륭한 부분을 놓칠 것이다. 그러나 음악에 정진한다면 십년 후면 당신은 존재하리라고 상상도 못했던 소리를 듣게 될 것이며 진단도 이와 마찬가지이다. 사람에 대해 더욱더 공부할수록 아는 만큼 더 볼 수 있으며, 더 많이 느끼게 되고 이에 대한 감상도 더욱 그 폭과 깊이가 점점 더 커지게 될 것이다.

1-1. 망진(望診)의 기본 요소

□ 설진(한의학)

◆ **설진(舌診)** ; 혀를 살펴보는 설진은 망진에서 가장 정확하므로 중요한 요소이다. 혀는 점막상피가 얇고 투명하며 혈액순환이 많아 비교적 인체의 내부 변화를 잘 볼 수 있는 곳이다. 설태가 엷고 희며 윤기가 있으면 위기가 왕성한 것이고 혀의 표면에 설태가 없으면 위기가 소갈되었거나 위음이 고갈 된 것이다. 설질이 붉고 윤기가 있으면 기혈이 왕성한 것이고 설질이 담백색이면 기혈이 허손 된 것이다.

⊃ **설진의 방법**

① 광선 ; 빛의 강약은 색을 살피는데 큰 영향을 줌으로 자연광선이 풍부한 곳에서 한다.

② 자세 ; 앉은 자세로 입을 크게 벌리고 혀를 자연스럽게 내어 충분하게 살필 수 있어야 한다.

③ 순서 ; 먼저 설태의 유무를 보고 두께, 색, 습윤을 살핀다. 다음 실체의 색, 반점, 두께, 부드러움과 활동정도를 혀끝에서 뿌리로 살펴본다.

④ 음식 ; 우유를 마셨거나 젖먹이는 설태가 희다. 해바라기, 콩 등 기름이 많은 것을 먹었을 경우 황백색 찌꺼기가 남아 있어 무니태 같이 보인다. 커피, 포도즙이나 철분이 포함된 것을 먹으면 설태가 흑갈색이 된다. 계란노른자위, 귤, 감 등을 먹으면 설태가 황색이 된다. 너무 차거나 뜨거운 음식, 자극성 음식을 먹으면 색이 변하며 입을 벌리고 호흡하거나 물을 마신 뒤에는 혀의 습윤 정도가 변한다.

⑤ 계절 ; 무더운 여름철에는 설태가 도텁거나 담황색을 띄고, 건조한 가을에는 설태가 엷고 마른다. 추운겨울에는 혀가 습윤하다.

⑥ 시간대 ; 아침에는 색이 선명하지 못하나 활동을 시작하면 점차 색이 붉어지고 윤기가 난다.

⑦ 나이 ; 노인은 기혈이 약히여 혀가 흔히 갈리지거나 위축된다. 어린이는 혀에 병이 많으면 흰막같은 것이 덮이거나 설태가 일어난다.

⑧ 설태 ; 혀의 습윤정도, 설태의 상태, 병의 경중을 살피기 위해 혀를 긁거나 닦기도 한다. 소독한 얇은 판으로 혀를 긁어보거나 가제로 닦아보아 쉽게 긁히거나 닦아지는가를 살피고 동시에 혀의 색이나 설태가 다시 생기는 상태를 본다. 설태가 속으로 혀가 어렴풋이 보일 성노로 얇은 박태는 위기에 의해 생성되는 정상적인 상태이나 두꺼운 후태는 위기가 습탁한 사기와 겹쳐 나타나는데 사기가 심하거나 체내에 담음, 습탁, 식체 등이 있다. 또 서태 표면이 윤택한 것이 정상이며 표면이 건조하면 열이 진액을 손상시킨 것이며 내상병에서 나타나면 음액이 허손 된 것이다.

⊃ **설색**

① 담황색 ; 혈액운행이 약해 혈액을 충분히 영양하지 못하므로 설색이 연하게 된다.

② 홍색 ; 열이 성하면 기혈이 끓어올라 혀의 혈맥이 충혈되므로 선홍색이 나타난다. 선홍색 혀에 바늘이 돋고 설태가 황색이면 실열증이고 선홍색 혀에 설태가 적거나 없고 갈라지면

허열증이다.

③ 심홍색 ; 붉은 점이 생기고 혀에 바늘이 돋으면 열이 영혈을 침범한 온병이다. 내상에 의한 병으로 혀가 심홍색이고 설태가 적거나 없으며 갈라지면 음허에 화가 심한 것이고 심홍색 혀에 설태가 적지면 윤기가 있으면 어혈이다.

④ 자색 ; 혀가 마르고 진액이 적으면 열이 성해 진액이 소모되고 기혈이 허해 진 것이다. 담자색 또는 청자색에 습윤하면 한이 응결되고 어혈이 있다.

⑤ 청색 ; 음한(陰寒)의 사기가 왕성하여 양기가 어체(瘀滯)되고 혈액이 어체 된 것이다. 혀의 가장자리가 청색이고 목이 마르나 물을 마시기 싫어하면 체내에 어혈이 있는 것이다.

⊃ 설형

① 부드러움 ; 혀가 굳으면 실증과 열증이다. 혀가 연하고 부드럽거나 치아자리가 나타나면 허증과 한증이다. 혀가 연한 것은 설태와 관계없이 허증으로 정기가 부족한 것이다.

② 크기 ; 혀가 크고 살찌면 수습(水濕)과 담음(痰飮)이 있다.

혀가 크고 붓고 심홍색이면 심과 비에 열이 있다. 혀거 크고 암자색을 띠면 알콜중독이고 혀거 크지만 부드럽고 담백색에 치아자리가 있으면 비와 신의 양이 허해 수습이 생긴 것이다.

③ 혀의 갈라짐 ; 혀가 갈라지고 담홍색이나 담백색이고 부드러우면 혈허이다. 혀가 갈리지고 심홍색에 설태가 적고 건조하면 열, 땀, 하리(下痢) 등으로 음이 손상 된 것이다.

④ 혀 바늘 ; 혀의 양쪽이 바늘이 돋이면 간과 담에 열이 있고 가운데 바늘이 돋으면 위화가 왕성한 것이며 끝에 바늘이 돋으면 심화가 왕성한 것이다.

⑤ 뻣뻣함 ; 내상에서는 중풍, 간질, 파상풍으로 혀가 굳어 민활하게 움직이지 못하고 말소리가 분명하지 않다.

⑥ 위축 ; 오랜 병으로 혀가 담백색이고 위축되면 기혈이 허한 것으로 심홍색이고 위축되면 음액이 크게 훼손 된 것이다.

⑦ 이상한 놀림 ; 혀를 내밀고 입술을 핥거나 이상하게 움직이면 심과 비에 열이 있거나 열성병에서 열독이 심을 침범한 것이다.

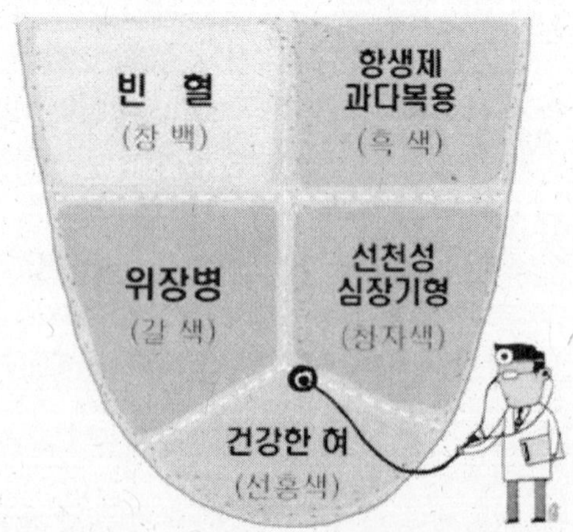

건강한 혀는 선홍색을 띠며 촉촉한 느낌이 들고, 긴장상태가 아닌 부드러운 모습이다.

◈ **얼굴색 ;**

얼굴의 색과 광택을 관찰하면 장부, 기혈의 성쇠와 사기가 침범한 부위 등을 알 수 있다. 청색은 간, 적색은 신, 황색은 비, 백색은 폐, 흑색은 신과 관련이 있다. 5색이 맑고 윤기가 있는 경우 질병이 있어도 장부의 정기가 쇠하지 않고 위기가 얼굴 부위를 영양하고 있으므로 예후가 좋으나 반대로 그렇지 않은 경우는 예후가 좋지 않다.

① 청색 ; 한증, 통증, 어혈, 경풍 등이다. 병색은 얼굴, 입술, 피부, 손발톱에 나타난다.

㉠ 한증(寒症)일 때는 한(寒)이 응결되어 기가 순통되지 못하므로 청흑색이 나타나며, 양허일 때는 청색이 엷고 광택이 없다.

㉡ 통증일 때는 낙맥이 어체되어 통하지 않아 동통이 생기며 얼굴에 청백색이나 청흑색이 나타난다.

㉢ 어혈 일 때는 기혈이 어체(瘀滯)되고 맥관이 막혀 기혈이 정상적으로 운행되지 못해 피부에 청자색이 나타난다.

㉣ 경풍은 소아에게 급작스럽게 경련을 일으키는 질환인데 기혈이 제대로 운행되지 못해 근맥이 오그라들며 콧등, 눈Tqj 사이에 청색이 나타난다.

② 적색 ; 열증, 심하면 실열, 가벼우면 허열이다. 병색은 흔희 얼굴, 입술, 혀, 피부, 눈에 나타난다.

㉠ 실열증일 때는 혈이 열을 받아 혈맥이 충만되므로 얼굴, 눈, 입술, 혀가 붉어진다.

㉡ 허열증 일 때는 음이 허해 허열이 왕성해 뺨 주위가 오후시간에 붉어진다.

㉢ 진한가열(眞寒假熱) ; 오랜 병을 앓거나 중병일 때 얼굴이 붉고 윤기가 있으며 희색이 겹칠 때에는 허양이 손실되어 나타난다.

③ 황색 ; 히증, 습증, 황달이 있다. 병색은 흔히 얼굴 피부, 눈(흰자위)에 나타난다. 비기(脾氣)가 허할 때는 수습이 운행되지 못해 피부에 넘치면 온몸의 피부가 노랗게 되고 영양상태가 나빠지고 얼굴과 다리가 부어오르고 나른해지는 황반(黃斑)이 된다. 황달 일 때는 간과 담이 사기의 침입을 받아 담즙이 정상으로 순행되지 못하므로 온몸의 피부와 눈, 오줌이 누렇게 된다.

④ 백색 ; 허증, 한증, 탈혈, 탈기가 있다. 병증은 흔히 얼굴, 입술, 손발톱, 눈가에 나타난다. 기허일 때는 추동력이 약해 기혈이 피부를 영양하지 못하므로 백색이 나타난다. 혈허 일 때는 기혈이 충만하지 못하므로 윤기가 없고 담백색이 나타난다.

⑤ 흑색 ; 신허, 한증, 통증, 수음, 어혈이 있다. 병색은 흔히 얼굴, 입술, 눈 주위에 나타난다. 신(腎)은 수(水)와 화(火)가 함께 있는 장부로 신의 음허는 색이 검고 피부가 마르고 신의 양허는 색이 매우 검고 광택이 없다. 신의 양허로 수액을 수송하고 배설하지 못하면 수기가 위로 치올라 눈주위에 검은 색이 나타난다. 어혈 일 때는 기혈이 어체되고 사기가 혈맥을 막아 통하지 못하므로 동통이 생기며 검은 색아 진하게 나타난다.

❏ 안색(顔色)

✓ 붉은 얼굴

얼굴색이 붉어지는 것은 심장에 열이 있을 때 나타나는 현상이다.

가슴이 두근거리고 불안감이 늘어 항상 초조하며 건망증이 나타난다.

✓ 창백한 얼굴

얼굴이 창백하고 호흡기계 질환이 나타나기 쉽다. 그러므로 얼굴색이 창백하고 흰 사람은
환경에 대한 적응성이 떨어져 재채기나 기침을 잘하고 감기, 비염 증상이 잘 생기게 된다.

✓ 검은 얼굴

얼굴색이 검은 사람은 신장병을 조심해야 한다. 특히 관절이 허약하면 관절과 뼛골이 잘 아
프며 피곤 할 때 입에서 냄새도 많이 난다.

✓ 노란(누런) 얼굴

얼굴이 노란(누런)색일 때 비장이 나쁘면 헛배가 자주 부르고 음식을 잘 소화시키지 못하며,
몸이 무겁다. 또한 사지에 힘이 없고 자꾸만 눕고 싶고 뼈마디가 아프다.

✓ 푸른 얼굴

얼굴이 푸른 사람은 간장이 나빠 화를 잘 내며 두통이 심하고 코끝이 푸르며 간이 비장을
침범하고 있는 상태를 표시한다.

◈ 입술의 상태로 건강을 체크하는 법

입술 색깔이 지나치게 붉은 색을 띠는 경우;

열이 심해서 혈액이 넘칠 때 나타나는 증상으로 생지황을 차처럼 끓여 마시면 좋다.

입술이 창백한 경우;

피가 부족할 때 나타나는 증상으로 당귀차를 물처럼 수시로 마시면 좋다.

입술이 푸르스름하게 청자색인 경우;

몸의 기가 허약하거나 어혈이 생긴 경우이다. 이때는 홍화잎을 차로 끓여 마시면 좋다.

입술주변에 뽀로지가 날 경우;

이는 자궁이나 방광 쪽에 이상이 생겼다는 신호이다. 이때는 천궁차를 마시면 좋다.

입술 주위에 물집이 생긴 경우;

비장이 약해지면 면역력이 약해지기 때문에 이 같은 현상이 나타난다. 인삼차 혹은 황기차
를 마시면 좋다.

입술이 잘 트거나 갈라지는 경우;

위장이 열을 받던가 신경을 많이 쓸 경우, 스트레스를 받는 경우 입술이 트고 갈라지는데

이때 백출나무 뿌리를 차처럼 끓여 먹으면 좋다.

입술이 마르는 경우;

비장의 진액 손상으로 간의 기능이 좋지 않을 때 나타나는 증상이다. 맥문동이나 박향을 차처럼 마시면 좋다.

입술이 자주 헐 경우는 비위에 열이 많기 때문에 나타나는 증상이다. 이때는 연교, 대황, 산약 등을 복용하면 좋다.

❑ 손가락과 손톱

◆ **손가락과 손톱으로 건강을 체크하는 법**

엄지손가락

① 곧추세워 손등 쪽으로 구부렸을 때 엄지손가락이 뒤로 많이 젖혀질 경우 기력이 좋다.

② 엄지손가락이 뭉뚱하면 두통이나 뇌질환이 있고, 가늘면 신경질환이나 소화질환이 많다.

둘째손가락

① 손가락이 길고 뾰족하면 우울증이 있어 소화기가 약하고 정력이 약하다.

② 손끝이 네모나면 신경통이나 담석에 걸리기 쉽다.

셋째손가락

형태나 색깔에 이상이 있으면 심장순환기 계통이 약하다.

넷째손가락

울퉁불퉁하고 짧으면 신경계 질환이 잘 온다.

새끼손가락

짧거나 휘어있으년 산병치례가 많고 생식기능이 약해 정력쇠퇴나 월경불순 또는 불감증 불임증이 올 수 있나.

◆ **손가락으로 건강 체크하는 법**

① 손끝이 주걱모양이면 심장순환기가 약하고 손끝이 원추형이면, 흉부질환에 걸리기 쉽다.

② 손끝이 가늘고 길면 근육통이나 위장질환, 우울증에 잘 걸린다.

③ 손가락 안쪽 마디에 빨간빛이 돌면 열성질환이 생길 징조이다.

④ 손가락에 푸른빛이 돌면 신경이 약하고 숙변이 있다는 증거이다.

⑤ 손가락에 검은빛이 돌거나 세로금이 생기면 큰 병이 생긴다.

◆ **손톱으로 건강 체크하는 법**

① 손톱에 초생달이 적을 때는 몸 상태가 나쁘다.

② 손톱이 청자색이면 심장의 이상 신호를 의미한다.

③ 손톱이 하얀색이면 신장병, 당뇨병 이상 증세를 의심해야 한다.

④ 손톱의 세로 주름은 동맥경화가 진행 중임을 표시한다.

⑤ 손톱이 갈라지면 빈혈 혹은 화학 세제가 그 원인이다.

❑ 눈동자

◈ 눈동자로 건강을 알아보는 법

① 피로하면 쉽게 눈이 충혈되거나 통증이 심해지는데 이는 간장에 열이 쌓이기 때문이며, 눈에 염증이 자주 생기는 경우 간장과 비장에 열이 누적되어 있기 때문이다.

② 눈 안쪽이나 바깥쪽에 노한 살기를 띠는 것은 비장에 습열이 있기 때문이다.

③ 눈의 흰자가 노란색을 띠면 일단 황달을 의심해야 한다.

④ 눈이 들어간 듯 보이는 경우 후천적인 원인으로 진액과 음혈이 손상되었기 때문이다.

⑤ 눈두덩이가 유달리 잘 붓는 경우 비장에 나쁜 기운이 울체되어있기 때문이다.

⑥ 눈빛이 유달리 강한 사람은 간장의 기능이 지나치게 왕성하다. 지나친 간장은 풍을 유발하거나 비장의 기능을 저해한다.

⑦ 눈빛이 어둡고 깊어 보이면 체내양기가 부족하므로 양기를 보충해야 한다.

1-2. 몸의 형체 및 동태의 망진(望診)

① 머리 ; 혈맥은 얼굴에 집중되어 있으므로 심의 건강 여부는 얼굴에 나타난다. 안면과 모발을 살펴 심(心), 신(腎), 기혈의 성쇠를 알 수 있다. 어린아이가 머리가 크거나 작으면 신정부족 또는 담음을 수반한다. 너무 작은 경우 뇌발육부전이나 선천성 기형이다.

② 얼굴의 수종 ; 수종은 갑자기 생기고 눈이나 얼굴 부위가 먼저 붓는 양수는 천천히 생기고 하지, 허리부위가 먼저 붓고 뒤에 얼굴이 붓는 것은 음수가 있다. 눈을 뜰 수 없을 정도로 심하게 부은 것은 폐와 위에 침범한 독이나 화가 위로 올라 생기는 항아리 손님(大頭瘟)일 때 나타난다. ③ 입과 눈 ; 입과 눈이 삐뚤어지고 입을 다물 수 없으며 음식을 먹고 말하는 기능이 정상이지 못하면 풍사가 낙맥을 침범하여 낙맥이 허하고 풍담이 막힌 것이다.

④ 목 ; 목 앞에 멍울이 작게 생긴 것은 나(癩), 큰 것은 력(歷)이라 하는데 연주창이라고도

한다. 이것은 폐와 신의 음이 허하여 진액이 마르거나 간기의 울혈로 화가 성하여 담이 생기거나 풍, 화의 전염성 독을 받아 기혈이 목 부위에 정기가 허해 일어난다.

⑤ 눈과 장부 ; 눈의 내자와 외자의 혈맥은 심과 연결되므로 혈륜이라고 한다. 심이 혈을 주관하므로 혈과 정은 이붐ㄴ의 혈맥에 나타난다. 피모의 정은 흰 눈동자에 나타나며 흰 눈동자는 폐와 연관되므로 기륜이라고 한다. 신은 뼈를 주관하고 골수를 생성하므로 뼈의 정은 동공에 나타난다. 비는 기육을 주관하므로 기육의 정은 눈꺼플에 나타난다.

⑥ 눈과 정신 ; 눈의 흰자위가 탁하고 검은 눈동자가 흐리며 광택이 없고 눈곱과 눈물도 없으며 물체를 똑똑히 볼 수 없으면 눈에 정과 신이 빠져있는 상태이므로 병이 낫기 힘들다.

⑦ 눈의 색 ; 흰자위가 노랗게 된 경우 황달로 습열이 증발되고 담즙이 넘쳐 생긴다. 내자가 담백색인 경우 혈이 허하여 영양을 받지 못한 상태이며 결막이 담백한 것은 기혈양허가 많다. 눈 주변이 거무스럼 한 경우 신허(腎虛) 또는 어혈이 있다. 눈이 움푹 패인 경우 설사병 등 진액이 소모된 상태나 기혈이 부족한 상태이다. 두 눈이 위로 몰리거나 사시가 나타 날 경우 간에 풍이 동하면 눈에 변화가 일어나 이런 현상이 나타난다.

> **⊃ 안색과 질병의 징후**
> - 얼굴이 지나치게 붉어지고 땀이 나며 눈에 광채가 띄는 것은 발열의 징후로 뇌충혈, 일사병, 열성병 등에서 볼 수 있고 적혈구 과다증일 때는 얼굴이 암적색이 된다.
> - 빈혈이 있을 때는 창백해지고 빈혈이 없이 혈류상태에 따라 창백해지는 것은 결핵, 신장성 고혈압증 등이며 급성의 심한 창백은 허탈의 증후로 내출혈을 의심 할 수 있다.
> - 창백하고 투명 할 때는 부종을 의심하게 되고 안면이 황색일 때는 황달을 의심해야 한다.

2. 시진 ❈ ❈ ❈

서양의학의 시진법은 망진과 같이 눈으로 환자의 외관상 병적변화를 관찰하여 정신적, 신체적 상태의 이상 유무를 조사하는 것이다. 먼저 전신 상태를 살피고 나서 국소 부위를 관찰하도록 한다. 시진은 단순히 눈으로 보는 것과 반사경이나 기타 기구를 이용하여 안저, 비강, 인후, 후두, 내장 등의 상태를 살핀다.

2-1. 피부

피부와 점막에서 색조, 발진, 부종, 자반, 건조도 및 상처의 흔적 등을 살핀다. 한 개의 발진을 가지고도 진단을 할 수 있듯이 피부나 점막은 내재하는 질병이 잘 반영되며 신중하게 판단하면 진단의 중요한 기초가 된다.

피부의 이상건조는 탈수증상의 중요징후로 당뇨병, 요붕증, 구토 설사 등 일 때 나타난다. 열성질환의 해열기에 땀이 나고 또 자율신경이 흥분하거나 불안정 할 때도 땀이 나는데 이는 바세도우병의 특징이다. 특히 도한은 결핵의 대표적인 증상이며 흉통이나 복통과 같이 발생하는 지한은 중독한 병변으로 심근경색, 위장천공, 복강내 출혈 및 장간막 동맥혈전 등으로 구급처치를 요한다.

① 피부의 창백 ; 지속적으로 창백한 경우 빈혈, 위황병, 백혈병 등을 생각 할 수 있다. 빈혈은 철 결핍성, 재생불량성 빈혈처럼 조혈 장기의 이상에 나타나는 본태성과 소화관 출혈, 악성종양, 기생추으 자궁근종, 폐결핵, 대출혈 등시에 발생하는 2차성 빈혈이 있다. 또 복강내 출혈이나 장관내 출혈 등 급속하게 진행되는 빈혈, 쇼크나 뇌빈혈증 일 때 혈류가 감소되어 안면이 창백한 경우도 있는데 안검이나 구개부 점막을 살펴보는 것이 비교적 정확하다.

② 청색증(Cyanosys) ; 구순이나 조갑부에 정상적인 붉은 기가 없어지고 암자색으로 변하는데 심장의 대상 기능부전 상태가 되어 혈액순환이 완만하거나 급성심장쇠약에 의해 정맥 울혈이 생겼을 경우, 또는 복부 이사팽만이나, 진행된 폐질환, 동맥류 등으로 가스대상장애가 있어 산소가 결핍되도 탄산가스가 축적되어 발생한다.

③ 피부의 황색 ; 주로 담즙 색소에 의해 누렇게 되는 것은 황달이다. 간이나 담도 질환, 적혈구 붕괴, 전염성질환 및 중독 등일 때 나타난다.

④ 피부의 청동색 ; 에디슨(Addison)병 일 때는 부신 기능장애로 멜라닌 색소가 증가되어 피부가 청동색이 되고 구강 점막에 흑갈색 반점이 나타난다.

⑤ 기타 ; 혈색소증이라는 대사이상 질환이 있을 때 멜라닌이나 철의 침착에 의해 피부가 더러운 흑갈색을 나타내게 된다.

2-1. 발진

질병에 따라 특징있는 발진이 생기므로 신중하게 관찰해서 감별하면 감별진단에 큰 도움이 될 수 있다.

① 담마진 ; 소양감이 나타나는 발진으로 경계가 선명하고 피부가 치즈상으로 융기되므로 수종처럼 보인다. 특히 혈관의 특과성이 항진되어 혈장이 피하조직내에 저류되어 생기는 것이며 혈관이 압박을 받아 약간 창백하게 보이는 경우가 많다. 고등어, 게 등을 먹을 경우 나타나고 차가운 공기를 쬐면 발생하는 것도 있으나 원인이 불확실한 경우도 많다.

② 대상포진 ; 수포성질환으로 신경의 주행로를 따라 대상으로 나타난다. 삼차신경통이나 늑간신경통일 때 주로 발생한다.

③ 약진 ; 약물의 과용으로 인한 약진이 흔하며 원인 확실하지 않은 경우 약진을 생각하게 된다. 약물사용 유무에 대해 문진을 해야 한다.

④ 전염성 질환의 발진 ; 홍역일 때는 경계가 불규칙하고 크기도 좁쌀에서 팥알정도 황자홍색의 발진이 안면에서부터 발생하고 , 성홍열일 때는 선홍색의 미세한 소반점이 주로 경부에서 시작하여 전신에 마비성으로 퍼져 빨갛게 된다. 장티프스는 대개 흉부에 산발적으로 소홍반이 생기는 것이 특징이다. 기타 수두, 풍진, 패혈증 등도 발진이 생긴다.

⑤ 특수한 발진 ; 홍반증일 때 접형홍반이 코를 중심으로 뺨에 생기고 수장홍반과 지주상 혈관종은 간경변증일 때 경부와 전흉부에 생긴다.

2-3. 부종

부종은 조직액이 세포나 조직 간극에 다량으로 축적되는 상태로써 심장질환, 신장질환, 영양장애, 갑상선 기능장애 일 때 발생한다. 부종이 발생한 피부는 종창하여 긴장되고 일종의 광택이 나며 온도는 내려가고 창백해지는데 그 부위를 압박하면 압흔이 생긴다.

① 심장성 부종 ; 대상 기능을 상실한 심장질환일 때 발생하며 먼저 하방에 생긴다. 차음엔 하지, 족부에 발생하며 전신에 퍼져 말기에는 안면에 나타나는데 호흡 곤란과 청색증이 수반된다.

② 신장성 부종 ; 신장기능 장애일 때 발생하는 부종으로 피하조직에 생기며 주로 안면, 상안검부에서 시작하여 전신에 퍼진다. 단백뇨를 수반하는 말기에는 심장성 부종이 합병된 것과 같이 보이므로 양자의 감별이 곤란해 진다.

③ 영양 장애성 부종 ; 영양실조나 악액질 일 때 발생하는 부종으로 초기에는 상안검 등에 생긴다. 각기 일 경우 종종 하지에 발생하고 과로 임신 등일 때 일과성으로 부종이 생긴다.

④ 갑상선 기능장애성 부종 ; 갑상선 이상으로 발생하는 부종으로 점액수종이라고 한다. 피부는 쌀가루를 재어 놓은 것 같이 특이한 상태가 되고 지압을 해도 압흔이 생기지 않고 건조하다.

2-3. 눈

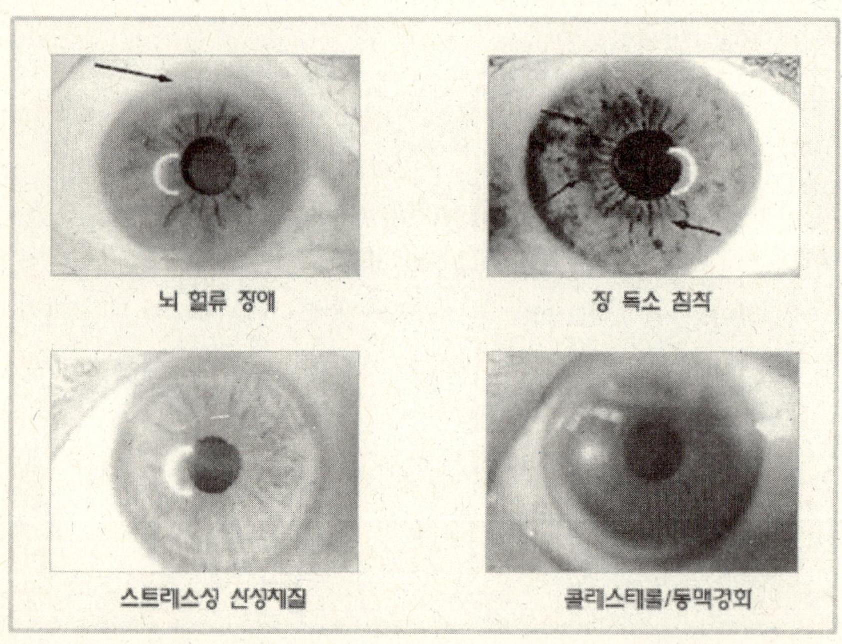

① 안검의 이상 ; 신장성부종은 초기부터 안검부에 발생하므로 신장염 조기진단에 도움이 된다. 상안검거근을 지배하는 동안신경의 마비는 뇌염, 뇌종양, 지주막하 출혈 등일 때 볼 수 있다. 중증 근무력증은 양쪽 안검이 하수되며 이 경우 안륜근, 경근, 설근까지 침해받고 반복적인 운동으로 인해 증상이 악화된다.

② 안렬이상 ; 안면신경이 마비되면 안륜근이 마비되므로 눈을 잘 감을 수 없고 이로 인해 결막염이나 유루 이상이 발생한다. 바세도우씨병은 안구돌출, 시축 상호부전,

순목횟수 감소 및 안구를 하방으로 온동 시에 흰공박이 보이는데 이는 교감신경의 항진에 기인한다.

③ 결막과 각막 ; 안검 결막에서는 빈혈의 유무를, 안구결막에서는 활달의 유무를 자세히 볼 필요가 있다. 출혈이 심할 때는 베체트병, 교원병, 결핵 등 국소적인 증상으로 발생하는 각막염이나 홍채염, 공막염의 가능성이 있다.

④ 동공 ; 동공은 눈으로 들어가는 빛의 양, 복주조절의 유무에 따라 반사적으로 크기가 달라진다. 동공이 산대되는 경우 쇼크, 바세도우병, 아드레날린 약물의 점안 등이고 축소되는 경우 몰핀중독, 신경매독 등이며 동공의 좌우차가 심한 경우 동안신경마비, 한 쪽 뇌의 기질적 병변(출혈, 종양)이 존재 할 때이다. 동공의 모양이 변하는 경우 홍재염, 매독이나 혈관장애에 기인한 중추신경질환에서 나타난다.

⑤ 안저 ; 유부 변화의 일종인 유두부종은 뇌종양이나 뇌농양으로 인해 두개내압이 항진되거나 중증고혈압일 때 생긴다. 망막의 변화는 세동맥의 경화와 협세, 동정맥관에 나타나는 교차감소, 백반 맞 출혈 등일 때 일어난다. 안저소견은 당뇨병, 백혈병, 교운병, 다발성경화증 등을 진단하고 예후를 추정하는데 중요한 자료가 된다.

2-4. 경부

경부의 자세, 피부, 혈관, 림프절 및 갑상선 등의 이상유무에 대해서 관찰하는데 시진과 함께 촉진을 겸하는 것이 필요하다. 우선 전면에서 피부의 이상, 감상선의 종대, 정맥확장의 유무 등을 살피고 이어 측경부와 항부를 조사한다. 경부의 부정한 반흔은 림프절염(나릭)에 의한 것이 많으미 크게 종대 된 깃은 피부 상에서 알 수 있다. 결핵성은 대소의 림프설이 염주알 처럼 언결되어 있으며 측경부에 발생하는 깃은 안면을 반대쪽으로 향하면 더 뚜렷하다. 갑상선은 건강한 사람에게서는 만져지지 않는다, 그러나 갑상선종은 머리를 약간 젖히고 연하운동을 하면 갑상언괄괴 공동운동히는 종류가 인정되는데 림프절의 종류와 구별되며 가볍게 촉진하면서 연하운동을 하면 그 종류가 보다 명확해 진다.

2-5. 흉부

흉부에서는 피부의 영양 상태, 흉부의 변형, 흉곽의 운동 상태, 유방 및 척주에 대해 살핀다. 암 등 악성종양으로 악액질 상태가 된 환자는 피부의 건조, 위축되고 늑간

강이 깊게 함몰되며 중증인 경우 하면에 부종도 생긴다.

① 흉부의 변형 ; 흉부의 변형은 누두흉(중앙이 와함된 상태), 하소형(흉골 최하단이나 검상돌기가 와함) 주상흉(흉골이 거의 전부 와함된 변형으로 척수에 공동이 생긴 경우이다.) 구흉(흉골이 돌출된 상태로 구루병일 때 나타난다), 마비흉(흉부가 편평, 협소, 세소해진 것으로 선천성 무력증의 징후이며 결핵에 걸리기 쉽다) 기종흉(둥근 땀 모양이 되며 폐기종이나 천식에 걸리기 쉽다) 이사장흉(상부가 팽융되고 하부가 협소해진 상태로 내장하수가 되기 쉽다) 등이 있다.

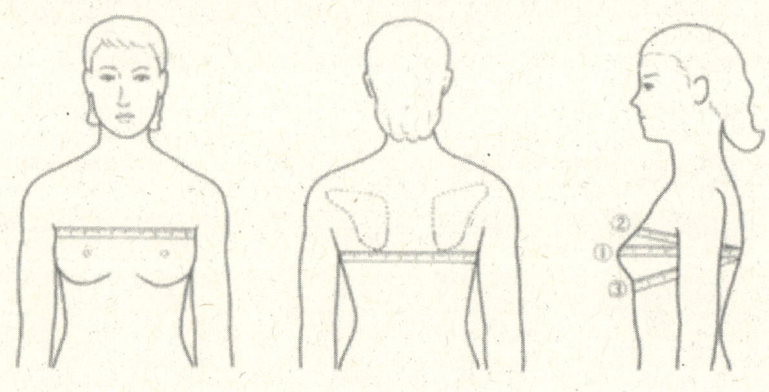

흉위의 측정

② 흉곽의 운동 ; 확대 시 양측성이면 폐기종이나 천식시 나타나며, 흉막강내의 삼출액 저류, 심한 기흉, 드물게 종격 종양 시 볼 수 있고, 흉곽의 축소는 대개 선천성 무력성 체질자에게 나타나며 결핵을 조심하여야 한다. 편측성 축소는 흉막염 후의 위축, 폐결핵 치유시 나타나는데 폐렴 후의 조직화 육질화, 암종, 매독에 의해 넓은 부분이 무기폐가 될 때 발생한다.

③ 유방 ; 유방에 변형이나 유두 위치의 이상은 유방암을 의심해야 한다. 유방의 종대, 착색, 압통 등을 특징으로 하는 여성은 간경변증 환자에게서 볼 수 있는데 이는 간 장에서 여성호르몬의 불활성화가 장애받기 때문으로 생각된다.

Chapter 02

05

절진과 촉진

---

1. 절진(切診) ❊ ❊ ❊

절진은 크게 체표의 특정부위를 만져보고 눌러보아 경결이나 함하, 통증여부, 한열 등을 찾아 병인을 진단하는 안진과 맥박이 뛰는 것을 통하여 내부의 병리를 파악하는 맥진이 있다. 절진의 글자 그대로의 의미는 만져서 진단하는 것이지만 속뜻은 더욱 추상적이다. 절진은 사람의 핵심을 접촉하고 내적 존재를 만지는 것이다. 절진은 " 핵심을 뚫고 들어간다." 또는 "손을 칼처럼 사용한다." 는 면도 있다. 이것은 다른 사람의 개성 또는 신체의 바깥쪽을 뚫고 들어가서 내부 깊숙한 내적 본성이나 영혼을 만진다는 뜻이다.

악수하는 것은 절진의 한 예다. 악수 할 때마다, 그의 특성을 느끼고, 내적 본성을 느끼고, 우리 자신의 본성과 교감하도록 노력한다. 악수를 할 때 미묘하지만 심오한 정보의 교환이 생기며 이것이 절진이다. 지압 등 수기요법을 시술할 때 환자에게로 깊이 들어가서 모든 근육과 뼈를 검사하고 모든 저항과 특성의 뉘앙스까지 느끼게 되며 에너지는 인간 생명의 깊은 곳까지 가는 듯 하게 된다. 환자를 나의 손, 나 자신 전체, 나의 영혼으로 검색하고 나는 환자를 모든 면에서 육체적, 감정적, 심리적, 그리고 정신적으로 이해하려고 한다는 태도가 필요하다.

1-1. 안진(按診)

① 배유, 추체진단 ; 인체의 배부는 독맥과 방광경의 지나고 신경해부생리학적으로 몸 전체에 관련되어 있다. 추체의 변화를 살피는 일은 몸 전체의 균형 상태를 파악하는

일이다. 경항부와 흉추가 만나는 부위 즉 견갑골, 상단 추체부위는 폐, 견갑골 중하단 부위는 심장, 흉추의 융기부위(7,8,9,10흉추)는 간담(운동), 흉추하단 부위(흉추10,11,12,요추)는 비위(소화흡수), 요추 부위는 신장(비뇨), 선골 하단 부위는 소장, 생식기가 있는 곳으로 이 부위의 추체나 색태의 변화, 압통, 경결, 함하 등은 관련 기관의 이상과 연관되어 있다.

* 요추의 문제는 견갑, 경추의 문제와 관련된다. 요추는 상지, 흉추는 운동성과 관련이 깊다.
* 방광경을 긁어주거나 비벼주면 특정부위가 붉게 변화를 일으킨다. 반응을 보이는 부분은 관련 장부에 문제를 가지고 있으므로 그 부위의 병칭을 아는 것만으로도 진단이 가능하다.

② 경락진단 ; 경락은 병증이 있는 부위를 지나는 경락을 진단하고 병증이 나타나는 경락과 관계된 다른 경락을 진단한다. 진단 부위의 혈을 누를 때 압통이나, 경결, 하함 등이 있는지 살펴본다. 경락진단에 쓰이는 혈은 사지 말단에 있다.

③ 팔맥복진 ; 독맥의 이상은 하복부 정중선 기해혈과 음교할 부위, 12 늑골과 장골능 사이의 부위는 양교맥, 복부의 늑골 하연(양측 계륵부)은 양유맥, 서혜부 상단은 대맥, 관원 석문 부위는 임맥, 천추혈 부위 심부의 경결은 음교맥, 대회혈과 심와부는 음유맥, 황유혈은 충맥, 천추혈 부위의 반응은 대장, 우하복부 매장부위는 위이다.

④ 복부진단 ; 흉복부 진단은 모혈을 중심으로 진단하며 압통이 나타나는 모혈(募穴)에 병사가 침입해 있다. 모(募)는 원래 사기가 모인다는 의미이다. 모혈이 자나는 피부를 살피면 함하되거나 부어 있는 경우가 있으므로 이를 살펴보아야 한다.

* 명치하단 부위는 심장, 명치와 배꼽의 중간 부위는 위, 늑골 아래 부위(계륵부)는 간, 배꼽 좌우는 신장, 대장, 비장, 배꼽 아래는 자궁, 소장, 배꼽 아래쪽 좌우부위는 난소, 치골 부위는 자궁 방광, 가슴상단 어깨 쪽 부위는 폐, 유두 중간 부위는 심포 등을 살필 때 사용한다. 유혈은 주로 음장부에, 모혈은 양장부에 병을 관찰하거나 치료 할 때 주로 쓰인다.

脈法 맥법

① 『내경』에, "척(尺)이 껄끄럽고 맥이 활(滑)하면 땀이 많이 난다"고 하였고, 석(釋)에, "척부(尺膚)가 껄끄럽고 척맥이 활(滑)한 것이다"라 하였다. 이것은 자한이 많이 나서 혈이 마르고 진액이 빠진 것이다.

② 맥이 대(大)・허(虛)하거나 부(浮)・유(濡)할 때는 땀이 난다. 『정전』

③ 『맥결』에, "땀이 날 때의 맥은 부(浮)・허(虛)하거나 삽(澁)하거나 유(濡)하다. 만약 연(軟)・산(散)・홍(洪)・대(大)하면 갈증으로 물을 한없이 마신다."고 하였다.

④ 땀이 날 때의 맥은 부(浮)・허(虛)하거나 삽(澁)하거나 유(濡)하다. 자한은 촌맥에 나타나고 도한은 척맥에 나타난다. 『회춘』

⑤ 『맥경』에, "정상적인 남자가 맥이 허약미세(虛弱微細)할 때는 도한(盜汗)이 잘 난다"고 하였다.

⑥ 촌구맥이 미(微)하고 척맥이 긴(緊)한 것은 허손으로 땀을 많이 흘려서 그러한 것이다. 음은 항상 있으나 양은 끊어져 나타나지 않는 덕을 알수 있다. 『중경』

⑦ 상한에 맥이 부지(浮遲)하고 얼굴에 열이 나고 붉으며 덜덜 떨 때는 땀을 내어 풀어야 한다. 맥이 지(遲)한 것은 양기가 없는 것인데 땀을 내지 말아야 한다. 땀을 내면 몸이 반드시 가렵다. 『중경』

1-2. 맥진(脈診)

시장은 혈맥을 주관하므로 심장박농이 혈액을 혈관으로 추동하여 맥박이 형성된다. 심장 막동과 혈액의 순환은 종기의 추동으로 이루어지므로 종기를 주관하는 폐의 기능으로 혈액이 온몸에 퍼질 수 있다.

비와 위는 혈을 생성하는 원천이며, 비는 혈을 통솔하고 간은 혈을 저장하고 소통, 발산시키는 기능으로 혈량을 조절하며, 신은 정을 저장하고 정은 혈을 생성하므로 맥을 통하여 혈량과 혈을 추동히는 종기의 성쇠를 알 수 있다.

① 촌구 ; 촌구는 양쪽 손목의 요골 부위 옆에 뛰는 동맥을 가리킨다. 촌구는 수태음폐경의 동맥이며 폐경의 기혈이 모이는 곳이다. 오장육부, 12경맥의 기혈운행은 폐에서 시작되고 모든 맥은 폐로 모이므로 오장육부, 12경맥의 기혈운행은 폐에서 시작

되고 모든 맥은 폐로 모이므로 오장육부의 병리 변화를 촌구맥에서 알 수 있다

② 맥진에 의한 팔강변증 : 질병부위, 성질과 사기의 성쇠를 판단하고 질병의 경과와 예후를 판단한다. 오랜 병에서 맥이 완화되면 위기가 점차 회복되고 병이 호전되는 징조이고, 크게 뛰는 홍맥이 나타나면 사기가 성하고 정기가 쇠퇴한 위급한 징후이다. 외감열병에서 맥이 완화되고 열이 내려가면 병이 낫는 것이고, 맥이 빠르고 열이 나며 팔다리를 가만 두지 못하면 병이 발산되는 것이다.

(ㄱ) 표리 ; 병 부위가 체표에 있으면 부맥이고, 병 부위가 체내에 있으면 침맥이다.

(ㄴ) 음양과 한열 ; 음증, 한증은 지맥이고 양 · 열증은 삭맥이다.

(ㄷ) 허실 ; 맥이 약하고 힘이 없으면 정기가 부족한 허증이고, 맥이 실하고 힘이 있으면 사기가 허한 실증이다.

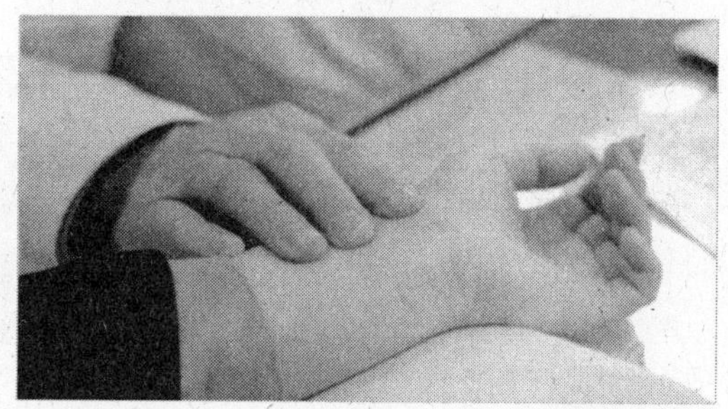

맥진(脈診)

□ 진맥(맥에 따른 병증)

'진맥' 문에서는 주로 맥에 따른 병증을 다룬다. 즉 어떤 맥이 나타날 때에는 어떤 병을 의심하고, 어떤 맥이 나타날 때에는 죽음을 의심한다는 내용을 말한다.

1. 맥이위기위본(脈以胃氣爲本)
➲ 위기(胃氣)는 중기(中氣)이므로 크지도 작지도 않으며, 길지도 짧지도 않으며, 위아래에 편중되어 있지 않으며, 부드럽거나 까칠하지도 않아서 손에 닿는 느낌이 무엇이라고 말할 수 없이 잘 조화된 것을 위기라고 한다. 사람에게는 음식물이 기본이므로 음식을 먹지 못하면 죽는데 위기가 없어도 죽는다. 위기가 없다는 것은 진장맥(眞臟脈)만 나타나서 위기를 볼 수 없다는 것이다.

2. 진장맥(眞臟脈)

다른 장부의 맥이 섞여 나타나지 않는 것을 진장맥이라고 한다.

➔ 오장(五臟)은 모두 위(胃)에서 기를 받는다. 그러므로 위가 오장의 기본이 된다. 오장의 기가 제 힘만으로는 수태음경의 촌구(寸口)부위까지 가지 못한다. 반드시 위기(胃氣)의 도움을 받아야 수태음경의 촌구부위까지 간다. 그러나 오장의 기운도 각기 자기가 왕성할 때는 자기 힘으로 수태음경의 촌구부위까지 간다. 사기가 왕성하다는 것은 정기(精氣)가 쇠약하기 때문이고, 병이 심해지는 것은 위기가 다른 장기의 기운과 같이 수태음경의 촌구부위까지 가지 못하고 진장맥만 단독으로 나타나는 것이다. 진장맥이 단독으로 나타나는 것은 병이 장기를 이긴 것이기 때문에 죽을 수도 있다.

3. 노소남녀이맥(老少男女異脈)

➔ 노인의 맥은 양(陽)이 약하고 음(陰)이 강한 것이 좋은 것이고, 음이 약하고 양이 강한 것이 좋지 않은 것이다. 여기에서 말하는 음과 양은 바로 왼쪽과 오른쪽을 말하는 것이다.

➔ 어린이의 맥은 한번 숨쉬는 동안에 여섯 번에서 일곱 번 뛰는 것은 정상적인 것이고, 여덟 번에서 아홉 번 뛰는 것은 열증[熱]이며, 네다섯 번 뛰는 것은 한증[寒]이다.

➔ 남자는 양기(陽氣)를 많이 받기 때문에 왼쪽 맥이 성하고 여자는 음기(陰氣)를 많이 받기 때문에 오른쪽 맥이 성하다. 남자는 왼쪽 척부에 정부(精府)가 나타나고 여자는 오른쪽 척부에 충맥[血海]가 나타난다.

4. 비수장단이맥(肥瘦長短異脈)

➔ 살이 찐 사람은 살이 두꺼우므로 맥이 침(沈)하면서 결(結)해야 하고, 여윈 사람은 맥이 부(浮)하면서 장(長)해야 한다.

키가 작으면 맥이 단(短)해야 하고, 키가 크면 맥이 장(長)해야 하는데 이와 반대로 나타나는 것은 나쁘다.

【十怪脉】

[釜沸]脉在皮肉有出無入如湯涌沸息數俱無乃三陽數極無陰之候朝見夕死夕見朝死〈得效〉

[魚翔]脉在皮膚頭定而尾搖浮浮泛泛三陰數極又曰亡陽當以死斷○魚翔脉似有似無〈得效〉

[彈石]脉在筋肉間辟辟湊指急促而堅乃腎經眞藏脉見遇戊己日則不治○彈石硬來尋即散〈得效〉

[解索]脉如解亂繩之狀散散無序腎與命門之氣皆亡戊己日篤辰巳日不治〈得效〉

[屋漏]脉在筋肉間如殘霤之下良久一滴濺起無力○如水滴濺也貌胃氣榮衛俱絕七八日死〈得效〉

[鰕遊]脉在皮膚如鰕遊水面杳然不見須臾又來隱隱然不動依前又去醒者七日死困者三日死〈得效〉

[雀啄]脉在筋肉間連連湊指忽然頓無如雀啄食之狀盖來三而去一也脾元穀氣已絕於內醒者十二日死

困者六七日亡〈得效〉
[偃刀]脉如手循刀刃無進無退其數無准由心元血枯衛氣獨居無所歸宿見之四日難療〈得效〉
[轉豆]脉形如豆周旋展轉並無息數藏府空虛正氣飄散象曰行尸其死可立待也〈得效〉
[麻促]脉如麻子之紛亂細微至甚盖衛枯榮血獨澁輕者三日死重者一日殂矣〈得效〉

③ 맥진의 부위 ; 촌, 관, 척의 세부분으로 엄지 쪽 손목에 솟은 요골두 아래 부분이 관,
   엄지 쪽으로 한 손가락 옆 부위가 촌, 관에서 팔굽 쪽 한 손가락 옆 부위가 척이다.
   촌의 정상맥은 가장 약하게 손을 올렸을 때 느껴지는 맥이고, 중간정도의 압박으로
   느껴지는 맥이 관의 정상맥이고, 무겁게 압하여 느껴지는 맥이 척이다.

   좌측 촌은 심장과 소장,
   좌측 관은 간과 담,
   좌측 척은 신과 방광,
   우측 촌은 폐와 대장,
   우측 관은 비와 위,
   우측 척은 명문

치유사는 마음을 열고 환자를 예민하게 느껴야 한다. 판단을 하려고 하거나 비판적이 되면,
환자는 자신을 닫을 것이므로 구체적인 진단을 위해 환자에게 들어가는 것은 실패한 것이
다. 역설적으로 진단을 하는 사람이 진단을 받는 사람이다. 진단자의 단견이 치유사가 도우
려는 사람을 이해 할 수 있는 능력을 제한할 것이며 이것은 주체의 실패가 아니라 진단자의
실패다.

2. 촉진　　　　　　　　　　　　　　　　＊ ＊ ＊

　　　촉진은 수지나 수장을 환자의 몸에 대고 촉각에 의해 폐표와 체내의 이상 상태를 조
사하는 진단방법이다.　촉진하는 손은 항상 청결하고 따뜻하게 해서 불쾌감을 주지 않도록
해야 하며 손에 지나친 힘을 주면 촉각이 둔해지므로 촉진하는 손은 이완시켜 자유롭게 이

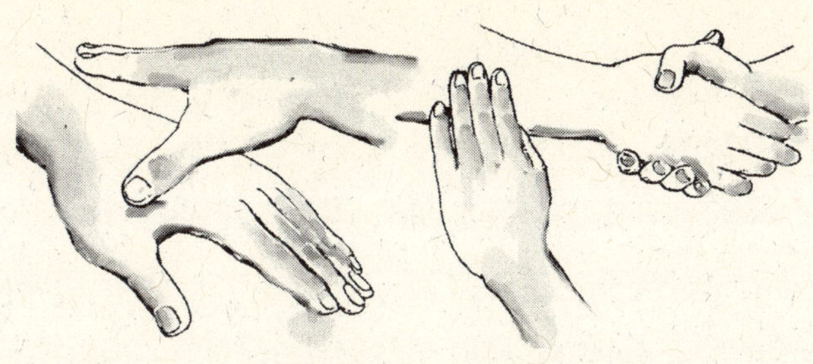

- 촉진법은 신체에 스치는 면에 따라 사용할 손가락
  을 정한다. 에를 들어서 접촉하는 부위사 손목 또
  는 발목이라면 엄지손가락을 사용해서 문지른다.
  사지를 사용할 경우는 경부, 완부, 다리를 지압하
  며 손바닥을 사용 할 경우는 등이나 복부와 같이
  면적이 비교적 넓은 곳이다.

용 할 수 있도록 하는 것이 좋다. 촉진 시 시지, 중지, 환지의 지두나 지복을 사용하고 넓은 부위는 수장 전체를 사용한다. 촉진법으로 피부의 조화, 탄력성, 온도, 건습, 긴장도, 종류, 발진, 피하지방의 상태, 근육에서의 비수, 긴장도, 종창, 결변, 단열, 압통의 유무, 운동상태와 골의 변형, 골절, 탈구, 압통의 유무, 기형, 운동상태 등을 조사 한다. 내장기관에서는 위치, 형상, 경도, 종창, 이동성, 압통의 유무, 종류, 파동성, 음상진동을 살피고, 순환기계에서는 맥박, 혈관의 상태, 정매긔 노창, 심첨 박동, 림프절의 종창 및 신경계에서의 감각이상, 동통부위, 압통점, 마비, 경련의 상태 등으로 조사한다.

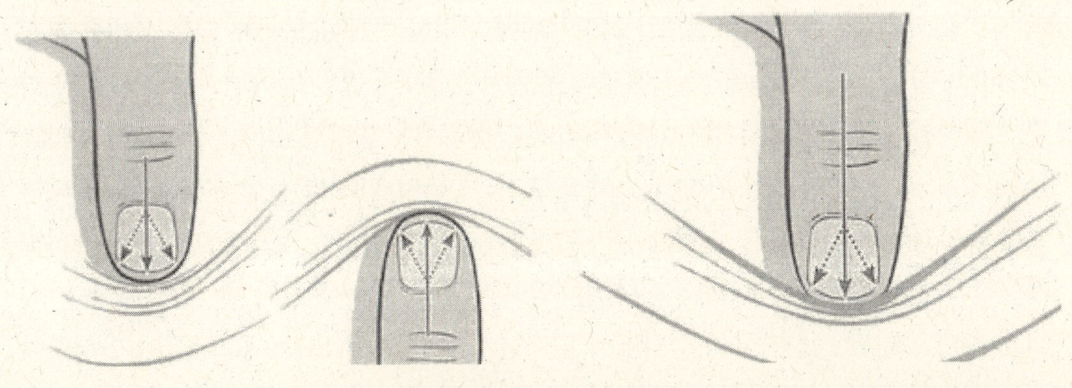

2-1. 맥박의 촉진

맥진은 양방에서도 중요하지만 특히 한방에서 중요한 진단법으로 순환계를 비롯 여러 기관의 병증을 조사하는데 이용된다. 심장박동에 의해 유출된 혈액이 탄력성 있는 동맥벽에 파동을 일으키고 이 파동이 말초동맥에 전달되는 것을 맥박이라고 한다. 종맥에서는 촉지되지 않으며 일반적으로 요골동맥이 가장 천재하는 곳에서 조사한다. 처음에는 약하게 눌러 혈관벽의 긴장과 반성을 살피고 다음 힘으로 주어 누르면서 맥파의 압력팽창 등을 조사한다. 진맥시에는 반드시 좌우를 비교하도록 한다.

① 맥박수 ; 맥박수는 1분간의 박동수를 나타내는데 적어도 20초 이상 세어 계산하면 된다. 건강한 성인은 60~80회로 평균 70회 정도이다. 여자는 남자보다 약간 많으며 키큰 사람은 작은 사람보다 맥박수가 적은 경향이 있다. 연령에 따라 초생아는 150~180, 3세아는 100, 6세아는 80, 노인이 되면 다시 70~90으로 많아진다.

(ㄱ) 빈맥(심박급박) ; 맥박수가 지나치게 증가하는 상태로 미주신경의 마비, 교감신경의 흥분, 심장신경절의 장애 등이 있을 때 나타난다. 병적으로 증가하는 경우 담혈, 체온(1도 상승시 10~20회 증가), 빈혈, 심장쇠약, 심근염, 신경성심계항진 등이다.

(ㄴ) 서맥(심박완서) ; 맥박이 지나치게 감소하는 상태로 미주신경의 흥분, 교감신경의 마비, 심장신경절 장애 등이 있을 때 나타난다. 서맥은 내압항진(수막염, 뇌종양), 뇌빈혈, 황달, 심장질환, 디지털리스 중독 등이 있을 때 발생한다.

② 맥박의 율동 ; 건강한 사람은 일정한 간격으로 정연하게 느껴지는데 이를 정맥이라하고 맥박이 불규칙하고 가벼우며 경조한 맥박사이에 부정한 박동이 느끼게 되는 상태를 부정맥이라고 한다. 이는 심장에 자극 흥분이 원발점인 정맥동결질이 아닌 자극전도계의 다른 지점에서 자극이 시작되거나 이상 자극으로 발생한다. 열병성, 각기, 신경쇠약 뇌막염 등이 있을 때 맥이 흡기시 빈삭 쇠소하고 호기 시 완서대로 되는 상태가 두 배가 되면 호흡성 부정맥이다. 호흡과 관계없이 미주신경이 긴장 항진되는 것으로 맥박이 완서하고 불규칙적이다. 뇌막염, 장티프스 시 볼 수 있고 경동맥, 안구를 압박 할 때 나타난다. 심장 수축이 끝나고 정상자극이 심방에서 일어나기 전에 이상 또는 이소자극이 발생하여 나타나는 기외수축성 부정맥은 심장병, 위장병 등 기질적 질환 외에 정신적과로, 수면부족, 담배 커피의 남용 등일 때 볼 수 있다.

③ 맥박의 대소 ; 심수축기와 심확장기 상태의 차이 즉, 맥박의 진폭에 상당하는 것으로 심장의 수축력, 동맥내 혈량 및 동맥관벽의 긴장도와 관련이 있다. 손에 느껴지는 맥파의 높이에 따라 대맥과 소맥으로 구분하는데 대맥은 대동맥폐쇄부전증, 혈압항진증, 심장비대, 발열 등 일 때 나타나고 소맥은 심장쇠약, 월경과다, 실신, 대동맥관구협착증 등 일 때 나타난다.

2-2. 복부의 촉진

복부는 위, 장, 간, 비, 신 등의 중요 장기가 존재하고 병변이 다채롭기 때문에 진단이 아주 어려운 경우가 적지 않다. 그러므로 촉진은 신중하게 시행하고 나아가 초음파, X-ray, CT, MRI, 내시경 검사, 이화학적 검사, 생검, 심지어 시험개복을 필요로 할 때도 있다.　건강한 사람의 복부는 중등도로 팽융되어 있고 피부는 유연하고 매끄러우며 압박에도 저항이 없고 동통이 없고 단단한 것이 감지되지 않는다. 단 마른 사람에게서는 척추가 만져지는 일이 있다.

① 복부의 압통 ; 조직이나 장기에 병변이 있을 때 종종 그 부위와 일치하는 압통이 나타난다. 예를 들어 간장을 촉지하더라도 급성 간염에는 압통이 강하나 단순한 하수일 때는 압통이 거의 없다. 그러나 압통은 주관적인 것이라 개인차가 심하다. 압박하는 방식에 따라 정도가 달라질 수 있으므로 지나치게 압통에만 핵심을 두면 실패하는 경우가 생긴다. 심와부에 넓은 범위의 압통은 복부 장기 질환에 있어 태양신경절을 통한 장기 지각반사라고 생각 할 수 있고 각종 복부 장기에 병변이 있을 때 그 장소에서 압통을 호소하는 경우가 많아 압통부의 직하에 병변이 있다 말 할 수 없다. 그러나 지두를 장소에 깊이 압박 할 때 증명되는 극히 국한된 부위의 심계성 압통은 병변이 있는 장소와 일치하는 경우가 많으며 특히 위궤양의 진단에 중요한 소견이 된다.

❑ 복부의 압통

(ㄱ) 복부 잔반에 걸치는 미만성 압통은 급성 복막염을 의심케 한다.

(ㄴ) 심와부 압통은 임상에서 가장 빈발하는 것으로 간, 담낭, 십이지장, 췌장 등의 상복부

징기 질환 시 천재성 미만성 압통이 있고, 위궤양, 십이지장궤양 등 일 때는 심재성 국한성 압통이 있다.

(ㄷ) 우계륵부 압통은 간염, 담낭염, 담석증 등 일 때 나타난다.

(ㄹ) 좌계륵부의 압통은 위나 췌장 질환에서 나타난다.

(ㅁ) 우장골부의 압통은 충수염이나 장결핵 등에서 나타난다.

(ㅂ) 좌장골부의 압통은 S장상결장 주위염일 때 나타난다.

② 위의 촉진 ; 위를 촉진 할 때는 위의 위치, 형상의 변화, 압통, 저항이나 종류의 유무, 액체나 가스의 저류 상태 등을 관찰한다. 위와 관련 있는 압통은 다음과 같다.

❏ 위의 촉진과 압통

(ㄱ) 보아스(Boas)배부 압통 ; 제 10~12 흉추 좌측으로 중앙에서 약 3cm 떨어잔 지점이다. 위궤양 환자의 약 1/3이 양성이고 위암, 담석증 및 췌장이나 심장질환 시에도 양성으로 나타난다. 동양인은 위치가 제 8,9 흉추 높이로 서양인 보다 높다.

(ㄴ) 에발트(Ewalt)배부 압통점 ; 제 10~12 흉추 우측으로 주로 십이지장 궤양일 때 나타난다.

(ㄷ) 오노데라 둔부 압통점 ; 장골능을 따라 3~4 cm 하방에 나타나며 압통점은 일렬로 배열되는데 가장 강한 곳이 상전장골극과 상후장골극 중간이다. 위와 십이지장 궤양환자의 60%가 양성이고 위암, 위하수증, 만성충수염 등 일 때도 양성으로 나타난다.

(ㄹ) 심와부 압통점 ; 이곳은 위, 십이지장 궤양 시 자발통이 발생하는 곳에 일치해서 나타나는 수가 많다. 중앙선에서 전방 또는 좌측으로 치우쳐 나타날수록 궤양의 위치가 유문부에서 멀고 분문에 가까우며 반대로 중앙선의 하방 또는 외측으로 치우치는 경우 유문 또는 십이지장 궤양이다.

③ 장의 촉진 ; 장은 위의 유문부에 연결된 십이지장으로 시작하여 공장과 회장으로 되어 제부를 중심으로 굴곡하고 있으나 정상상태에서는 촉지 되지 않는다. 그러나 회맹부 이하의 대장은 가스가 차있거나 분괴가 존재할 때 촉지 되는 수가 있다. 공장과 회장은 압통이 나타나는 정도이고 종양의 발생은 극히 드물기 때문에 촉진은 어렵다. 드러나

회맹부에는 장티프스, 결핵, 결핵성 복막염 등 염증이나 종류가 가장 잘 발생하므로 주의해야 한다.

□ 장의 촉진과 압통

㈀ 충수염의 압통점 ; 맥버니 점은 제부와 우측 상전장골극을 연결하는 선상으로 외측 1/3과 중간 1/3이 경계점이고, 란츠점은 좌우 상전장골극을 연결하는 선상으로 우측 1/3과 중간 1/3의 경계점이며 렌즈만 점은 좌우의 상전장골극을 연결하는 선상으로 우측 상전장골극에서 5cm 떨어진 점이고 퀴멜 점은 제부의 하방 또는 우측 하방의 1~2cm 지점이다.

㈁ 소장의 압통점 ; 복직근상으로 제부의 바로 좌측에 나타나는데 소장염이나 소장 궤양일 때 발생 한다. 이 압통점은 우측의 동일지점과 비교해야 한다.

㈂ 천골부의 압통점 ; 천골 연부로 대장 특히, 직장의 병변, 항문 질환, 직장암, 소공반가 내의 악성종양이 직장 내로 파괴되는 경우 등에 양성으로 된다.

④ 간의 촉진 ; 정상적인 간은 변연이 날카롭고 유연하며 압통이 거의 없으며 크기는 우측 계륵부하 2cm이하이다. 타진으로 폐간 경계를 정해 놓으면 종대인지 하수인지 감별하는데 도움이 된다. 간은 정상 상태에서는 감지되지 않으나 하방전이나 증대되었을 때는 촉지 할 수 있다. 간을 촉지 할 때는 환자를 앙와위 시키고 수지를 신체의 장측에 대해 거의 식각이나 평행이 되세 해서 우계륵부에 대고 심호흡을 시키면서 간의 정도, 표면의 성상, 변형의 상태를 조사하고 또 늑골궁으로 부터 크기는 최내 흡기 시에 간연까지의 거리로 나타내는데 주로 몇 횡지 또는 cm 로 표시한다. 간의 증대는 울혈간, 지방간 등일 때 볼 수 있고 요돌이 심한 때는 고무싱, 종양, 간암, 간염, 간농양, 폐색상 황달, 매독 등에 발생하며 축소는 위축성 간경변 증상에서 나타난다.

⑤ 담낭질환의 압통점 ; 우측 쇄골 중앙선과 늑골궁과의 교차점 바로 내측에서 발생한다. 로부슨 담낭 압통점은 담도와 담낭의 염증 시에 양성반응이 있는데 우측 제 6 늑골궁 부착부와 제부를 연결하는 선상으로 그 선상의 중앙 1/3부와 외측 1/3부의 경계점에 발생한다.

Chapter 02

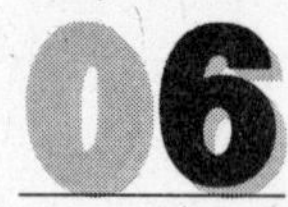

문진(問診)과 문진(聞診)

1. 문진(問診) ❖ ❖ ❖

1-1. 문진(問診)의 개요

　병력, 증상, 생활습관 등을 물어보는 문진은 질병의 근본 원인과 성질을 파악 할수 있다. 문진의 가장 큰 특징은 환자의 자각증상을 알아보고자 하는 것이다. 중요한 부분은 환자의 가장 고통 받고 있는 증상을 말하는 주소(主所)와 자각증이다. 통증, 이명, 수면, 한열감 등은 스스로 자각 한 것을 말하지 않으면 알 수 없다. 단, 자각증상은 주관적인 표현의 차이나 착각이 있을 수 있으므로 주의하여야 한다.

문진은 환자와의 질문을 통해 여러 가지를 알아보고 상의하는 과정에서 환자의 내면의 민감한 부분을 느껴야 한다. 주의를 기울여 집중하지 않으면 중요한 문제를 그냥 넘길 수도 있고 의미 있는 부분을 지나칠 수도 있다. 왜냐하면 환자의 내면은 마음으로 기록하고 있기 때문이다. 환자가 말하는 동안, 표정이나 손동작이 많은지 세심하게 잘 관찰한다.

동작은 핵심에서 주의를 분산시키는 수가 많다. 말을 경청하면서 환자의 신체언어를 주목한다. 특정한 몸짓과 문제되는 부분과는 상관관계가 있는지? 민감한 주제가 제기될 때 표정의 변화가 일어나거나, 심하게 손가락을 움직이거나, 다리를 꼬거나, 몸을 움츠리는지? 부드럽게 질문하고, 환자가 회피하는 부분을 느끼더라도 결코 비난하지 말고 환자를 절대 궁지로 몰지 말아야 한다. 당신의 목적은 환자의 신뢰를 받는 것이며 이러한 신뢰가 바탕이 될 때 치유의 효과가 크게 나타난다. 항상 자신의 한계를 알아야 한다.

1-2, 문진의 일반적인 사항

문진은 이름, 나이, 결혼, 직업, 기호 등 여러 가지 일반적인 사항에서 생활습관, 가족
병력, 기왕병력 등을 알아보는 가운데 질문은 환자의 건강상태를 평가하는 가장 직접적이
고 효과적인 방법이 될 수 있다. "지금 어떤 증상이나 가정적 개인적으로 문제가 있으십니
까?" 하고 물을 수 있다. 당신의 환자와 심층적인 커뮤니케이션을 시도하고 구체적인 상
의를 시작한다. 그러나 입으로 말해지는 것 뿐 아니라, 말해지지 않는 것 까지도 사려 깊게
잘 들어보아야만 한다. 비록 언어적으로 표현하지는 않았지만 알 수 있는 환자의 회피하는
부분도 찾아야 한다.

① 생활습관 ; 질병은 생활습관과 밀접한 관계에 있으며 현대인의 질병에 대부분을
   차지하는 만성병은 잘못된 생활습관에 기인한다. 직업에 따라서 질병의 양상이 달
   라지기도 하며 일이 즐겁고 적성에 잘 맞는 경우도 있지만 그렇지 못한 경우가 더
   많으며 경제사정에 여유가 있으면서 항상 마음의 여유를 갖고 유쾌하게 보내면 몸
   이 건강하고 질병이 없으나 생활에 곡절이 많고 마음이 우울하면 기혈이 막혀 울체
   가 나타난다.

② 병력 ; 개인이 앓았던 전염병, 열성질환, 성병, 외상, 알레르기 등에 대해서 알게
   되면 현재의 질병과 진행상황에 대해 커다란 도움을 받을 수 있다. 그리고 가족의
   병력을 알아두는 것이 필요하다. 양친, 형제자매 및 조부모, 양친의 형제지매, 친족
   등에 대해서 질병의 유무와 사인을 알아 유전, 체질적 경향을 살핀다.

③ 자각증 ; 자각증(自覺症)은 매우 광범위하고 다채롭게 나타나므로 세심하게 여러
   가지를 살펴보아야 한다. 예를 들어 오한이 나고 열이 나는 경우, 오한이 심하고 발
   열이 덜하면 한사가 침습하여 체표를 속박하고 양을 손상시켜 오한이 심하게 나타
   나는 표한증이다. 하지만 오한이 나지만 열이 나지 않는다면 양이 허하여 체표를
   온화시키지 못하거나 한사의 침습으로 양기가 손상되기 때문이다. 오랜 병으로 양기가
   허손되어 신체를 온화시키지 못해 추워하며 맥이 가라앉고 느리며 힘이 없는 것은 허한
   증이다. 그리고 열은 나지만 오한이 없다면 표사가 속으로 들어가 열을 생성시키거나
   또는 풍열이 체내로 침범하여 정기와 사기의 싸움으로 몸속의 이열이 높아지고 몸 밖으
   로 나타나는 것이다.

④ 온몸 증상 ; 특별한 질병이나 증상이 없이 그저 온 몸이 불편하고 아프다고 하는 경우에는 보통 다음과 같이 나타난다.

㉠ 몸이 무겁다 ; 몸이 무겁고 완복부가 더부룩하고 밥을 먹기 싫으며 대변이 묽은 것은 습사의 침습 때문이다. 몸이 무겁고 눕기 좋아하며 말하기 싫어하고 피곤해 하는 것은 비의 기가 손상되어 근육과 팔다리를 영양하지 못하기 때문이다.

㉡ 몸이 아프다 ; 온 몸이 아픈 것은 한습이 경락을 응체시켜 기의 운행이 순조롭지 못하고 기혈이 조화되지 못한 것이다.

㉢ 팔 다리가 쑤시고 아프다 ; 팔다리 관절이 아픈 것은 비증이다. 풍사는 한 곳에 있지 않고 움직이며 잘 변하는 성질이 있으므로 풍사에 침습되면 여기 저기 관절에 이동되면서 아프다.

㉣ 허리가 아프다 ; 허리가 시큰거리며 은근히 계속 아프고 다리와 무릎에 힘이 없는 신허요통은 신정이 부족하여 골수를 보충하지 못해서 생긴다. 허리가 차고 무직하게 아프고 흐린 날 더 심해지는 것은 한습요통이다. 어리가 바늘로 찌르듯이 아프고 아픈 곳이 고정되고 누르지 못하게 하며 허리를 움직이지 못하는 것은 어혈요통이다. 외상으로 허리에 어혈이 생겨 경맥을 울체시키므로 기혈운행이 순조롭지 못한 연유이다.

㉤ 가슴이 아프다 ; 가슴이 아프고 숨이 막히며 아픔이 어깨까지 퍼지는 것은 음사가 가슴에 몰려 양기가 순환되지 못하고 기허로 혈이 몰리고 심경맥의 기혈운행이 순조롭지 못함이다. 가슴이 아프고 열이 나면서 얼굴이 시퍼렇고 숨이 차고 콧날이 움직이는 것은 외감 풍열이 폐를 침범하여 폐의 선발 숙강 기능이 실조된 것이다. 또한 가슴 부위가 바늘로 찌르듯 아프고 아픈 부위가 옮겨 다니지 않는 것은 보통 외상으로 어혈이 가슴의 맥락을 울체시켜 일어난다.

⑤ 두통 ; 뒷목과 등에 영향을 주면 태양경의 두통이다. 앞이마와 미릉골이 아프면 양명경의 두통이다. 양쪽 머리와 태양혈 부근이 아프면 소양경의 두통이다. 두통이 치아에 영향을 주고 손톱에 어혈이 나타나면 소음경의 두통이다. 윗골이 아프며 기가 상역되는 느낌이고 심하게 토하면 궐음경의 두통이다. 양허일 때는 머리가 차갑고 아프며 추워하고 더운 것을 좋아하며 가슴이 답답하고 피곤하며 맥이 가늘다. 음허 일 때는 머리가 은근히 아프고 귀에서 소리가 나며 눈이 아찔하고 허리가 아픈 증상이 나타난다. 기가 허 할 때는 피로 할수록 두통이 심해지며 기허증상이 함께 나타난다. 외감에 의한 두통

은 양쪽 태양혈 부위가 몹시 아프고 통증이 등에 까지 이른다. 담습이 체내에 몰릴 때는 머리가 아프며 무겁다. 어혈 일 때는 머리가 바늘로 찌르는 것처럼 아프다.

⑥ 현훈(眩暈) ; 어지러움이며 가벼운 현훈은 눈을 잠시 감고 있으면 멎지만 심하면 주위가 빙빙돌아 서있지 못한다. 어지럽고 메스껍고 머리가 무거우며 가슴이 답답하고 침을 흘리는 것은 담습이 체내로 막혀 양이 위로 오르지 못해 어지러움이 나타난다. 현훈과 함께 가슴이 답답하며 잠이 오지 않는 증상이 함께 나타나는 것은 영혈이 손상되어 허화가 성하거나 뇌를 자양하지 못하기 때문이다.

1-3. 자각증(自覺症)

□ **한열**(寒熱)

① 오한과 발열유무를 알아 낸다 ; 오한이 나고 열이 나는 경우, 오한이 심하고 발열이 덜하면 한사가 침습하여 체표를 속박하고 양을 손상시켜 오한이 심하게 나타나는 표한증이다. 오한은 외사가 침범하여 체표가 위기(衛氣)의 온화(溫和)작용을 받지 못해 생긴다.

② 오한이 나지만 열이 나지 않는다면 양이 허하여 체표를 온화시키지 못하거나 한사의 침습으로 양기가 손상되기 때문이다. 오랜 병으로 양기가 허손되어 신체를 온화시키지 못해 추위히며 맥이 기리앉고 느리며 힘이 없는 깃은 허한증이다.

③ 열은 나지만 오한이 없다면 표사가 속으로 들어가 열을 생성시키거나 또는 풍열이 체내로 침범하여 정기와 사기의 싸움으로 몸속의 이열이 높아지고 몸 밖으로 나타나는 것이다. 오후나 밤에는 양기가 점차 쇠퇴되고 인체의 저항력이 떨어지므로 사기가 왕성해 오후나 밤에 병이 심해지고 열이 나는 것이다. 처음 나지면 크게 열이 나는 것 같지 않은데 조금 있으면 손이 뜨거워지고 오후에 열이 심해지며 머리가 어지럽고 몸이 무거운 증상이 함께 나타나는 것은 습온 조열이다. 습이 체내에 몰려 열로 변하고 잠복해 있어 오래 만지면 뜨거워지는 증상이 생긴다. 오후에는 인체의 양기가 쇠퇴하고 저항력이 떨어지므로 오후에 열이 심하다. 오랫동안 열이 나나 비교적 높지 않고 38° C 를 넘지 않으면 기허이다.

④ 한열이 왕래하는 경우, 오한과 발열이 교차하는데 가슴이 답답하여 음식을 머기 싫어하면 소양병이다. 오한과 발열이 교차하는데 매일 한 번씩 또는 이삼일에 한 번씩 발작하며 머리가 아프고 땀이 많이 나는 것은 학질에서 흔히 볼 수 있다.

⑤ 일정시간이 되면 열감, 발열이 나타나는 것을 조열이라고 하는데 석양에 주로 나타나는 것은 위장에 열이 맺혀 있는 것으로 이실 양명증이고 오후에 석양이 되면 미열, 홍조, 손발바닥에 열감이 나타나며 야반이나 이른 아침이 되면 땀이 나고 열감이 없어지는 것은 음허에서 나타난다. 낮에 열감이 있고 밤이 되면 심해지는 것을 일반적인 증증이다.

❑ 땀

① 표증 ; 땀이 없고 오한이 심하며 열이 높지 않고 머리가 아프면 한사에서 일어난 표한증이다. 한은 수축시키는 성질이 있어 한사가 체표를 속박하면 피부의 땀구멍이 박혀 땀이 나지 않는다. 땀이 나고 열이 나며 추우면 풍사에 의해 일어난 태양중풍증이다. 풍은 개설하는 성질이 있어 풍사가 체표를 침습하면 땀구멍이 열리어 진액이 박으로 나오게 되므로 땀이 난다.

② 리증 ; 낮에 땀이 나고 활동하면 더 심해지며 춥고 피로해하면 자한으로 양허이다. 위기가 부족하면 피부를 치밀하게 하지 못하므로 땀구멍이 열리고 진액이 박으로 나와 자한이 나타난다. 밤에 잘 때 땀이 나며 깨며 땀이 멎고 조열과 권홍증상이 함께 나타나면 도한으로 음허이다. 열이 나고 땀이 멎지 않으며 얼굴이 붉고 입이마르고 물이 많이 먹히면 실열증이다. 표사가 속으로 들어가 열로 변하거나 풍열이 속으로 전달되어 리열이 높아져 진액이 증발되므로 열이 심하고 땀이 많이 나는 것이다.

③ 머리의 땀 ; 머리에 땀이 많고 얼굴이 붉고 답답하고 입이 마르며 혀끝이 붉고 설태가 누렇고 맥이 빠르면 상초의 열이 양경을 따라 위로 증발하여 나타나는 것이다.

위중한 환자의 이마에서 기름 같은 땀이 나고 팔다리가 싸늘하며 숨이 차고 맥이 미약하면 오랜 병으로 정기가 쇠약하여 진액이 허양과 함께 위로 올라 밖으로 나가는 것이다.

④ 반신의 땀 ; 몸의 왼쪽 또는 오른쪽의 상반신 또는 하반신 어느 한쪽에만 땀이 나는
   것은 땀이 나지 않는 쪽의 경락이 막혀 기혈의 운행이 순조롭지 못하기 때문이다.
   중풍, 반신불수, 팔다리가 위축되어 움직이지 못하는 위증에서 볼 수 있다.

⑤ 손발바닥의 땀 ; 손발바닥은 음경이 지나가는 곳이므로 손발바닥에 땀이 나는 것은
   허열 또는 습열이 음경에 작용하기 때문이다. 손발바닥에 땀이 많고 목이 마르고 변
   비가 나타나며 오줌이 노랗고 맥이 빠른 것은 음경에 열이 울체되고 진액을 증발시
   키기 때문이다.

❏ 눈물 콧물 침

① 泣 눈물; 『난경』에, "신(腎)은 액(液)을 주관한다. 액이 간에 들어가면 눈물이 된다"
고 하였다. 황제가 "사람이 슬퍼하면 눈물과 콧물이 나오는 것은 어떠한 기 때문입니까?"
라 하니, 기백이, "심(心)은 오장육부의 주인입니다. 눈은 종맥(宗脈)이 모이는 곳이자
상부의 액(液)이 통하는 길입니다. 코와 입은 기가 드나드는 문입니다. 그러므로 슬퍼하
고 근심하면 심(心)이 움직이고, 심이 움직이면 오장육부가 흔들리며, 오장육부가 흔들
리면 종맥이 감응하고, 종맥이 감응하면 액의 통로가 열리며, 액의 통로가 열리면 눈물
과 콧물이 나옵니다. 액(液)이란 정(精)을 대주어 구멍[空竅]을 적셔주는 것입니다.
그래서 상부의 액의 통로가 열리면 눈물이 나옵니다. 눈물이 멎지 않으면 액이 마르고,
액이 마르면 정(精)을 보내지 못하며, 정을 보내지 못하면 눈이 사물을 볼 수 없게
되니 이것을 딜징(奪精)이라 합니다" 라 하였다. 『영추』 오장육부의 진액은 모두 올라
가시 눈으로 스며든다. 슬퍼하여 기가 몰리면 심계(心系)가 당겨지고, 심계가 당겨지면
폐가 들리며, 폐가 들리면 액이 위로 넘친다. 심계와 폐는 늘 들린 채로 있을 수는 없다.
그래서 올라갔다 내려갔다 하는데 이 때문에 기침을 하고 눈물이 나는 것이다. 『영추』
노인의 경우 담즙(膽汁)이 부족하여 울 때는 눈물이 없다가 웃으면 눈물이 난다. 화(火)
는 왕성하고 수(水)가 약하기 때문이다. 그러므로 담(膽)에 열이 있어도 눈물이 흐른다.

② 涕 콧물; 『내경』에, "눈물과 콧물은 뇌(腦)에서 나오는데, 뇌는 음이다. 뇌가 스며나
와 콧물이 된다" 고 하였다. 『난경』에, "신(腎)은 액(液)을 주관한다. 액이 폐에 들어가
면 콧물이 된다, 콧물은 폐의 액이다" 라 하였다. 담(膽)에서 뇌로 열이 옮겨지면 콧날이
시큰거리고 비연(鼻淵)이 생긴다, 비연이라는 것은 탁한 콧물이 계속 나오는 것을 말한
다.[자세한 것은 비문(鼻門)에 나온다. 폐열이 있으면 누런 고음 같은 탁한 콧물이 탁환

만 하게 콧속에서 나온다. 나오지 않으면 폐를 상하고, 폐를 상하면 죽는다.[자세한 것은 비문(鼻門)에 나온다.] 풍에 상하면 맑은 콧물이 줄줄 흘러나온다.『강목』탁한 콧물이 나오는 것은 풍열에 속하고, 맑은 콧물이 나오는 것은 폐가 차가운 것[肺冷]이다.

③ 涎 침; 입가로 줄줄 흘러 멈추지 않는 것이 연(涎)이다.『직지』 연(涎)이란 비(脾)의 액(液)으로 비열이 있으면 연이 나온다.『내경주』 황제가 "사람이 침을 흘리는 것은 어떠한 기 때문입니까?" 라 하니, 기백이, "음식은 모두 위(胃)로 들어갑니다. 위(胃)속에 열이 있으면 기생충이 움직이고, 기생충이 움직이면 위(胃)가 늘어지고, 위가 늘어지면 염천(廉泉)이 열리게 되므로 침을 흘립니다" 라 하였다.『영추』 어떤 사람이 계속 침을 흘리고, 잘 웃고 말을 못하며, 맥이 홍대(洪大)하였다. 황금·황련·치자·황백·창출·백출·반하·죽력·생강즙을 복용하니 5일 만에 침이 멎고 웃음이 그쳤다.

---

2. 문진(聞診)　　❉ ❉ ❉

1-1. 문진의 개요와 목소리

① 음성을 들어 한열허실을 구분 한다 ; 음성이 무겁고 탁하고 거세고 높고 기운이 있으며 말이 많으면 실증, 열증이다. 음성이 가볍고 똑똑하지 않으며 가늘고 약하면 폐허, 허증, 한증이다. 쉰 목소리는 폐가 조(燥)하거나 음허가 대체로 많으나 습에 의한 경우도 있다. 끙끙 앓고 고함을 지르는 것은 팽만감, 고민, 동통 때문일 경우가 많다.

② 음성으로 외감과 내상을 구분 한다 ; 음성이 무겁고 탁하며 코가 막히고 기침을 겸하면 외감병이다. 병의 초기에 목 쉰 소리가 나면 외사의 침범으로 폐기가 선발되지 못해서이고 오랜 병에 체질이 약하면 폐와 신이 허손된 것이다.

③ 언어의 정상여부를 듣는다 ; 발열성질환의 경과 중에 말소리가 높고 힘이 있는 헛소리는 섬어(譫語)이고 소리가 작고 되풀이 되는 것은 정성(鄭聲)이다. 이는 열이 심신을 요란시켜서 온다. 독어(獨語)는 혼자 중얼거리고 사람을 만나면 말하지 않고 앞뒤가 맞지 않는 말을 하는 것으로 심기부족으로 신이 보양 받지 못해 생긴다. 착어(錯語)는 말을 조리없이 헛갈려 하는 것으로 심기나 정신이 쇠약해 생긴다. 언어 건삽은 혀가 잘 움직이지 않거나 의식이 흐려 말이 잘 안 되는 것으로 풍담이 눈, 코, 귀,

입을 막아 버리거나 경락을 어체시켜 생긴다.

④ 호흡소리를 들어 허실을 구분 한다; 폐는 기를 주관하고 신은 기를 받아들이므로 호흡운동은 폐와 신이 관계된다. 외감의 사기가 강하면 호흡이 거세게 되고 체내 정기가 부족하면 호흡이 미약해 진다. 폐와 신의 기가 고갈되면 숨소리가 거세고 제대로 잇지 못하며, 열이 심포락을 침범하면 호흡소리가 미약하다.

⑤ 천식소리를 들어 허실을 구분한다 ; 폐에 실열이 있거나 담음이 체내로 몰려 폐의 선발(宣發)과 숙강(肅降)작용이 상실되면 갑자기 숨이 차며 호흡이 곤란해지고 특히 날숨이 힘들고 가슴이 답답하며 숨소리가 거세다. 폐와 신, 비의 기능이 장애로 담음이 몰려 기도를 진동시켜 발작적으로 가래 끓는 소리가 나면서 숨이 찬 것은 효이다. 숨소리가 미약하고 짧은 것은 기가 모자라서 생기는 허증이다. 숨이 헐떡거리 때 호흡이 길고 거칠게 호출해야 편해지는 것은 실증이고 짧게 토막 흡입 할 때 편해지는 것은 허증이다.

⑥ 기침소리로 한열과 허실을 구분 한다 ; 기치소리가 무섭고 탁하며 가래가 희고 묽으며 코가 막히면 외감 풍한이다. 기침소리가 거세지 않고 누렇고 걸고 뱉기 힘들며 인후가 아프고 코에서 더운 김이 나오면 폐의 열증이다. 담이 붙어서 거렁거렁거리는 소리가 나는 것은 폐의 한음, 담음이고 마른 기침소리가 나고 담이 없는 것은 폐조 또는 폐음허이다. 기침소리가 낮고 가래가 없거나 끈끈한 가래가 조금 있으면 조 또는 화열에 의한 것이다. 기침소리가 미약하고 힘이 모자라며 흰 거품 같은 것을 뱉고 숨이 차면 폐의 허증이다. 기침이 시작되면 계속되고 숨이 차며 기침이 멎어 숨을 길게 들이 쉴 때 독특한 소리가 나며 구토를 겸하며 얼굴이 붉고 눈물, 콧물 등이 흐르고 닭 우는 소리가 나는 것은 열담으로 생기는 백일해이다. 기침소리가 개 짖는 소리처럼 컹컹거리면 디프테리아, 또는 후비이다.

□ 기침(咳嗽)

1. 해수병인(咳嗽病因)

⊃ 찬 기운[寒]에 감촉되었는데 약하게 감촉되었으면 기침이 나고 심하게 감촉되었으면 설사가 나거나 아프게 된다.

　가을에 습(濕)에 상하면 겨울에 가서 반드시 기침이 난다. 또한 가을에 습에 상하였는데, 그것이 치밀어 오르면 기침이 나고 열이 나며 위궐(痿厥)이 된다. 몸이 차거나 또 찬 것을 마시면 폐(肺)가 상하는데, 폐가 상하면 기침이 난다.

⊃ 해(咳)라는 것은 가래는 나오지 않고 소리만 나오는 것인데, 이것은 폐기(肺氣)가 상하여 깨끗하지 못하기 때문에 생기는 것이다. 수(嗽)라는 것은 소리는 나지 않고 가래만 나오는 것인데, 이것은 비습(脾濕)이 동하여 가래가 생긴 것이다. 해수(咳嗽)라는 것은 가래도 나오고 소리도 나오는 것인데, 이것은 폐기도 상하고 비습도 동하여 해와 수가 겹치게 된 것이다.

2. 해수제증(咳嗽諸證)

기침에는 풍수(風嗽), 한수(寒嗽), 열수(熱嗽), 습수(濕嗽), 울수(鬱嗽), 노수(勞嗽), 식적수(食積嗽), 기수(氣嗽), 담수(痰嗽), 건수(乾嗽), 혈수(血嗽), 주수(酒嗽), 구수(久嗽), 화수(火嗽), 야수(夜嗽), 천행수(天行嗽)가 있다.

3. 기수(氣嗽)

⊃ 기수(氣嗽)는 7가지 기운에 상하여 생긴 기침이다. 이때는 담연(痰涎)이 뭉쳐 혹 헌솜 같거나 매화씨 같은 것이 목구멍에 붙어 있으면서 뱉으려고 하여도 나오지 않고 삼키려 해도 넘어가지 않는다. 이런 병은 부인들에게 흔히 있다.

4. 천증유팔(喘證有八)

⊃ 천급(喘急)이라는 것은 기(氣)가 화(火)로 인해 울체되어 걸쭉한 담이 폐(肺)와 위(胃)에 있어서 된 것이다. 천이라는 것은 화기(火氣)가 심하고 기가 성하여 숨이 거친 것이다. 천식에는 풍한천(風寒喘), 담천(痰喘), 기천(氣喘), 화천(火喘), 수천(水喘), 구천(久喘), 위허천(胃虛喘), 음허천(陰虛喘)이 있다.

5. 기천(氣喘)

⊃ 기천은 7정(七情)에 상하여 생기는 것인데, 숨은 가쁘나 가래 끓는 소리는 없는 것이다. 기천이란 놀라거나 근심으로 기가 몰리면 생기는데, 이때는 두려워하고 답답해하며 숨 쉴 때 코가 벌름거리면서 숨을 가쁘게 쉬고, 가래 끓는 소리는 없다.

6. 효증(哮證)

⊃ 효(哮)란 소리가 울리는 것을 말하는 것이고, 천(喘)이란 숨쉬는 모양을 말하는 것이다. 효란 바로 담천(痰喘)이 심해져 보통 발작하는 것을 말한다.

효천(哮喘) 때는 찬 기운을 받으면 발작하는데 그 증상은 2가지이다. 하나는 속과 겉이 다 찬 것에 속하는데 이런 데는 동원의 삼소온폐탕이 좋고, 다른 하나는 찬 기운이 열을 둘러싼 것에 속하는 것인데 이런 데는 월비가반하탕을 써서 열을 내리면 추운 겨울에 가서 몰렸던 열이 없어지고 저절로 발작하지 않는다.

7. 폐창증(肺脹證)

기침이 나고 기가 치밀어 오르며 번조(煩躁)한 것은 폐창으로 풍수종이 생기려는 것인데, 이때는 땀을 내면 곧 낫는다.

8. 폐위증(肺痿證)

⊃ 열이 상초(上焦)에 있으면 기침이 나다가 폐위증(肺痿證이) 된다. 폐위증은 어떻게 되어 생기는가 하면 땀을 내었거나 토했거나 소갈로 오줌이 자주 나오거나 대변이 굳어졌을 때 설사시키는 약을 써서 몹시 설사시키면 진액(津液)이 줄어들기 때문에 생긴다.

폐위증 때 담연을 토하면서도 기침이 나지 않는 사람은 갈증이 나지 않고 오줌이 나오는 줄 모르거나 오줌이 잦다. 이것은 상초가 허약하여 하초(下焦)를 잘 조절하지 못하기 때문에 생긴 것이다.

⑦ 구토소리로 한열을 구분한다 ; 구는 토할 때 소리도 나고 구토물이 나오는 것이고 토는 구토물은 있으나 소리가 없는 것이고, 소리는 나나 구토물이 없는 것은 건구라고 한다. 구토가 갑자기 나고 소리가 거세며 구토물이 끈끈하고 누렇고 쓰면 실열증이다. 구토가 서서히 나고 소리가 미약하며 구토물이 맑은 물 같으면 허한증이다.

⑧ 딸꾹질 소리로 한열허실을 구분 한다; 딸꾹질은 위기가 위로 치밀어 인후에서 소리가 나는 것으로 위기상역이나 위실화강(胃失和降)에 의한 것이다. 딸꾹질 소리가 높지도 낮지도 않고 지속시간이 짧으며 다름 증상이 나타나지 않고 정기가 있다면 식사를 급히 하였거나 풍한을 접촉하여 잠시 기가 위로 치올라 생긴 것으로 저절로 가라앉는다. 병 초기에 딸꾹질이 겹치고 소리가 높으면 한사 또는 열사가 위를 침범한 것이다.

⑨ 트림 ; 트림은 기가 중초에 몰려 위기가 위로 치밀어 인후에서 소리가 난 것으로 썩은 내가 나고 흉복부가 더부룩하면 식체로 음식이 소와되지 못하고 위완에 어체 된 것이다. 트림소리가 낮고 썩은 냄새가 없고 식욕이 없으면 비위의 허약이다.

⑩ 한숨 ; 숨을 길게 내쉬는 것으로 간기가 어체되어 가슴, 옆구리 등이 답답해서 나타난다.

⑪ 냄새 ; 입에서 시큼한 냄새가 나면 음식물이 위에 몰려 소화되지 않은 것이다. 입에서
구린내가 나면 비와 위에 열이 있거나 소화불량, 또는 충치가 있거나 구강이 깨끗하지
못한 것이다. 코에서 구린내가 나고 탁한 콧물이 나오면 폐의 열에 의한 비열이다. 대변
에 시큼한 냄새가 나면 장에 열이 몰린 것이고 대변이 묽고 누린내가 나면 장의 한증이
다. 소변이 탁하고 구린내가 나고 황적색이면 습열이다. 방귀가 특히 구리면 음식이
위장에 어체 된 것이다. 경도와 대하에 구린내가 나면 열이고 비린내가 나면 한이다.

1-2. 문진과 음성

　　　문진(聞診)은 들어서 진단하는 것이라면 약간 틀린 말이다. 듣는다는 것은 환자
의 목소리의 질을 이해 한다는 뜻이다. 여기에서도, 당신의 온 몸으로 듣는 것이다. 귀
는 당신이 전체로서 듣는데 단순한 상징일 뿐이다.　귀는 특정한 듣는 기관이지만 몸
전체가 듣는 것이다. 남이 이야기 할 때 몸으로 들으면 환자 목소리의 진동을 느낄 수
있게 되고 진동이 진찰자의 속으로 들어오도록 한다. 목소리는 어디에서 오는가를 질
문하면 아마 바로 후두라고 답할 것이다. 그러나 이것은 목소리가 나오는 여러 곳 중
하나이며 깊은 목소리는 위의 바닥 혹은 배꼽 아래에서 나온다. 목소리에 많은 감정이
포함되어 있을 때는, 심장 부위에서 나온다.
목소리에 화가 나 있으면 간으로부터 나온다. 동정심이 다른 감정을 압도 할 때는 비장으로
부터 나온다. 공포가 목소리에 있을 때는 신장의 불균형을 나타낸다. 목소리가 약하면 목구
멍으로부터 나온다. 어떤 목소리는 부비동이나 머리 상단에서 나온다. 이런 목소리는 약하
고, 얇고, 가늘다. 환자가 말할 때 주된 감정은 무엇인가를 살펴본다. 목소리에 웃음, 눈물
또는 화가 담겨 있는지?　비판적인 목소리인지 지적인 목소리인지 또는 깊은 감정이 담겨
있는 목소리인지? 목소리는 환자의 현재 심정, 감정적, 육체적 건강에 관한 많은 정보를 밝
혀준다. 환자가 깊은 감정을 숨기는 단어를 선택 할 수도 있다. 감정을 숨기려 할 수도 있지
만 목소리는 나타낸다. 주의 깊게 듣고 환자가 정말로 건강한지 아픈지를 나타내도록 해야
한다.

<참고>

목소리에 따른 사상체질 분류

	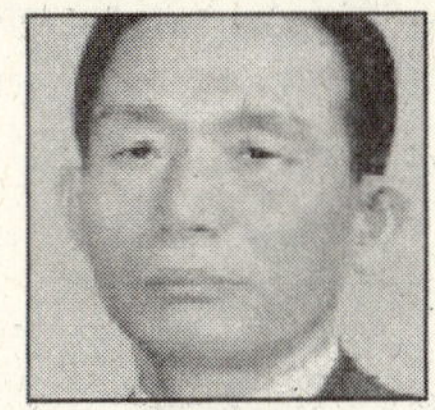박정희	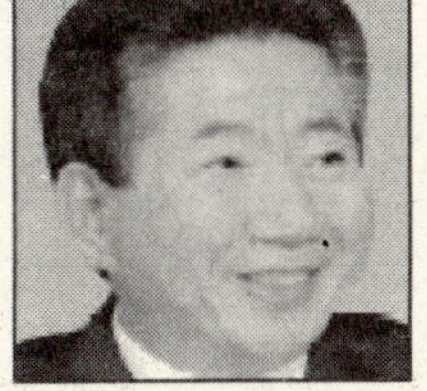노무현	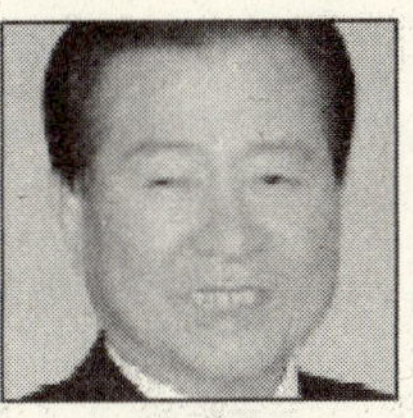김대중	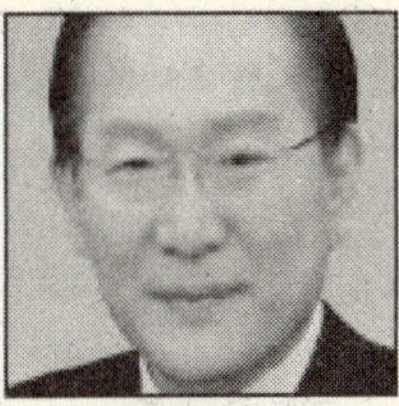이회창
체질	태양인	소양인	태음인	소음인
음성의 양상	목소리가 웅장하고 평소 발음할 때는 보통사람보다 한 옥타브 높은 음을 사용	목소리가 빠르고 강하나 건조한 느낌이 있음	목소리가 탁하면서 힘이 있되, 마지막 부분에서는 힘이 떨어지는 특성이 있음	목소리가 부드럽고 힘이 없고 조용하지만 발음이 맑아서 말하는 사람도 힘이 들지 않고 듣는 사람도 귀에 거슬리지 않음
대표적 인물	박정희 전 대통령, 무용가 홍신자	노무현 대통령, 도올 김용옥, 개그맨 강성범, 탤런트 김수미	김대중·이승만 전 대통령, 개그맨 강호동, 탤런트 최불암, 개그우먼 이영자	이회창 전 한나라당 총재, 박근혜 전 대표 손석희 앵커, 탤런트 김혜자

1-2. 문진과 후각

　　한방적으로 분진은 귀로 듣는 청각 외에 코로 맡는 후각을 이용하는 진단이 포함되어 있다. 다른 사람 신체의 냄새를 분명하게 맡으려면 자신의 건강과 상태가 깨끗해야만 한다.　한국인은 한국인의 냄새는 잘 맡을 수가 없지만 서양인의 냄새는 잘 맡을 수 있다. 당신이 건강에 좋지 않은 음식, 기름기, 당을 많이 먹는다면, 다른 사람의 신체에서 이런 음식의 냄새는 맡을 수 없지만 자신의 상태가 깨끗하다면 다른 사람들이 내는 냄새를 아주 잘 맡을 수 있다.

일반적으로 육식을 많이 먹는 사람은 암모니아가 몸에 차 있어 강한 냄새를 가지고 있다. 단백질 음식은 몸속에서 암모니아로 분해되는데 이것은 독성이 강하고 나쁜 냄새를 가지고 있다. 강한 화장수로 향을 내고 있다면 이 사람의 냄새 맡는 능력은 약하고 개인적인 냄새가 강하기 때문에 화장수를 많이 뿌리게 된다. 호르몬의 불균형은, 그 원인이 되는 지방과 암모니아 때문에 불쾌한 약간 탄 냄새가 난다. 지방은 몸 안에서 산패해서 오래된 것이 상하듯이 산패한 냄새가 난다.　냄새로 진단하는 능력을 기르려면 주로 도정하지 않은 곡식, 야채와 적은 양의 생선을 섭취 하여야 한다. 곡물, 야채, 콩과 다른 식물성 음식들은 몸에서 연료로 탈 때 물과 아산화 탄소를 만들기 때문에 힘 안들이고 냄새 없이 밖으로 빠져 나간다. 타인을 진단하는 것은, 그 사람의 개인적인 세계로 들어간다는 것이다. 환자에게 도움이 될 수 있도록 더 깊이 들어 갈 수 있도록 부탁하는 것이므로 고도로 발달된 예절과 매너를 필요로 하며 가장 숭고한 의도를 가져야 한다.

청진(聽診)

◯ 청진은 청각을 이용해서 진찰하는 것으로 청진기는 유용한 도구가 된다. 청진의 대상은 폐, 심장, 심낭, 늑막, 혈관 및 복부의 장기 등이다

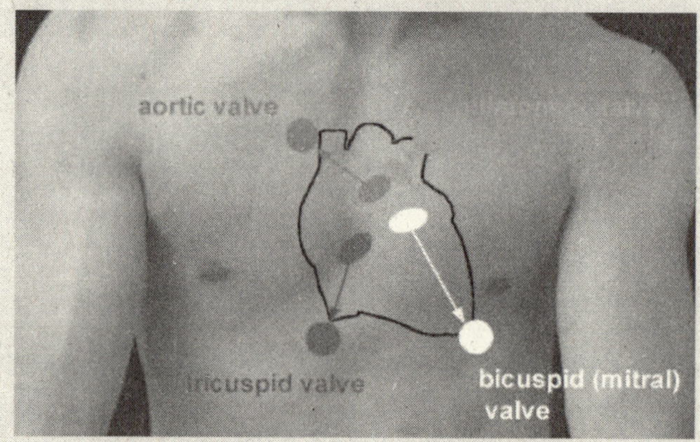

청진부위

예) 심장에서 나는 심음의 불순은 가벼운 판박의 폐쇄부전, 판막의 비후, 심장쇠약 등이 있는 것이며 심음의 위약은 폐기종, 심낭염, 지방심, 심장쇠약 및 흉벽이 두꺼워진 경우.

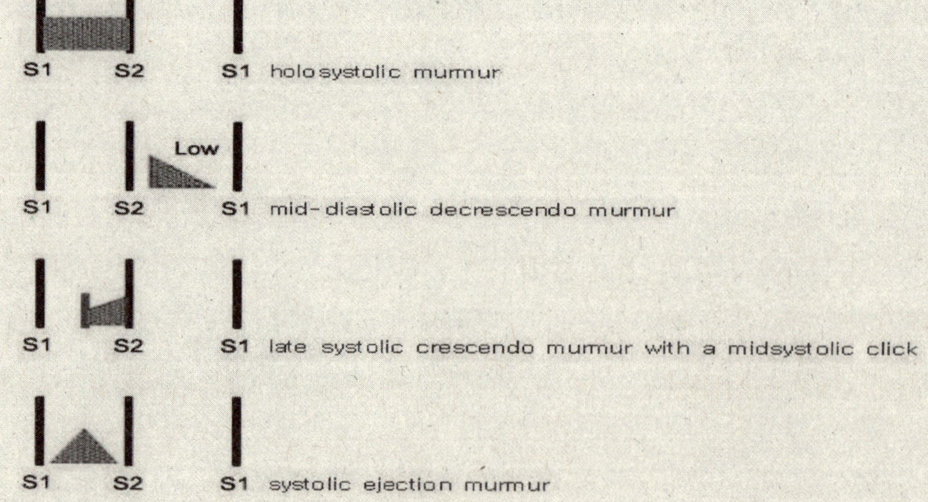

Chapter 01

07

압진법과 찰진법

1. 압진법 ❊ ❊ ❊

1-1. 압진법의 의의

　　내장 질환 시 내장 자체는 통각을 느끼지 않는다. 이에 따라 간 질환 시에 가장 부에 동통을 느낀다는 것은 내장에서 병적 자극에 의하여 발생한 흥분은 교감 신경의 구심점 섬유를 통하여 척수후근에서 후각으로 전달되어 반대 측의 전축삭을 따라 올라가 대뇌피질에 이르러 이곳에서 내장 동통으로 감수 된다고 생각하고 있다. 그러나 임상적으로논 질병에 의해 발생한 자극이 내장에서 교감 신경을 통하여 척수에 전달되고 그 작그을 받은 뇌척수 신경이 분포한 모든 영역 즉 병에 걸린 모든 내장과는 전혀 다른 조직에 각종의 이상 현상을 야기하는 것으로 이해하고 있다. 이러한 현상을 내장반사라 하는 데 내장 반사에는 내장 지각반사, 내장 운동 반사, 내장 영양반사, 내장장기 반사등이 있다. 이렇게 발생한 내장 반사 중 통각과 민점을 탐구하여 간접적으로 병에 걸린 내용을 찾아내는 것이 압진점이다.

압진점의 특징은 압박에 의해 뚜렷해지는 천재성 동통이며, 일정한 장기 질환 시에는 거의 일정 부위에 발생하고, 이 동통은 기관 자체를 압박하여 나타나는 것이 아닌 원격 증상으로 장기와 압진점 사이에는 신경적 연락이이루어 지고 있다.

1-2. 압진법의 방식

압진법은 뇌척수 말초 신경의 전 경로를 거쳐 동일한 강도의 압통이 나타나지 않는다.

골연위에서 신경을 압박하는 경우 골이 없는 곳에서 근이나 근막을 긴장 시켜 그 위에서 신경을 압박하도록 한다.

신경을 단단한 밑받침에 향해서 압박 할 때는 지두를 밑받침에 대하여 수직에 가깝게 할수록 압력이 강해진다. 압진법은 심부의 압통을 조사하는 진단법으로 지두를 피부 표면에 밀착 시킨 채로 눌러야 한다. 압진법에 익숙하지 않을 때는 가능한 강하게 누르는 것이 좋다.

1-3 신체 각부의 중요한 압진점

□ 전흉부의 압진

다음은 전흉부의 압진점에 대한 설명이다.

① 뮈시이 압진점 : 소쇄골 상와로 횡격막 신경이 전사각근을 횡단하는 곳 , 흉골연으로 제 1, 제2 늑간장, 제9, 제 10 늑골을 따라 횡격막이 흉벽에 부착되는 곳, 부흉골 선상으로 제 10 횡격막점.

② 시미트 : 대쇄골산와에서 신경총을 따라 출현하는 것.

③ 볼게스점 : 쇄골 상와와 승모근부에 나타나는 것.

④ 늑간 신경 압진점 : 횡골면에서 2횡지 떨어진 곳, 액와선상, 흉돌기에서 2횡지 떨어 진곳에 압통이 발생 한다.

⑤ 흉골 압진점 : 흉골상의 제 3늑간 높이에 나타나는 오노데라선점은 기관지 림프절 종창 시에 뚜렷하다.

□ 후두부와 배부상방의 압진

① 후두부와 유양돌기부의 압진점은 뇌막염의 조기 진단에 도움이 된다. 특히 견갑부 압진점은 폐문 림프절 결핵의 압진점으로 중요하다.

② 배부의 압진점 → 배부의 압진점은 보아스점과 에발트점으로 위, 십이지장궤양의 압진점으로 유명하다.

□ 복부와 둔부 천골의 압진

① 심와부 압진점 :위, 십이장궤양 시에 자발통이 발생하는 부위에 일치해서 나타난다.

② 계륵부 압진점 : 우계륵부 제6 늑간장 이하로 늑골궁에서 2횡지 떨어진 곳은 간, 담도, 담낭 등의 질환 시에 압통이 나타나고 우축 제9늑연골이 늑골궁에 부착하는 곳에서 연골단을 압박하면 담도 질환 시에 압통이 뚜렷하게 발생한다.

③ 우장골 와부 압진점 : 충수염에 관련된 많은 압진점이 나타난다.

④ 둔부위 압진점 ;

오노데라 압진점은 장골릉을 따라 장골릉보다 3–4cm 하방에 선산으로 길게 나타난다. 전부 압진점은 식도와 분문부의 병변, 중부 압진점은 위 전체의 병변, 후부 압진점은 유문과 심이지장의 병변 시에 나타난다.

⑤ 천골부의 압진점

(ㄱ) 오노데라 임신 월경증 : 상후 장골 극부분, 장골과 천골의 합부를 굴융기 쪽으로 향해 압박할 때 나타나는 압진점이다.

(ㄴ) 오노데라 천골 압진점 :천골연의 중앙부를 강하게 압박 할 때 나타나는 압진점으로 직장점막, 근층질환, 요도와 방광의 점막 질환 및 치두 등 일 때 나타난다.

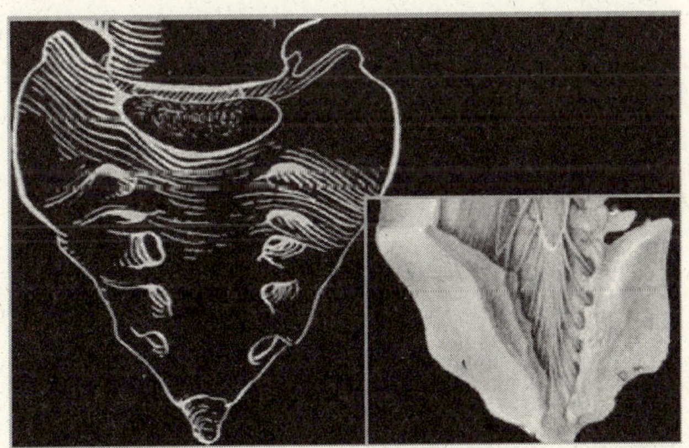

천골은 골반 속에 고정되어 있으며, 뼈 사이에 디스크가 없다. 아래쪽에서 골반의 뒤편을 이루고 있는 천골 5개는 성인에서는 하나로 합쳐져 있으며, 꼬리뼈라고 불리는 미골은 골반의 뒤편을 이루고 있는데 미골 4개도 하나로 되어 있으며 디스크가 없다.

2. 찰진법　　　❉ ❉ ❉

2-1. 찰진법의 의의

체표의 내층인 피하 조직에 내장 지각 반사 현상에 의해 나타나는 지각이상의 양상을 찰진법에서 조사하여 단서와 관련된 내장 질환을 찾아내는 진단법이다.

찰진법의 시행 방법은 환자의 체표 내층에 해당하는 피하 조직을 그 부위의 피부와 같이 시술자의 모지와 시지로 잡아 쥐고 가볍게 압박한다.

2-2. 찰진 이상의 양상

① 찰진 이상의 예둔과 강약 ;

　예리하고 강한 찰진 이상은 발병 당초에 나타난다.

② 찰진 이상의 징조 ; 찰진 이상의 한층 더 강하고 예리 해질 때는 그 범위가 확대되어 병세가 악화 되는 상태이다.

③ 찰진 이상의 재연 ; 근원 질환의 재연이다.

④ 찰진 이상의 전이 ; 늑막염 환자의 경우 회복기에 우측은 이상이 감퇴하고 반대쪽은 예리해진다. 이에 의해 반대쪽에 늑막염이 발생하는 것을 예견 할 수 있다.

⑤ 찰진 이상의 지속 ; 질병이 회복되면 찰진 이상도 정상으로 회복된다.

2-3 압진법과 찰진법에 의한 주요 질환의 진단

❑ 흉부질환 찰진

① 결핵 ; ㉠ 초기 변화군 : 찰진을 하면 원 발소가 생기는 부위를 둘러싸고 있는 흉벽에 찰진 이상이 출현하는 경우에 따라 전흉부의 상방 혹은 측흉부, 계륵부, 배부에도 나타난다. ㉡ 폐문 결핵 : 견갑간부 압진점이 나타난다. ㉢ 조기 침윤 : 조기 침윤이 나타나는 장소에 따라 찰딘 이상이 나타나는 장소도 다르게 나타난다.

② 습성 늑막염 : 찰진 이상이 액와부에 뚜렷하게 나타난다.

　건성 늑막염 : 마찰음이 들리는 부위의 흉벽표내층에 찰진 이상이 나타난다.

③ 횡격막늑막염 : 폐의 하면과 횡격막 사이에서 발생하는 늑막염으로 흉벽의 표내층에 찰진 이상이 나타난다.

④ 급성 폐렴 : 발생 초기 발열이 시작 되고 흉벽에 찰진 이상이 나타난다.

　폐농양 및 폐괴저 : 찰진 이상이 나타나는 부위에서 병소를 쉽게 진단 할 수 있다.

❏ 복부질환 찰진

① 위 및 십이지장궤양 :　위통, 복부의 위압ㅂ진점, 배부의 위압진점, 둔부 압진점 등이 모두 나타 날 때 위궤양을 생각하고 , 복통의 주기성, 자발통이나 기아통, 복부와 배부의 십이지장 궤양압진점, 둔부 압진점이 모두 나타날 때는 십이지장 궤양이다.

② 담낭 질환, 오노데라 늑간 담도질환 압진점, 오노데라 담낭 압진점 및 배부 담도 질환 압진점 등이 모두 양성 반응을 보인다.

③ 충수염 우장골 와부의 압통과 압진점 및 찰진 이상의 유무를 조사한다.　충수염 압진점으로는 맥버니점, 퀴멜점, 란즈점, 모리스점, 몬로오점, 랜즈만점, 구라도우점, 핫토리점 등이 있다.

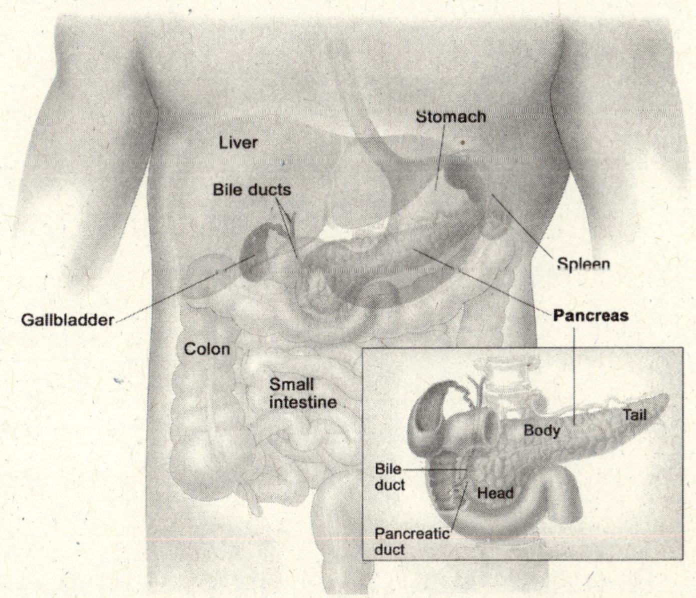

복부의 각 장기와 췌장의 위치

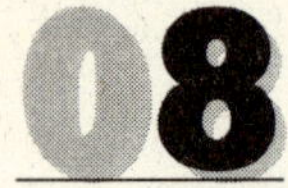

Chapter 01

08

측진법

1. 체온　＊＊＊

1-1. 체온 측정 방식과 정상체온

체온은 체온계를 사용하여 액와에서 측진한다. 건강한 사람의 체온은 36.4 ～ 36.8도이다. 하지만 건강에 문제가 있을 경우 체온이 낮아지면 현대인은 과거에 비해 체인이 떨어진 상태이며 질병은 저체온증에서 비롯되는 수가 많으며 여성 냉증도 저체온증이 원인이 된다.　각종 암이나 당뇨가 있을 경우에도 체온이 저하된다.

1-2. 발열

체온이 평열이상 지속적으로 상승되는 것을 열선체온 또는 발열이라 한다.

발열 시에는 체온의 상승 외에 안면홍조, 발한, 호흡수의 증가, 맥박상승, 식용부진, 변비, 구토, 현운, 의식장애 등의 다양한 증상이 나타난다.

① 열강

㉠ 허탈열 : 36.0도 이하로 동상이나 허탈 시 나타난다.

㉡ 미열 : 37.5도 이하의 열로 폐결핵 초기나 가벼운 감기, 급성위염의 경우 나타난다.

㉢ 격열 : 37.5 ～ 38.5 도의 열로 급성 신염이나 늑막염 등일 때 나타난다.

㉣ 중등열 : 38.5 ～ 39.5 이하의 열로 유행선 감기나 급성 관절류머티스 등일 때 나타난다.

㉤ 고열 : 39.5 ～ 41.5 대부분의 전염병 시 나타난다.

㉥ 과열 ; 41.5도 이상의 열로 일사병이나 열사병일 때 나타난다.

ⅽ 열형 : 유열 기간 중 그 열이 지속되는 정도나 오르내리는 상태(계류열, 이장열, 간헐열 등으로 구분 한다.)

② 열의 경과 ; 상승기, 극기, 회열기,

③ 오한 전율 ; 체온이 급격하게 상승하면 환자는 갑자기 추위를 느끼고 심한 경우 골근이 수축을 일으키는데 이를 오한 전율이라 한다. 이 현상은 갑자기 다량의 열을 보충하기 위해 일어난다.

1-3 호흡

① 호흡의 형식 ; 건강한 남자의 경우 흉복식 호흡, 여자의 경우 흉식호흡을 주로 한다.

② 호흡의 수 ; 1분에 성인이 약 16 ~ 20회, 초생아 40회

호흡수의 이상은 호흡 촉박 (호흡수의 증가 현상으로 폐나 심장 질환 시에 나타남) 호흡 완서 (호흡수의 이상 감소 현상) 등이 있다.

③ 호흡 곤란 ; 지속적 호흡 곤란은 심장, 관상동맥 질환, 매독성 대동맥염, 폐결핵, 늑막염, 빈혈, 동맥경화증일 때 나타나고, 발작적 호흡 곤란은 기관지 천식, 신장이나 심장 천식, 히스테리, 백일해 등 일 때 나타난다. 돌발적인 호흡 곤란은 디프테리아, 이물연하, 폐동맥색전 등

④ 호흡의 병적 변화

㉠ 체인 스톡크스 호흡 현상 : 심장 질환 및 각종 중독 특히 몰핀과 요독증 일 경우 삼낭직 전에 종종 나타난다.

㉡ 쿠슨마울 대호흡 : 당뇨병 혼수 시에 발생하는 심 또는 대호흡이다.

2. 혈압   ✤ ✤ ✤

2-1. 혈압

① 정상 혈압

혈압은 혈압류가 혈관벽에 미치는 압력으로 보통 동맥혈압을 가리킨다. 최고 혈압, 최저혈압, 맥압의 비는 3: 2 : 1 이 가장 이상적이다.

$$\text{최고 혈압} = 120 + \text{연령} /2 - 20\text{mmHg}$$

$$\text{최고 혈압} = \text{연령} + 90\text{mmHg}$$

② 혈압의 측정 방식 ; 혈압을 재는 혈압계는 리바로치형 수운 혈압계와 타이코스 식 아네로이드형 혈압계가 있다.

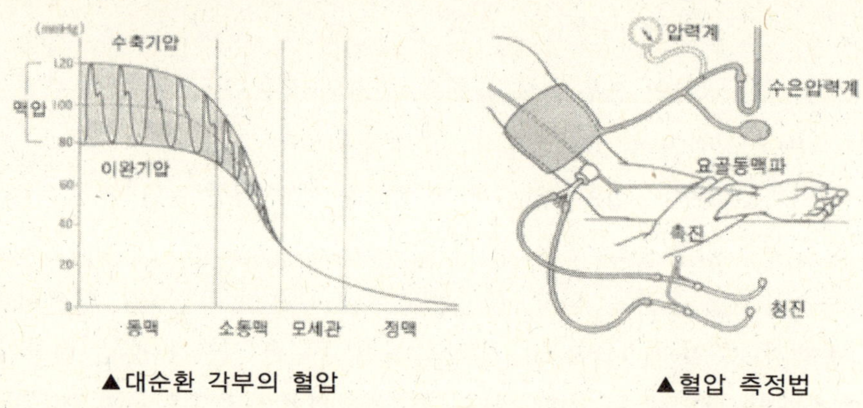

▲대순환 각부의 혈압　　　　　　▲혈압 측정법

③ 병적 혈압

㉠ 병적 항진 : 고혈압이 2 ~3주 이상 지속되면 좌심실의 비대로 혈압의 항진이 되지 않는다. 일시적 항진으로는 아드레날린 주사. 납중독, 오한전율, 급성 신연 등이 나타 아고 지속적 항진은 만성 신염, 위축신, 동맥경화, 본태성 혈압 항진증일 때 나타난다.

㉡ 병적 하강 : 허탈, 심장 쇠약, 에디슨병, 무력선 체질의 경우 나타난다.

3.　신체의 계측　　　❈ ❈ ❈

3-1. 신장, 체중, 흉위, 좌고 및 체지의 길이와 둘레의 계측

① 상지 길이 : 상지를 몸 쪽으로 늘어뜨리고 신전 회외 위에서 측정한다.

② 하지의 길이 : 골반의 위치를 수평으로 하고 양하지를 평행 신전시킨 위치에서 측정한다.

③ 둘레 : 상완의 둘레는 견봉단으로 좌우 동일한 거리이고 전완의 둘레는 외관상 가장 굵게 보이는 곳이며, 대퇴의 둘레는 슬관절 외측 열극에서 좌우 동일한 높이이며,

하퇴의 길이는 외관상 가장 굵게 보이는 곳이다.

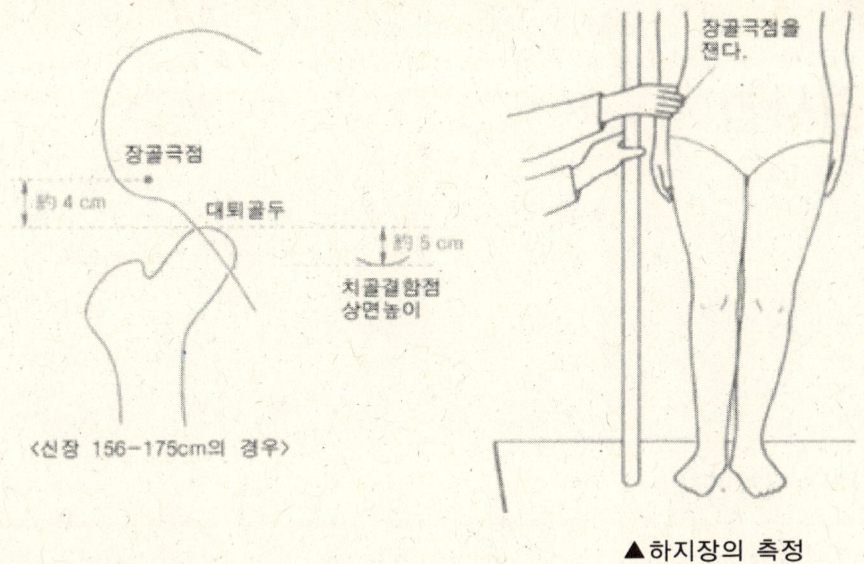

▲하지장의 측정

3-2. 체격 및 체질 지수

L (신장) W (체중) B (흉위) S (좌고)

① 비체중 ; W/L x 100

② 비흉위 ; B/L x 100

③ 비좌고 ; S/L x100

④ 카우베익 지수 ; W/L2 x 100

⑤ 로우러의 신체 충실 지수 W/L3 x100

⑥ 오펜하이머의 열량지수 : 상완위 /흉위

⑦ 메슬러 체질 지수 : 상완위 − { 신장 − (체중 + 흉위) }

⑧ 피네버 베크의 체질 지수 : W/L x 100

⑨ 베르베크 지수 : W/L + B/L

⑩ 부르아르트 지수 : L/W x B

Chapter 01

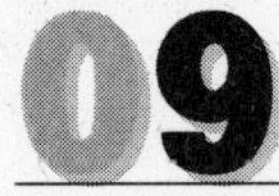

반사검사법

1. 뇌척수신경반사　　　　　　❋ ❋ ❋

뇌척수신경의 지배를 받고 있는 수의근에 나타나는 반사현상으로 피자극부위에 따라 피부반사, 점막반사, 건반사, 골막반사 등으로 나눈다. 이중에서 피부빈사와 점막반사를 표층반사라 하고 건반사와 골반사는 심부반사라고 한다.

1-1. 피부 반사

① 복벽반사 ; 복벽의 피부를 상외방에서 약간 내하방으로 혹은 수직반향으로 신속하고 길게 자극하면 동측의 복근 특히 외복사근이 수축되는 반사이다. 이것은 상복벽반사(중추는 제6~7흉수), 중복벽(제8~9 흉수), 하복벽(제10~12 흉수)로 세분된다. 이 반사가 고위의 추체로 장애나 편난일 때는 감퇴 또는 상실되나 복근반사 유선상에 해당되는 늑골궁을 타진추로 고타하면 복근이 수축되는 심부반사는 오히려 항진되므로 진단감별에 도움이 된다. (노인이나, 복벽이완, 지방과다 등일 때는 반사가 나타나지 않는다)

② 거고근 반사 ; 대퇴 상방의 내면 피부를 문지르거나 강하게 압박하면 그 쪽의 고환이 거상되는 반사이다. 중추는 제1, 2 요추이다. 여자의 경우 하복부의 근이 수축되므로 이 반사를 서혜반사라 한다.

③ 족저 반사 ; 족저 특히 그 외연에 가까운 곳을 자극하면 족지가 족저 쪽으로 굴곡되는

반사이다. 중추는 제1, 2천수이다.

④ 항문 반사 ; 항문 주위의 피부 특히 회음부를 자극하면 항문 괄약근과 회음부의 근이 수
축하여 항문구가 거상되는 반사이다. 중추는 제 2, 3,4 천수이다.

1-2. 점막 반사

① 결막 및 각막 반사 ; 모지와 시지로 상, 하안검을 가볍게 벌리고 안검을 외측에서부터 수
지두, 얇은 종이조각, 탈지면을 비틀어 고은 것을 결막 또는 각막에 살작 대면 안륜근이
수축하여 안검열이 순간적으로 폐쇄되는 반사이다. 결막 반사는 가금 나타나지 않지만
각막 반사는 항상 예민하게 나타난다. 각막반사는 깊은 마취나 혼수상태일 때 상실된다.

② 인두 반사 (구역 반사) ; 자로 설근을 압박 하거나 설압자를 연구개나 인두벽의 점
막에 가져다 대면 인두근이 수축하여 연구개가 거상되고 구역운동이 일어나는 반사
이다. 반사궁은 설인신경 -〉 연소 -〉 미주 신경으로 되어 있다. 이 반사는 개인차
가 크며 주로 마비와 같은 기질적 질환과 히스테리 일 때 상실된다.

③ 기타 ; 비점막의 자극에 의한 분사 반사와 인두, 후두, 기관자극에 의한 해수 반사 등도
점막반사에 속한다. 히스테리일 때에는 점막 반사가 상실 된다.

1-3. 건반사

① 슬개건반사 ; 대퇴사두 근건을 슬개골 직하에서 고타하여 대퇴사두근을 수축시켜 하퇴를
신전 시키는 반사이다. 반사 중추는 제 2~4 요수이다. 슬개건 반사를 검사 할 때는 슬관
질을 둔각으로 굴곡 이완시키고 환자의 관심을 다른 쪽으로 돌리게 한 후에 시행한다.
슬개건 반사가 상실되는 것을 베스트발 증후군이라 하는데 척수로 척수선상염, 다발성신
경염, 중증 각기 등일 때 나타난다.

② 아길레스건 반사 ; 아길레스건을 고타하면 비복근이 수축되어 발이 족저 쪽으로 굴
곡되는 반사이다. 반사 중추는 제 1, 2 천수이다.

③ 상완이두근건반사 ; 상완이두근이 요골단에 부착하는 직상부를 고타하면 동근이 수
축되어 전완이 굴곡되는 반사이다. 중추는 제 5,6 경추이다.

④ 상완삼두근건반사 ; 산완삼두근건을 주관절의 후면 즉 주두부 상에서 고타하면 동
근이 수축되어 전완이 신전 되는 반사이다. 중추는 제 6,7 경수이다.

⑤ 안윤근 반사 ; 환자의 외안각 피부를 외측으로 가볍게 잡아당기는 것처럼 하고 있는

모지를 고타하면 안윤근의 반사적 수축이 일어나 눈을 감게 되는 반사이다. 반사 중추는 뇌교이다. 말초성 안면 신경마비일 때 감퇴, 상실 된다.

1-4 골막반사

① 요골 반사 (회외근 반사) ; 전완을 약간 굴곡 시킨 상태에서 요골 경상 돌기를 고타하면 전완이 굴곡되고 회외운동이 일어나는 반사이다. 반사 중추는 제 7, 8 경수이다. 추체로 장애 일 때 항진 된다.

② 척골 반사 (회 내근 반사); 전완이 약간 굴곡되고 회외위로 있는 상태에서 척골 경상돌기를 고타하면 전완의 회내운동이 일어나는 반사이다.

　반사 중추는 제 4, 6, 7 경수이다.

③ 체르마크 헤링 반사 ; 총격동맥이 내외경동맥으로 분기되는 곳을 압박하면 서맥 (1분에 10 ~15회 감소) 이 되고 혈압이 저하되는 현상이다. 반사궁은 설인 신경 -〉 연수 -〉 미주 신경이다.

④ 소름 반사 ; 측경부, 견갑부, 액와부 등의 피부에 기계적 자극을 주면 입모근이 수축되어 피부에 소름이 끼치고 닭살처럼 거칠어지는 현상이다. 신체 반측에 나타난다.

2. 자율신경반사　　　　　❋ ❋ ❋

① 동공 반사 ; 동공에 빛을 쏘일 때 동공이 축소되는 것을 대광반사라 하고 또 가까운 것을 볼 때 동공이 축소되는 것을 복주반사라 한다. 병적으로 동공이 축소되는 것은 경부 교감신경 마비, 몰핀중독, 뇌막염 일 때 나타나고 병적으로 동공이 산대되는 것은 두통, 전간의 발작, 동안신경마비, 아트로핀 주사 등 일 때 나타난다. 대광반사가 상실되는 현상을 대광강직이라 하는데 척수로, 뇌매독, 유행성 뇌염 등 일 때 발생한다.

② 아시너 반사 ; 양쪽 안구를 시술자의 모지로 비교적 가볍게 압박하면 정상상태 하에서 맥박수가 1분에 6 ~8 회 정도 감소하는 현상이다. 반사궁은 삼차신경 -〉 연수 -〉 미주 신경이다.

③ 체르마크 헤링 반사 ; 총격동맥이 내외경동맥으로 분기되는 곳을 압박하면 서맥 (1분에 10 ~15회 감소) 이 되고 혈압이 저하되는 현상이다. 반사궁은 설인 신경

-> 연수 -> 미주 신경이다.

④ 소름 반사 ; 측경부, 견갑부, 액와부 등의 피부에 기계적 자극을 주면 입모근이 수축되어
피부에 소름이 끼치고 닭살처럼 거칠어지는 현상이다. 신체 반측에 나타난다.

3. 체지 및 위치반사   ✳ ✳ ✳

① 긴장성 경반사 ; 경부를 한쪽으로 돌리고 그 곳에서 고정시켜 놓고 살펴보면 하악이
   향한 쪽의 상하지는 신전되어 근긴장성이 항진되고 후두부가 향한 쪽의 상하지는
   굴곡되어 근긴장성이 감퇴되어 있음을 발견할 수 있다. 즉 경부의 체간에 대한 위치
   에 따라 신체 수의근의 긴장이 영향을 받게 되는 것이다. 이 반사는 추체로 장애 시
   에 잘 나타나고 편마비환자의 경우 마비측에 호발한다.
② 긴장성 미로 반사 ; 동물에 있어서 머리를 앞으로 구부리면 앞다리가 굴곡되고 뒷다
   리가 신전 되지만 머리를 뒤로 젖히면 앞의 상태가 반대로 된다. 인간에게도 이러한 반
   사현상이 일어났는데 항상 복잡한 수의운동 때문에 불분명하게 되었다.

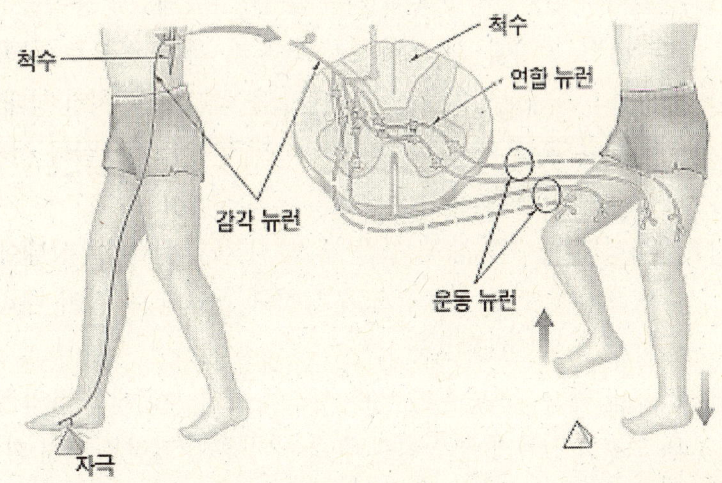

그림 ; 척수반사; 왼쪽다리는 들게 하는 명령을 내리고 오른쪽
다리로는 옮기게 하는 명령을 내린다.

4. 병적반사 ✹ ✹ ✹

① 바빈스키 반사 ; 족저외연을 종부에서 족저 쪽으로 향해 타진추의 손잡이 끝으로 문지르면 모지가 천천히 배굴되는 현상이다. 이 때 네 개의 족지는 부채와 같이 벌어진다. (개선현상) 병적으로는 추체로 장애가 가장 확실한 증후로서 뇌일혈, 척수염, 척수종양 등일 때 나타나고 드물게는 추체로 장애 없이 일시적으로 극심한 피로, 강한 정신 흥분, 경련 발작 일 때에도 발생한다.

② 오펜하임 반사 ; 하퇴의 전면경골 내측을 모지와시지로 상방에서 하방으로 강하게 문지르면 모지가 배굴 되는 현상이다.

③ 고오든 반사 ; 비복근의 하방 3/1의 부위를 수지로 강하게 파악하면 모지가 배굴 되는 현상이다.

④ 레마크 대퇴 반사 ; 대퇴내측을 강하게 문지르면 족부와 족지가 배굴 되고 하지 전체가 반사적 견인이 일어나는 현상이다.

⑤ 셰퍼 반사 ; 아킬레스건을 강하게 파악하면 모지가 배굴 되는 현상이다.

⑥ 차도크 반사 ; 외골 후하부를 침으로 자극하면 모지가 배굴 되는 현상이다.

⑦ 롯솔리모 반사 ; 족저 중간부의 전방 즉 족지에 가까운 쪽을 타진추로 가볍게 타진하면 족지가 족저 쪽으로 굴곡 되는 현상이다.

⑧ 멘델벡테레프 반사 ; 족배 외측의 중앙부, 제 3,4 중족골 (입방골 있는 곳) 을 타진추로 자극하면 모지를 제외한 다른 족지가 족저 쪽으로 굴곡 되는 현상이다.

⑨ 족축닉 ; 환자를 앙와 시키고 슬관절을 약간 굴곡 시킨 상태에서 하지를 들어 올려 환자의 긴장을 푼 후에 환자의 족부를 강하게 충동적으로 굴곡 시키면 족부에 배굴과 저굴이 율동적으로 반복되는 현상이다.

⑩ 슬축닉 ; 환자를 앙와 시킨 후 하지를 신전 시킨 상태에서 시술자의 모지와 시지로 슬개골의 상부를 충동적으로 강하게 하방으로 밀어 내리면 슬개골이 율동적으로 운동하게 되는 현상이다.

⑪ 호프만 반사 ; 시술자의 우측 시지와 중지 사이에 환자의 중지말절을 삽입시키고 시술자의 모지로 강하게 굴곡 시킨 후 갑자기 중지 말절을 떼면 환자의 모지가 굴곡 되는 현상이다.

⑫ 트레무너 반사 ; 환자의 수지를 약간 굴곡 시킨 상태에서 그 중지 말절을 시술자의 수지두로 장측에서 부터 튀기듯이 고타하면 모지가 굴곡 되는 현상이다.

⑬ 바르테 베르크 반사 ; 환자의 모지를 제외한 4지를 가볍게 굴곡 시키고 그 장측에 직각이 되도록 시술자의 시지와 중지를 놓고 그 손가락을 고타한다. 이 때 환자의 모지와 4지 전체가 반사적으로 굴곡 되면 양성이다.

⑭ 겔릿히 현상 ; 고관절을 굴곡 시킨 상태에서 대퇴와 하퇴의 각도를 135도 이상 벌릴 수 없을 때 억지로 벌리면 극심한 동통을 호소하는 현상이다.

⑮ 파악 반사 ; 수장에 물체가 접촉하면 불수의적으로 그 물체를 잡아주려는 현상이다. 이 반사가 신생아는 생리적으로 나타나지만 성장 후에는 병적 상태에서만 나타난다.

중추성마비와 말초성마비의 비교		
항목	중추성 마비	말초성 마비
근긴장	항진(경련, 구련)	감퇴 또는 상실(피동성 증대, 심장성 항진)
근위축	중등도, 단순성 위축	강도, 변성 위축
전기변성 반응	없다	출현한다
근반사 및 골막반사	항진, 슬닉, 족축닉	감퇴내지 상실
병적 피부반사	병적 수반 운동 출현(복벽반사, 거고근 반사가 상실되는 일이 있다	병적 수반 운동 없다
마비의 성상	경련성	이완성
마비의 부위	광범성(편마비 또는 양마비)	신경근의 지배 이하에 있는 근
섬유성 수축	없디	출현
지각장애	반신지각마비	말초신경의 지배영역에 일치되게 나타난다.
심부 지각장애	입체 인지장애	입체 인지 장애 없다
직장 지각장애	간혹 나타난다	없음
뇌증상	간혹 나타난다	없음

Chapter 01

10

관절가동역 및 동작검사법

1. 관절가동역검사의 의의 및 측정법 ❈ ❈ ❈

1-1.

관절의 가동역(可動域)을 검사 할 때는 각도계(角度計)를 사용하는 것이 좋다. 주관적 측정의 감각 훈련은 기본 훈련이므로 0도 , 90도, 180도 는 누구든지 쉽게 알 수 있으므로 30도, 45도, 60도의 각도를 설정하여 이것을 잘 기억하도록 해야 한다.

2-1. 경부 관절가동역검사 측정법

경 부				
가동역	측정자세	고정축	가동축	주의사항
굴곡 0° ~ 45° 신전 0° ~ 4°	좌위 또는 기립위	양견봉의 높이 로 마루와 평행	외측 2개의 선상	흉요부 운동
측굴 0° ~ 45°	상동	제 7 경추 극돌 기 높이로 마루 와 평행 후측	두부 정중선	상동
회선 0° ~ 60°	좌위	양견봉을 연결 하는 선의 평행	양이공을 연결 하는 선의 평행	경부의 굴곡과 측굴을 방지

2-2. 견관절 관절가동역검사 측정법

견관절				
가동역	측정자세	고정축	가동축	주의사항
굴곡 0° ~ 180°	앙와위, 좌위 또는 기립위에서 정상으로 향해 굴곡한다.	대전자를 포함한 중와액선	상완외측 중앙선	체간의 신전을 방지한다.
신전 0° ~ 60°	복와위, 좌위 또는 기립위에서 수장을 전방으로 향한다.	상동	상동	체간의 전굴을 방지한다.
외전 0° ~180° 내전 0°	환자는 시술자에게 등을 향한 상태에서 좌위 또는 기립위를 취하고 수장의 전방으로 향한다.	후액와 선상으로 척추와 평행	상완의 후정중선과 평행	체간의 측굴과 견관절의 굴신을 방지
내선 0° ~ 70° 외선 0° ~ 90°	앙와위에서 견관절을 90도 외전 및 주관절을 90도 굴곡시키고 전완을 수직으로 세우고 체간 쪽으로 향한다.	마루와 평행	전완의 후면 정중선	주관절의 위치가 움직여지지 않도록 한다.

2-3. 주관절 관절가동역검사 측정법

주관절				
가동역	측정자세	고정축	가동축	주의사항
굴곡 0° ~ 150° 신전 0°	기립위 또는 앙와위에서 몸쪽 중앙선에 평행되게 상지를 해부학적 위치에 있게 한다.	전방을 향한 상완의 외측 중앙선	경상돌기에 향한 요골의 외측 중앙선	

2-4. 요척관절 관절가동역검사 측정법

요척관절				
가동역	측정자세	고정축	가동축	주의사항
회내 0°~90°	좌위 또는 기립위에서 상완을 몸쪽에 밀착시켜 주관절을 90도 굴곡케 하고 손에 연필과 같은 것을 잡게하되 그것이 수직(중간위)이 되게 한다.	상완의 장측에 평행이 되도록 수관절의 후면	잡은 연필이 평행이 되게 한다	주관절이 몸쪽에서 떨어지지 않게 하고 몸의 측굴을 방지한다
회의 0°~90°	상동	수관절의 전면	상동	상동

2-5. 수관절 관절가동역검사 측정법

수관절				
가동역	측정자세	고정축	가동축	주의사항
굴곡 0°~90° 신전 0°~70°	좌위 또는 기립위에서 주관절을 굴곡시키고 전완을 회내위로 한다.	척골소지축	제5 중수골	
외전(요골) 0°~25° 내전(척골) 0°~55°	전완의 중간위	전완의 후면 정중선상에서 외측 상과로 향한다. 수관절의 배면	제3중수골	수관절의 굴곡과 신전 및 요측관절의 회내위를 방지하고 손가락을 가동축의 지표로 향해서는 안 된다.

2-6. 고관절 관절가동역검사 측정법

고관절				
가동역	측정자세	고정축	가동축	주의사항
굴곡 0° ~ 180° 0° ~ 125° (슬굴)	앙와위 또는 측와위	대전자와 장골 능을 연결하는 선으로 고관절 의 외측면	대퇴의 외측 중앙선	슬관절이 굴곡 상태인지 신전 상태인지를 명 기한다. 원칙은 슬굴곡 상태에 서 측정한다.
신전 0° ~ 15°	복와위 또는 측와위	상동	상동	배부가 구부러 지는 것을 방지 한다.
외전 0° ~45°	앙와위	좌우의 상전장 골극을 연결하 는 선으로 골 반의 전면	대퇴골의 중앙선	
내전 0° ~ 25°	상동	상동	상동	반대측을 외전 시켜 놓는다.
내선 0° ~ 45° 외선 0° ~ 45°	좌위 또는 앙와위 에서 발이 마루에 닿지 않을 정도로 높은 의자에 걸터 있아 무릎을 90도 굴곡시켜 늘어 뜨 린다. 이때 상전장 골극, 슬개골의 중 앙, 종골 융기의 중 앙, 제2,3지간이 동일한 지상면에 있도록 함	경골의 중앙선	내과, 외과의 전면 중앙으 로 향해 경골 의 중앙선	운동시에 슬관 절에서 위의 자 세가 흐트러지 지 않도록 한다.

2-7. 슬관절 관절가동역검사 측정법

슬관절				
가동역	측정자세	고정축	가동축	주의사항
굴곡 0° ~ 150° 신전 0°	복와위에서 발 끝을 침대 밖으로 내민 상태	대퇴의 외측 중앙선 측, 대전자에서 대퇴골의 외측상과 비골		
굴곡(배굴) 0° ~ 20° 신전(저굴) 0° ~ 45°	무릎을 굴곡시킨 상태에서 좌위나 앙와위	비골	제 5 중족골	회내와 회외를 방지한다.
회외 0° ~ 70° 회내 0° ~ 90°	상동	종골 융기의 중앙과 제2, 3지간의 족저	종골 융기의 중앙과 제 2, 3 지간	슬굴곡위에 의해 고관절의 내외전을 방지한다.

2. 관절가동역검사의 기록 ❈ ❈ ❈

1-1. 관절가동역검사의 기록법

관절가동역의 검사 결과를 다음과 같이 기록한다.

성명

생년 월 일

진단

입원 외래

가동역

① 운동은 해부학적 기본 자세를 출발점으로 한다.

　미부의 방향을 0도로하고 두부 쪽의 방향을 180도로 하여 가동역을 측정한다.

② 가동역은 모두 타동적 가동 영역으로 나타난다. 경축이나 구축에 의해 가동 제한이 발생하는 경우 기표에 그 표시를 한다.

③ 각도의 눈금은 10도 마다 표시한다.

④ 계속적으로 시행하는 검사의 결과는 동일한 기록표에 기법하고 똑같은 잉크로 건사 월일을 순서대로 기록한다.

⑤ 상태가 통보된 경우에는 앞의 검사 결과에 의해 사선을 긋고 날짜를 기입한다.

⑥ 검사자세가 부도와 다른 경우에는 앙와 일 때는 S, 복와 일 때는 P를 기입한다.

---

3. 동작검사법　　　❋ ❋ ❋

관절의 가동력이나 근의 검사를 일상생활의 동작에 관하여 살피고 검사한다. 환자는 자신의 일상생활시 어떤 동작을 못하는 것으로 운동장애를 지각한다. 일상생활 동작의 이상은 중요한 핵심으로 그 회복이 최종적인 목표가 된다.

일상생활동작의 검사항목		
A	이동	돌아 눕는다. 누워서 간단히 움직인다. 앙와위에서 다른 다리를 쪽 뻗고 앉는다. (역) 앉아서 가만히 움직인다. 긴다. 휠체어 작동. 크러치 보행. 지팡이 보행. 독자적인 보행
B	입체응용동작	의자에 걸터 앉는다. (역) 마루에서 허리를 굽힌다. (역) 침대에 눕는다.(역) 물건을 가지고 걷는다.(2kg) 문을 열고 들어간다. 경사로를 올라간다.(역), 난간을 잡지 않고 계단을 올라간다. (역), 문지방을 넘는다. 도랑을 건넌다(30cm), 마루에 있는 물건을 집어 올린다. 웅크리고 앉는다(역), 물에 담긴 컵을 쟁반에 담고 운반한다. 버스에 탄다.
C	식사동작	수저로 먹는다. 포크로 먹는다. 컵으로 물을 마신다.
D	착탈동작	와이(티)셔츠를 입는다. (역), 단추를 잠근다. 바지를 입는다. 양말을 신는다. 신발을 신는다. 모자를 쓴다. 보장구를 착용한다.(역)
E	위생동작	수도꼭지의 개폐, 이를 닦는다. 세수를 한다. 수건으로 닦는다. 머리를 빗는다. 손톱을 깎는다. 양변기의 사용, 목욕을 한다.
F	기타	책장을 넘긴다. 연필을 잡는다. 글씨를 쓴다. 서랍을 연다.(역) 스위치 조작, 열쇄로 잠근다(역). 망치로 못을 박는다. 바늘에 실을 꿴다. 머리띠를 맨다.

일상생활 동작의 검사는 설문지를 작성하여 호소를 선별하고 이를 근거로 실제 동작을 확인한다. 평가기록은 초진시 기록은 I난에 등급은 G난에 기제하고 초진 시 불가능한 동작은 공백으로 한다. 어떤 동작을 혼자서 했을 경우 파란색으로 표시하고 퇴원 시에 불가능한 것은 빨간색으로 표시한다. L은 환자를 일으켜 주지 않으면 안되는 경우, A는 환자에게 보조자가 필요한 경우, 환자에게 적합하지 않은 행동은 X로 표시한다.

Chapter 01

11

근 검사법

1. 근위축과 근긴장의 검사법 ❁ ❁ ❁

1-1. 근위축의 검사

근위축은 근의 용적이 감소되는 상태로 부동작성위축과 변성위축이 있다. 보동작성(단순성)위축은 수술, 뇌일혈, 노쇠 등으로 오랫동안 근을 사용하지 않을 때 발생하는 것으로 1지의 근 전체가 거의 평등하게 침해받고 반응이 일어나지 않는다. 이에 반해 변성위축은 운동신경에 속한 신경세포는 근의 영향을 지배하고 있는 말초성 운동 뉴런이 신경세포에서 중단 될 때 발생하는 것으로 근에는 심한 조직학적 변환가 생기고 모지구, 소지구, 골간근 등의 개개의 근이 침해받으며 전기변성반응이 일어난다. 근의 위축과 함께 말초운동 뉴런 장애 시 나타나는 섬유소성 연축에 대해서도 유의해야 한다. 대개 상지의 신전축, 견갑부, 하지의 외측, 설 등에 발생하는데 반드시 병적인 것은 아니며 피로 등 정상 시에도 타진추로 근을 고타하면 나타난다.

1-2. 근긴장의 검사법

① 근긴장의 항진 ; 근 긴장이 항진되면 근이 단단하게 긴장되고 타동적으로 체지 관절을 신속하게 굴신시킬 때 정상시보다 강한 저항을 느낀다. 근 긴장의 항진상태를 강직과 경직으로 구분하고 특히 강직이 심한 것을 구련이라고 한다.

㉠ 강직 ; 타동 운동의 초기에 저항이 강한 곳 A까지 운동시키면서 갑자기 저항이 감퇴되는 현상으로 굴근 또는 신근에 나타나며 추체로 장애시 나타난다.

㉡ 경직 ; 타동운동 중에 저항이 강한 곳까지 운동시키면 갑자기 저항이 감퇴되는 현상으로 굴근 또는 신근이 모두 긴장이 증강되는 것이며 추체외로계 질환 시에 볼 수 있는 특이한 현상이다.

ⓒ 구연 ; 주로 중추성 마비 시에 일정한 근군에 출현하는 연속적인 근 긴장상태 또는 추체외로성 질환 시 나타나는 지속적인 근 긴장상태에 기인하는 이상 자세이다. 전자는 뇌일혈 등으로 인한 편탄 후의 경련성 마비시에 길항근이 단축되어 발생하는 것이고 후자는 구선상체 또는 흑질의 병변에 의해 발생하는 것으로 파킨스 증후군 등일 때 볼 수 있다.

② 근긴장의 저하 ; 근의 긴장이 저하되면 근은 이완되어 탄력성이 없어지고 아래로 쳐지면 타동운동의 저항이 감약되어 과신전 또는 과굴곡이 된다. 체지는 타동적으로 움직이면 스스로 움직이는 것처럼 흔들린다. 근 긴장이 저하되는 질병에는 말초신경마비(다발성신경염), 척수전각장애(척수전각염), 척수의 후근후삭후각장애(척수로) 및 소뇌질환(소뇌종양 등)이 있다.

2. 근력 검사법 ✱ ✱ ✱

2-1. 도수 근력검사법

근력 검사를 할 때는 검사근이 가장 힘을 발휘하기 쉬운 상태에서 시행하고 동작근의 작용방향에 대해서 정확하게 반대방향의 저항을 주도록 하고 반드시 좌우를 비교해야 하며 또한 트릭모션(대상운동)에 의해야 한다.

↪ 근력저하의 유무를 관찰하는 간편한 근력 검사방법의 예

항목	환자	시술자
능형근과 승모근	양 어깨를 들어 올린다.	양견상부에 손을 대고 압박하면서 저항을 관찰한다.
광배근	주관절의 90° 굴곡과 견과절이 90° 외전 상태에서 팔을 후하방으로 잡아당긴다.	주관절부에 손을 대고 저항을 주면서 그 강도를 관찰한다.
삼각근	양 상지를 60° 정도 외전시킨다.	주관절상에 양손을 대고 하방으로 누르면서 저항과 강도를 관찰한다.
악력	시술자위 손가락 2,3개를 꼭 잡는다.	꽉 잡힌 손가락에서 그 강도를 관찰한다.
수지의 신전근	수지를 편 상태에서 5개의 손가락 끝을 붙인다.	이것을 꽉 잡고 환자에게 손가락을 돌리게 하면서 그 저항강도를 관찰한다.

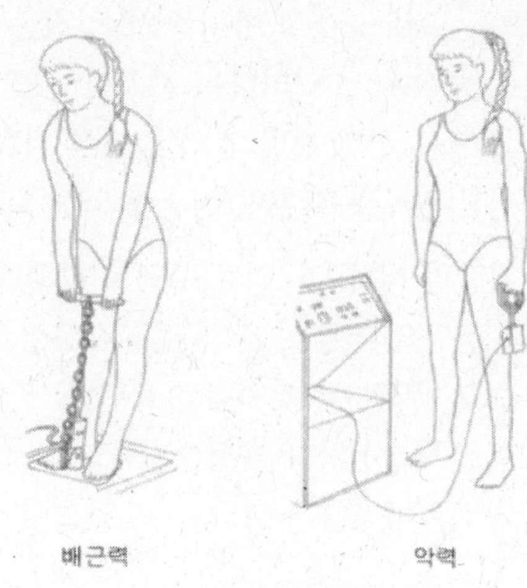

[근력검사]

2-2. 근력평가와 기록

근력이 저하되었을 때에는 될 수 있는 데로 그 정도를 정확하게 평가하는 것이 진단치료에 중요하다. 하버드대 교수 로베트(Robert W Lovett)박사는 중력을 이용하는 항중력 검사법을 창시한 이후 많은 사람들이 이를 발전시켜 사용한다.

항중력 검사의 평가법				
100%	5	N(Normal)	정상	중력과 충분한 저항에 대해 완전하게 운동 할 수 있다.
75%	4	G(Good)	우	중등도의 중력과 저항에 대항하여 운동 할 수 있다.
50%	3	F(Fair)	양	중력에 대항해서만 운동 할 수 있다.
25%	2	P(Poor)	가	중력을 제거하면 운동 할 수 있다.
10%	1	T(Trace)	불가	근의 수축이 인정되지만 관절은 움직이지 않는다.
0%	0	Z(Zero)	영	근의 수축이 전혀 인정되지 않는다.

이 평가법에서 가장 객관성이 높은 것은 양과 가의 단계이다. 양에서 정상의 사이에는 큰 차이가 있으며 이 단계의 평가에는 방법상 취약한 측면이 있다. 의료 시술 대장이 되는 사람의 근력저하 상태는 양에서 정상까지가 많으므로 양이상을 평가하는 방법에 보다 연구가 필요하다.

Chapter 01

12

전기검사법

1. 신경과 근의 전기적 흥분검사　※ ※ ※

1-1. 신경과 근의 전기적 흥분검사의 의의와 방법

신경과 근에 전기 자극을 주어 그 흥분성을 검사하는 것으로 운동신경과 근의 흥분성의 변화나 마비의 상태, 지각 신경의 이상에 대해서도 조사한다. 전기자극은 병변의 정도 뿐 만 아니라 병변부의 해부적 위치를 파악하거나 예후의 판정, 치료의 경과를 살피는데도 도움이 된다.

감응 전기 또는 평류 전기를 사용하여 근을 직접 자극하거나 신경을 통하여 간접 자극으로 자극하여 그 연축 상태를 조사히는 방법으로 시행 한다. 비교적 큰 불변도자는 환자의 흉부에 대거나 손에 잡게 하고 직은 자극도자로서 피검부에 자극을 준다. 근의 최소 연축에 필요로 하는 양을 감응 전기는 코일 거리를 가감해서 나타내고 평류전기는 전류계에 의해서 mA로 나타낸다. 감응 전기를 통전 할 때는 지극 중에는 항상 근의 긴장성 수축이 나타나지만 평류의 경우에는 통전 중에는 자극이 되지 않고 전기가 통하기 시작 할 때 또는 차단 될 때 근 수축이 일어난다. 이 때 자극극이 양극이거나 음극이거나 모두 근 수축이 발생하는데 개방 전류 및 폐쇄전류와의 상호 결합에 의해 최소 연축을 일으키며, 필요한 전기량이 다른 4가지 경우가 생긴다. 정상 일 때는 음극 폐쇄, 양극 개방, 음극 개방의 순으로 최소 연축을 일으키는데 필요한 전기량이 증가한다. (연축 법칙)

1-2 전기 흥분성의 병적 변화

① 전기 흥분성의 양적 변화

㉠ 흥분성의 항진 ; 근이나 운동 신경이 정상 일 때보다 약한 전류에 반응하는 것을 전기 흥분성의 항진이라 한다. 정상근의 음극 폐쇄 연축을 일으키는 전류 강도보다 약한 정류에 의해 이미 근에 음극 폐쇄 연축이 발생하는 것으로 테타니, 소아경련, 임부의 정중신경과 말초 신경의 마비 초기 등일 때 수 일 동안 이 현상이 나타난다.

㉡ 흥분성의 감퇴 ; 정상일 때에 연축을 일으키는 전류의 강도 보다 강한 자극을 주지 않으면 반응 하지 않는 상태를 흥분성의 감퇴라고 한다. 부동작성의 위축, 빈혈성 위축, 대뇌성마비 등에서 볼 수 있다.

② 전기 흥분성의 양 및 질적 변화 9 전기 변성 반응) ; 전기 변성 반응은 운동 신경의 제2 뉴런 이하의 장애로 신경과 근이 변성 위축 될 때 나타난다. 즉, 척수, 교, 연수의 운동 신경핵이나 말초성 운동 신경 마비 시에 나타난다.

㉠ 완전 변성 반응 ; 평류 전기로 직접근을 자극 할 때에만 반응이 나타나는데 그 연축은 벌레가 기어가는 것처럼 완만하고 감응 전기에 의한 자극 시에는 근과 신경모두 반응이 나타나지 않는 상태이다.

㉡ 불완전 변성 반응 ; 신경은 감응이나 평류 전기를 통전 할 때 모두 흥분이 감퇴되고 근은 평류 전기에 대하여는 전항이 같으나 감응 전기에 대하여는 흥분성이 감퇴되는 현상이다.

③ 강도 기간 곡선 ; 근 연축은 자극이 되는 전기 강도뿐만 아니라 통전의 지속시간과도 관계가 있다. 이 통전 시간을 이용 시라 한다.

④ 크로낙시와 전기 변성반응과의 관계 ; 근이 연축함에 있어 전류가 그에 필요로 한 강도만큼 약해지면 아무리 통전 시간이 길어도 근 연축이 일어나지 않는다. 근이 연축하는데 필요한 최소의 정류를 기전류 (R)라한다. 기 전류의 두 배가 되는 정류를 사용하여 효과적인 근연축을 일으키는데 필요한 최소의 통전 시간즉 기정류의 2배에 대한 이용도를 시치라고 한다. 일반적으로 병적 상태에서 신경과 근의 시치비가 두 배 이상으로 될 때에는 흥분 전도가 중단 되는데 이를 시치의 역치 법칙이라 한다. 중추 신경의 병변시는 크로낙시가 말초 신경이나 근의 병변 시와 같이 뚜렷하지 않고 추체로와 추체외로의 변화 시에는 주로 근의 시치가 단축 된다.

2. 피부전기저항검사   ❀ ❀ ❀

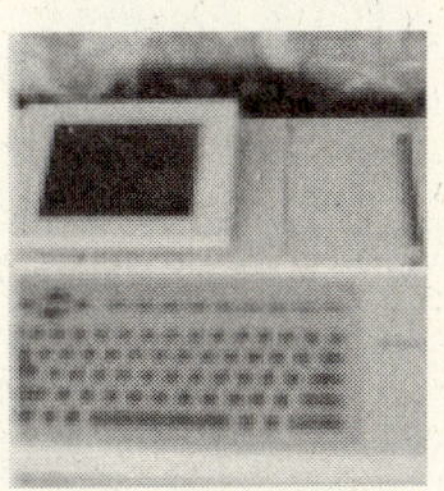

▲ 양도락검사기

2-1. 양도락과 양도점

양도락은 경락과 대단히 유사한 것으로 피부의 통전 저항이 낮은 계통이고 양도점은 양도락 상에서 특히 통전 점이 낮은 점이다. 양도점은 교감 신경의 흥분성이 국소적으로 항진 될 때 생기고 양도락은 교감신경의 흥분성이 체표면에 낙상으로 높아지는 현상이다. 피부의 통전 저항은 9 ~12V 정도의 건전지를 전원으로 하여 한극을 손에 잡고 다른 한 극은 피검사자의 피부 전반, 혹은 목표부에 댄 후 메트의 눈금이 어느 정도 상승하는지를 검사한다.

전기 저항이란 역의 관계로 저항이 커질수록 통전 전류는 작아진다. 따라서 양도락은 통전 저항이 낮은 계통 즉 전기가 흐르기 쉬운 계통이다. 양도점은 12mA이하의 전류가 그 주위와 비교하여 특히 흐르기 쉬운 부위를 말한다. 양도락의 흥분점을 측정하려면 양도락 조정계의 전압을 12V로 맞추고 저항을 가감하여 200mA의 전류가 흐르도록 조정해 놓고 양도락 상에 있는 양도점을 측정하여 얻은 전류량으로써 표시한다.

① 수부의 측정점 ; H1 태연 (폐경) H2 태릉 (심포경) H3 신문 (심경) H4 양곡 (소장경) H5 양지 (삼초경) H6 양계 (대장경)

② 족부의 측정점 ; F1 태백 9 비경의 뒷 쪽 오목한 곳) F2 발등의 가장 돌출 한곳에서 직각으로 내측을 향하여 약 1cm 떨어진 오목 한 곳 (간경) F3 내과의 장점과 종골단 부위를 연결하는 선상에서 가장 오목 한 곳 (신경) F4 족 5지 중족 지 관절 외측의 정점 (방광경) F5 외과의 정점과 제 4지를 연결하는 선상에서 외과 전하연의 오목한 곳 (담경) F6 발목 전면 중앙의 건과 건 사이의 오목 한 곳 (해계) 과 제2지 제 1관절을 연결하는 선상의 중간 (위경)

● **經絡圖解(경락도해)**

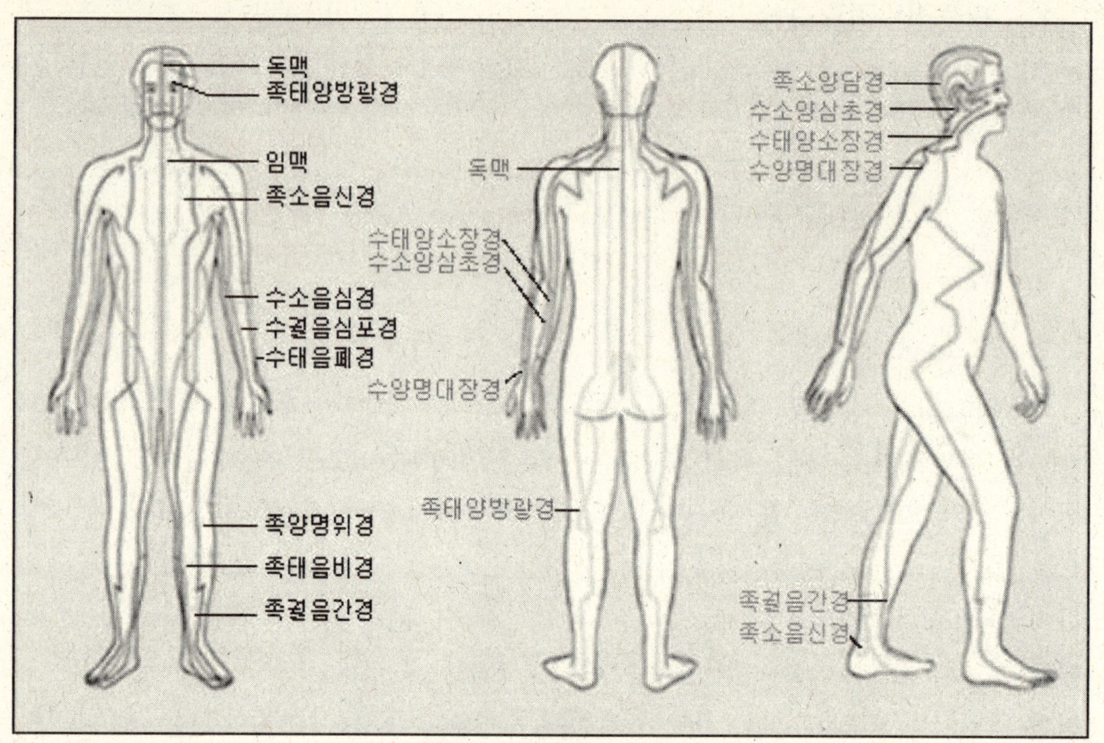

2-2. 피전점

　　피전 점은 내장 피부 혈관 반사가 출현 하는 곳이다. 즉 내장 질환 일 때 그 자극에 의해 피하소동맥의 혈관 운동 신경이 이상흥분 되기 때문에 세소 동맥이 수축되어 피부 영양이 떨어지고 이어 부종 현상을 일으켜 반괴저 상태가 발생하는데 이들은 모두 현미경적 병변이다. 이시까와는 이 병변을 작은 전위차로서 탐색하는 계기인 피전계를 고안 했다. 피전계는 테스터, 트랜지스터 증폭기, 메터, 지시회로, 9V 건전지 3개로 구성되어 있다. 피전점의 병변은 병증이 진행되어 피부가 충혈되고 발진이나 색소침착 등의 상태에 달했을 때 육안으로도 인정 할 수 있다. 피전점도 양도점처럼 경혈과 일치되는 경우가 많다.

3. 근전도, 심전도, 뇌파, 피부전기반사　＊＊＊

3-1. 근전도

　　　　골격근은 척수전각 세포의 지배를 받는 근섬유군의 집합체이고 근 섬유근은 수축과 이완을 하나의 단위로 수행하는데 이를 신경근 단위라고 한다. 한 개의 전각 세포가 지배하는 근섬유의 수 즉, 신경근 단위를 구성하는 근섬유의 수는 일정 하지 않다. 근전계는 이 신경근 단위에서 발생하는 동작 전류를 분리유도하기 위해 침전극을 직접근에 자입하고 전극은 오실로드코프에 연결하여 직접 관찰하거나 기록 할 수 있도록 한 장치이다.

① 정지기 ; 건상근의 전위적 변화는 나타나지 않지만 말초 뉴런이나 근섬유에 병변이 있을 경우 에는 자발적으로 자발적 전위가 발생한다.

② 근에 힘을 줌에 따라 수축에 관여하는 신경근 단위의 수도 불어나고 발생된 전위도 증가한다. 이 때 신경근 단위에서 발생된 정위의 증감이나 극파의 다상성이 진단상, 예후 판정상 중요한 의의를 갖는다. 거대 전위라고 하는 이상 전위는 진폭도 현저하게 크고 다상성으로 지속 기간도 병상보다 훨씬 길어지는데 척수 전각 세포가 변성 될 때 나타난다. 근전도는 각종 신경과 근 질환의 감별 또는 판정에 도움이 된다.

〈참고〉 운동부하시험의 금기

✔질환– 호흡기, 소화기, 열성질환, 정맥염 및 색전,
　　　　갑상선, 신장, 간장, 류마티스성질환, 통풍
✔ECG 이상– 급성신근경색, 현저한 심비대,
　　　　부정맥: 심실성빈박(頻拍), 심방세동,
　　　　두 번 및 세 번 심블록

3-2. 심전도

　　　　심장의 동작 전류를 측정하여 심전도를 만드는데 이에 의해 심장의 위치 변화, 심장 각 부의 비대와 확장, 각종 판막 장애 및 심근 변성 등을 검사한다.

심전도 측정의 동작 전류 제1 유도는 좌우 손에서, 1P2유도는 우측 손과 좌측 발에서, 제3유도는 좌측손과 우측발에서 유도한다. 건강한 사람의 심전도를 보면 3가지 극파를 나타낸다. 좌측에서 부터 보아 제1융기는 적은 것으로 좌우 심방의 수축에 상당하는 것인데 이를 P라고 하고 제 2 및 제 3 융기는 모두 심실 수축에 상응하는 것이다. 즉 제2융기는 다른 융기에 비하여 갑자기 높아진 것으로 심실 수축의 초기에 상당하는 것인데 이를 R 이라

하고 제 3융기는 폭이 넓고 P에 비하여 높은 것으로 심실 수축의 말기에 상당하는 것인데 이를 T라 한다. 또 R의 전후에는 보통 한 개 씩의 함곡이 있다. 이 중 앞의 것을 Q라하고 뒤의 것을 S라 한다. P의 가지를 관통하는 횡선을 Q선(등전선)이라한다.

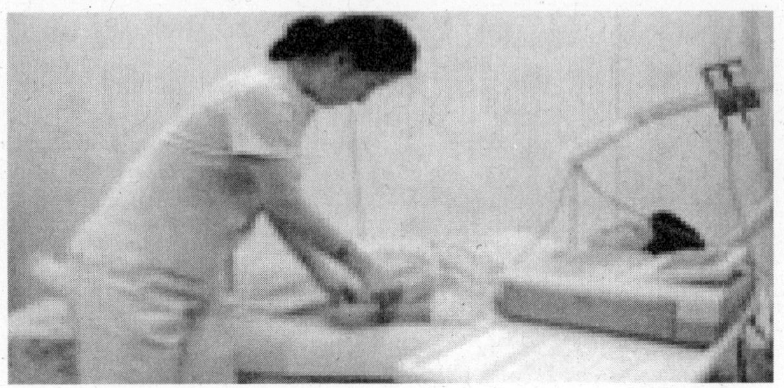

심전도는 부정맥, 심장판막질환, 허혈성심질환, 심장검사, 등을 실시한다.

3-3. 뇌파

뇌파는 대뇌에서 발생하는 활동 정류를 두개표면에서 유도 증폭하여 기록 한 것이다. 주로 전간, 뇌종양, 뇌외상 기타 간성 혼수 등의 진단에 유용하다.

↺ 인간은 뇌파가 바뀌면 호르몬이 바뀌고 감정을 비롯하여 의식이 달라진다. 또한 뇌파가 순수 뇌파가 되면 스스로 몸과 마음을 치유하는 자연치유력이 회복되어 몸과 마음이 건강해진다. 감정과 의식상태에 따라 변화하는 뇌파를 의도하는 데로 안정적이고 집중이 잘 되는 긍정적인 뇌파로 조절할 수 있다면 원하는 것을 이루는 성공인생을 살수 있다고 한다.

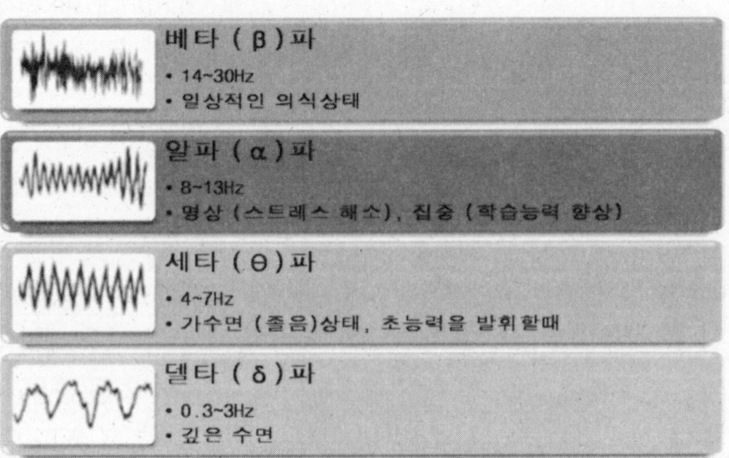

3-4. 피부 전기 반사 (GSR)

피부 전기 반사는 피부전류 현상으로 피부의 발한 현상에 의해 나타나는 통전 저항의 변화를 지표로 하고 있다. XMRGL 정신성 발한이 일어나는 수장에 도자를 대고 정신 전류 현상으로 정신적 긴장 변화의 지표가 된다.

4. 마이크로바이브레이션, 맥파   ❊ ❊ ❊

4-1. 마이크로바이브레이션

몸의 표면에는 눈에 보이는 진전 이외에 눈에 보입지 않는 생리적이고 지속적이고 미세한 진전이 있는데 이를 로레이츠가 초전율 (마이크로 바이브레이션)이라고 하였다. 유도는 주로 사용하는 반대쪽의 모지부에 집게를 물리고 뇌피용 증폭기로 각 체역의 파형을 분석한다. 대체로 교감신경 우위 시에는 진폭이 증대되고 알파 영역이 증가하며 부교감 신경의 우위 시에는 진폭이 작아지고 베타 체역이 증대된다고 한다. 일반적으로 정신 활동의 긴장, 불안, 욕구 불만이 강할 때는 알파 체역이 감소하고 베타 체역이 증가하는 경향이 있다.

4-2. 맥파(脈波)

맥파는 맥의 소견을 객관화시키기 위해서 연구되는 것이다. 맥파에는 동맥 뇌압의 변화에 의해 발생하는 압맥파와 그 압의 변화에 의해 발생하는 동맥관의 용적 변화를 볼 수 있는 용적 맥파가 있다. 맥파는 정신 긴장, 흥분, 동통, 기온의 변화 등으로 그 파고치와 파형이 변하기 때문에 각종 자극에 대한 생체 반응의 중요한 지표가 되고 임상적으로 치료 효과를 판정 할 수 있는 객관적 지표가 된다.

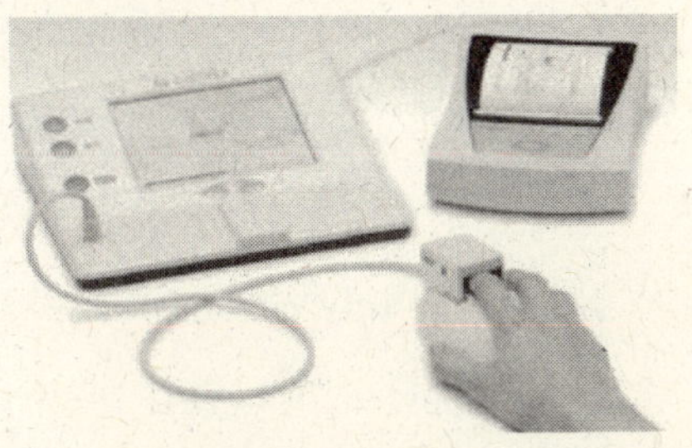

맥파계

Chapter 01

13

특수검사법

1. 자율신경기능검사   ❋ ❋ ❋

1-1. 순환기능을 지표로 하는 검사

체위 변화 부하에 의한 검사

체위의 변화에 수반되는 순환계의 변동 상태를 조사하는 검사이다.

① 체위 혈압 반사법

* 도구 ; 좌와 조절, 혈압계, 스톱워치, 기록 용지, 연필

* 방법 ; 피검사자를 좌와 조절대에 걸터앉히고 5분 동안 안정시킨 후 혈압과 맥박을 측정
한다. 이어 조절대에 눕힌 채로 3분 동안 안정시키고 혈압과 맥박을 측정하고 다시 조절
대에서 일으킨 직후부터 30초 내지 1분 간격으로 5분 동안 혈압과 맥박을 측정한다.
이 때 체위의 변화는 피동적으로 한다.

* 판정 ; 2분 이내에 회복 되지 않을 때는 자율 신경기능이 불안정한 것으로 간주 한다.

② 셀롱의 기립 시험 ; 셀롱은 체위 변화에 의한 순환 기능의 변화를 맥박과 혈압의 측
면에서 강조하고 Ⅰ법과 Ⅱ법을 고안 하였다. Ⅰ법은 와위-〉 기립위 -〉 와위, Ⅱ
법은 슬관절 굴곡 운동 등의 운동 부하를 가한 와위 -〉 기립위 -〉 와위의 순환변
화를 조사 한 것이다.

* 도구 ; 혈압계, 스팁 워치, 기록 용지, 연필

* 방법 ; 와상으로 안정시킨 후에 맥박과 혈압을 측정한다.
이어서 기립위를 취한 직후 10분 후까지 1분마다 혈압과 맥박을 추정하고 다시 와위를
취하게 하여 1분마다 맥과 혈압을 측정하면서 원래대로 회복되는 상태를 관찰한다.

* 판정 ; 기립시 최고혈압이 16~19mmhg 하강하는 것을 grenzform, 20mmhg 이상
하강하는 것을 병적이라 하고 이를 셀롱 기립시험 양성이라고 판정한다.

1-2. 운동 부하에 의한 검사법

① 슬관절 굴곡 운동 부하검사 ; 이 검사법은 도구가 필요 없으므로 어디에서 실행이 가능
하다. 신장 차에 의한 운동동작에 난이가 생기지 않으므로 부하운동으로 좋다.

㉠ 방법 ; 운동전에 안정된 맥박수를 1분 동안 측정 한다. 슬관절 굴곡 운동은 1초에 1회
속도로 20회 실행한다. 1초 지난 시점부터 5초 동안 쉬고 15초간의 맥박수를 3분간 측
정 한다.

㉡ 판정 ; 운동 후의 각 시점에서 측정한 맥박수를 4배하여 1분치로 하고 안정치에 대
한 초과된 수가 일정한도를 넘거나 안정치로 회복하는데 2분 이상 걸리는 경우 순
환기능이 나쁘다고 판정한다.

② 포스터 검사 ; 포스터가 1914년 발표한 검사법이다.

㉠ 기립위 상태에서 30초간 맥박수를 측정해서 2배하여 1분치로 기록 한다.　ⓐ 제자
리 뛰기를 1분간 180회(1초당 3회) 속도로 10초간 시행한다.　ⓑ 운동 직후부터 6
초간 맥박을 측정하여 10배를 1분치로 한다.　ⓒ 이어서 45초간 기립위를 휴식하고
다시 15초간 측정해서 4배하여 1분치로 기록한다.

㉡ 판정 ; 3항목의 합계점으로 판정한다. 최고는 15점이고 최저는 7점이다.

포스터 검사 채점표					
운동하기전의 맥박수(a)	득점	운동전과 직후와의 맥박차 (b-a)	득점	45초 후의 맥박과 운동전의 맥박차	득 점
100 이하	0				
100~105	-1				
100~119	-2	0~20	15		
111~115	-3	21~30	13	3	-1
116~120	-4	31~40	11	6~7	-2
121 · ~125	-5	41~50	9	11~15	-3
126~130	-6	51 · 60	7	16~20	-4
131~135	-7	61~70	5	21~25	-5

③ 부르거(GEC Burger)검사 ; 부르거가 1926년 발표한 검사법이다.

㉠ 도구 ;수은주 혈압계 2대, 스톱워치, 기록용지, 연필

㉡ 방법 ; 수은주를 80mmHg까지 끌어 올리고 그 상태를 20초간 유지시킨다. 이 때 최고

혈압을 측정하고 가압을 멈춘 직후, 20초 후 , 40초 후와 혈압을 비교한다.

ⓒ 판정 ; 정상심장에 있어서는 가압에 의해 혈압이 다소 내려가고 정상호흡이 되면 상승한다.
그러나 무력성 십장에서는 가압에 의해 급격하게 하강하고 정상호흡으로 이행됨에 따라
전치상태가 된다.

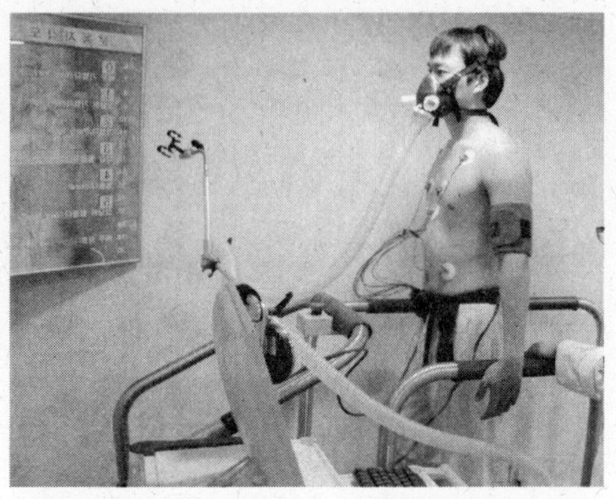

▲심장운동부하검사; 잠재성 심혈관질환의 유무를 확인하고 개인별 체력 상태에 맞는 적정강도의 운동처방이 이루어진다.

2. X선 검사

2-1. X선(뢴트겐) 투시진단

형광판과 X선 관구사이에 피사체를 삽입하고 질을 마질로 해놓고 관찰하는데 그 정도
는 사진 촬영만도 못하다. 그러나 체위를 바꾸거나 심호흡을 시키는 것으로 다른 장기
에 가려져 있는 병소를 발견 할 수 있고 또 병변의 깊이와 넓이를 입체적으로 투시 할
수 있으므로 동적 촬영도 가능하다.

2 -2. 간접촬영

형광판에 비친 병상을 접속되어 있는 사진기로 촬영해서 조사하는데 필름이 소형으
로 되어 있어 경제적이고 연속적인 촬영이 가능하여 집단 검진용으로 많이 이용되고 있다.
전에는 주로 흉부의 검진에 사용했으나 근래에는 소화관 검진 등에도 사용하고 있다.

2-3. X선 촬영과 진단

흉부(심장, 폐), 두부(터키안의 변화 등), 복부 단순촬영(담석 등의 이상 음영

이나 가스상) 또는 운동기(골, 관절)의 병변을 조사하는데 널리 사용한다. X선 진단 시 장관이나 신장 등은 유산바리움 요도체 같은 조정체를 사용해야 정확하게 진단 할 수 있다. 그 이유는 골이나 심장과 달리 주변조직과의 사이에 X선 투과도의 차이가 발생하지 않기 때문이다. 주요 조정체는 위, 소장, 대장 진단 시 사용하는 유산바리움, 담낭진단 시 사용하는 테레파크 빌리그라핀(요도체), 신우진단 시에 사용하는 스기우론 유로그라핀(요도제) 등이 있다. 뇌동맥 촬영으로 두 개내 병변진단 시 동양요도제를 사용하며 선택적 동맥촬영법으로 신장, 췌장 등 복부 장기의 병변을 진단하는데 이용된다.

2-4. 특수 촬영법
① 단층사진 ; 필름의 표면으로부터 일정한 거리에 있는 피사체의 단면을 촬영하는 방법이다. 종전에는 주로 폐장병소의 진단에 사용했으나 근래에는 척추나 내장 등에도 흔히 이용된다.
② 카이모그라프 ; 심장의 동적 촬영에 사용한다.
③ 핵자기공명단층 촬영
④ 기타 뇌실, 복강 및 심장주위 등에 공기를 집어넣고 특수촬영을 하기도 한다.

---

3. 이화학적검사　　　❋ ❋ ❋

이화학적인 검사는 혈액이나 소변 등의 분비액과 배출액을 이화학적으로 검사하는데 생리적인지 병적인지를 판정하는 방법으로 질병을 진단하는데 대단히 의의를 가지고 있다. 여기서는 혈액과 소변검사만 알아보기로 한다.

3-1. 혈액검사
① 일반 생화학적 검사법으로 사용되는 것
㉠ 혈청단백 ; 영양불량이나 긴장장애 등일 때 감소되고 골수 등의 경우는 증가한다.
㉡ 요소질소 ; 신장 기능 장애 시 상승하고 요독증을 진단하는데 중요하다.
㉢ 전해질(Na, K, Cl) ; 전해질 변화는 각종 질환에 의한 대사 이상 시 나타난다. 특히 신장기능에 미치는 영향이 크다. 유액 등으로 쉽게 보충 할 수 있다.
㉣ 콜레스테롤 ; 동맥벽에 침착되어 동맥경화를 일으키는 한 원인으로 주목되고 있다.

㉢ 요산 ; 통풍 일 때 상승된다.

㉣ 혈당 ; 진성 당뇨병 시 상승된다. 쌀밥 등 당분을 부하해서 혈당곡선을 조사한다.

㉥ 단백분화 ; 혈청 단백을 여러 방법으로 혼합하여 그 성분의 증감을 조사해서 진단의 보조적 수단으로 이용한다.

㉦ 아밀라아제 ; 소변 속의 아밀라아제와 마찬가지로 췌장염일 때 상승된다.

㉧ 크레아틴 포스포키나아제 ; 근의 크레아틴 대사에 중요 요소이고 근디스트로피증이나 다발성 근염 등 근질환시에 특이적으로 상승된다.

② 간기능 검사법으로 사용되는 것

㉠ 모이렌그라하트(MG) ; 황달의 종도를 측정한다.

㉡ 혈청 빌리루빈 정량 ; 직접 및 간접의 빌리루빈으로 나누어 측정한다.

㉢ 교질반응(TTT), 유산아연반응(ZDT) ; 만성 간염이나 간경변증일 때 상승한다.

㉣ 알칼리포스파타아제(AL-P) ; 골질환일 때에도 상승하기도 하지만 특히 담즙의 유출장애, 폐색성 황달 시에 뚜렷하게 상승한다.

㉤ 혈청 트랜스아미나아제(GOT, GTP) ; 간염을 조기진단 하는 데 중요하다. 병소에서 뚜렷한 상승을 나타낸다.

㉥ BSP ; 색소를 부하해서 간장의 배설기능을 조사하는 특이적인 검사법이다. IGG 검사와 동일한 의의를 가진다.

③ 신장 기능검사로 사용되는 것

㉠ PSP ; 부하된 색소가 일정한 시간 내에 배설되는 양을 조사해서 신장 기능을 판정한다.

㉡ 기타 ; 사구체 여과치(GFR), 신장혈류량(RBF)측정, 수시험(희석시험), 농축시험 등

④ 혈액세포 성분에 대한 검사법

㉠ 빈혈증의 감별 ; 건강한 사람의 경우 혈색소량은 90~100% (16g/dl)이고 적혈구수는 $1mm^3$ 당 450만~500만개 정도이다. 이들의 감소에서 빈혈의 정도를 알 수 있고 또한 양자가 변화하는 차이에서 빈혈의 종류를 추정한다. 철 결핍성 빈혈시에는 혈색소가 줄어들고 아성빈혈 시에는 적혈구가 현저히 줄어드는 경우가 많다.

㉡ 기타 혈액의 진단 ; 충수염시에 백혈구가 이상 증가하는 현상과 같이 백혈구수와 벽혈구상의 검사는 염증성 질환을 진단하는데 매우 중요한 검사법이다. 간경변 시에는 백혈구가 감소하고 혈소판 감소나 기생충질환 혹은 알러지 질환 시 나타나는 호산구의 증가 및 악성 종양 때문에 골수를 이전 할 경우 나타나는 이형세포의 출현 등 혈

액 질환 이외에 질병을 진할 때 혈액세포 성분검사는 의의가 있다.

ⓒ 적혈구 침강속도 ; 급성 또는 만성 염증, 악성종양, 교원병 등일 때 촉진되는데 특히 장액막에 염증이 있을 때(늑막염, 복막염, 심낭염, 관절류마티스) 등에는 그 속도가 대단히 빠르다.

⑤ 골수상 ; 특수한 천자침을 사용하며 주로 흉골 천자를 한 다음 골수를 흡입해서 형태학적인 검사를 시행한다. 말초혈의 소견과 함께 여러 혈액병의 중요 검사법이다.

3-2. 소변검사

근래에는 각종 시험지가 보급되어 비교적 간단히 소변검사를 할 수 있다. 소변의 이상 소견과 우선 고려해야 할 중요한 질환을 살펴보면 다음과 같다.

① 단백 ; 신장염, 네오프로오제
② 당 ; 당뇨병
③ 유로비리노오겐 ; 간장질환
④ 아세톤 ; 당뇨병성 혼수
⑤ 혈액 ; 신석증, 신우염, 신장 결핵, 비뇨기의 악성종양
⑥ 농구 ; 신우염, 방광염

4. 세균학, 면역학적 검사　　✻ ✻ ✻

4-1. 세균학적 검사법

질병의 원인이 되는 병원 미생물에 대한 검사법으로서 세균 외에 리케챠, 스피로헤타, 원충 등이 검사 대사이 되고 근래에는 진균증(곰팡이)도 주목하고 있다. 임상상 소변, 혈액, 각담, 분변, 천자액, 농즙 등이 중요한 피검물이다. 대부분의 경우 슬라이드 글라스 위에 부착 시킨 후 화염이나 알코올류 로 고정 시키고 각종 염색으로 물들여서 검사한다. 이와 동시에 종종 균을 배양 증식 시켜 조사하는데 이 때 인공적 배양기를 사용하는 경우 (대장균, 티푸스균, 결핵균) 와 모르모토와 같은 동통에 접종 시키는 경우 (와일병, 스피로레타, 결핵균)가 있다. 세균의 발견만으로 병의 진단을 확정하는 수가 많은데 반복적으로 신망 있는 검색이 필요하다.

4-2. 면역학적 검사법

응집 반응, 침강 반응, 보채 결합 반응 등의 각종 항원, 항체 반응을 이용하는 검사법으로 가장 발전 한 검사법이다.

① 위달 반응 ; 혈청을 사용하는 세균의 응집 반응으로 장티푸스 진단에 중요하다.

② 와일 펠리스 ; 발진티푸스 진단에 중요하다.

③ 밧세르만 반응 ; 매독의 진단에 중요하다.

④ 투베르 쿨링 반응 ; 결핵 감염의 유무를 조사하는 피부 반응이다.

⑤ 시크 반응 ; 성홍열 감염의 유무를 조사하는 피부 반응이다.

⑥ CRP 반응 ; 혈침과 비슷한 의의를 가지고 있는 것으로 여러 가지 염증성 질환이나 악성 종양 시에 양성도가 높아 진다.

⑦ RA 테스트 ; 변성 감마 글로블린에 대하여 적합한 항체로 생각하고 있는 류머티스 인자의 검색법으로 관절 류머티스 기타 교원병의 진단에 중요하다.

⑧ 로우즈 반응 ; 위과 동일한 의의를 가진다.

⑨ LE 테스트 ; 홍반증 환자의 혈청에는 세포의 핵과 반응하는 항체가 존재하는 것으로 생각하는데 이 검사는 일종의 항 핵 항체를 검사하는 방법이다. LE 세포의 검사 혹은 형광항체법과 함께 전신성 홍반증의 진단에 중요한 검사법이다.

⑩ ASLO 항스트랩토리신 ; O의 의미로서 용혈성 연쇄구균의 감염 상태를 조사한다. 류머티스 열과 사구체 신염의 진단에 중요하고 성홍열, 편도염, 부비동염 등일 때에도 양성으로 나타난다.

⑪ 쿠움스 시험 ; 적혈구에 대한 불완전 항체의 존재 유무를 조사하는 검사법이다. 용혈성 질환을 예를 들면 후천성 용혈성 빈혈이나 태아적 아구증 등의 진단에 중요하다.

⑫ 보체 ; 활동성의 홍반증 일 때 이상 저치로 나타난다.

Chapter **2**
병리학

그리스의 의성 히포크라테스는 체액의 균형이 무너지면 질병에 걸린다는 체액병리학을 확립하였고, 19세기 독일의 비르효(Virchow)는 세포의 병저 변화가 질병을 발생시킨다는 세포병리학을 주장하였다. 병리학은 질병으로 인해 조직이나 장기에 발생하는 형태적 변화인 병변의 해부학적 변화에 주로 관심을 갖는데, 근래에는 세포를 구성하는 분자 수준의 변화까지 포함하고 있다. 병변이 존재하는 곳을 병소라 하고, 이것을 주의 깊게 관찰하면 질병의 상태를 잘 파악할 수 있다.

Chapter 02

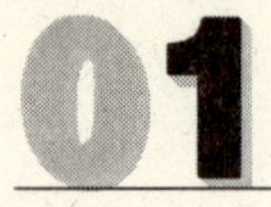

동서양 병리학의 이해

1. 병리학의 개요 ❖ ❖ ❖

1-1. 병리학의 개념

병리학은 질병의 원인을 밝히고 질병에 걸린 생체의 형태적 변화와 기능적 이상 등 질병의 본태를 연구하는 학문이다. 병리학 (病理學, Pathology)은 기본적으로 병의 원리를 연구하는 분야이다. 일반적으로 알려지기로는 세포, 조직, 장기의 표본을 육안 이나 현미경등을 이용하여 검사해, 그것들이 질병에 침범되었을 때에 어떤 변화를 나타 나는지에 대하여 연구하는 학문이다. 그러나 학문의 하나로써는 일반에게 알려진 것보 다 더 포괄적인 내용을 다루게 된다. 학자에 따라서 병리학은 사람을 다루는 인체병리 학과 사람이외의 검체를 다루는 실험병리학으로 나누기도 하고, 연구 대상에 따라 외과 병리학(별칭으로 조직병리학과 해부병리학이 있다.), 세포병리학, 임상병리학, 실험병 리학으로 나눌 수도 있다. (인체)병리학은 인간을 대상으로 하기 때문에 정상 구조에 대 한 지식이 있어야 하므로 해부학 및 조직학과 밀접한 관련이 있다. 병원에서 병리의사 는 병리학적인 지식을 바탕으로 임상의사들에게 병을 알려주는 역할을 하게 된다. 즉 병리학적 진단을 내려준다. 따라서 종종 의학분야에서 병리학은 기초의학과 임상의학의 중간자라고도 일컬어진다.

병리학의 주된 관심사의 하나는 질병으로 야기되는 해부학적 변화이며 이를 병변이라고 한다. 병리학은 기초의학이면서 임상의학 및 예방의학과 밀접한 관계를 지닌다. 고대 그리스의 의성 히포크라테스(BC 460~377)는 체액의 균형이 무너지면 질병에 걸린다는 체액병리학을 확립하였다. 근대에 이르러 19세기 독일의 비르효(Virchow)는 세포의 병적 변화가 질병을 발생시킨다는 세포병리학을 주장하였고 현대에는 분자 수준에서 질병을 다루는 분자병리학까지 발전하였다.

1-2. 병리학의 분류

① 연구목적에 따른 분류;

❶ 병인학; 질병의 원인을 유전이나 면역 등의 내인과 물리적, 화학적, 생물학적 작용이나 병원체 등의 외인으로 나누어 그것과 병변과의 관계를 밝히는 학문이다.

❷ 병리해부학; 형태병리학이라고도 하며 질병으로 인한 장기조직의 형태학적 변화를 연구하는 병리학의 핵심분야이다.

❸ 병태생리학; 기능병리학이라고도 하며 병변에 수반되는 기능적 이상을 연구한다.

② 연구대상에 따른 분류; 인체병리학, 실험병리학, 비교병리학 등이 있다.

❑ 질병의 분류

질병은 발생시기, 병변의 유무와 범위, 경과, 전염방법 등에 따라 다음과 같이 분류된다.

① 선천성질병과 후천성질병; 선천성 매독이나 고관절탈구증과 같이 출생전 태아기에 발생하는 질병을 선친성질병이라 하고 홍역이나 동맥경화와 같이 출생 후 특정 원인에 의해서 발생하는 질병을 후친성 질병이라 힌다. 선천성 질병 중에서 혈우병과 같이 유전에 의해서 발생하는 질병은 유전병이라 한다.

② 국소성 질병과 전신성 질병;

③ 기질성 질병과 기능성 질병;

④ 급성질병과 만성질병;

⑤ 원발성 질병과 속발성 질병;

⑥ 감염성 질병과 비간염성 질병;

⑦ 소아성 질병과 노인성 질병;

⑧ 특발성(본태성)질병;

2. 병변과 증상 ✦ ✦ ✦

생체에 질병이 발생하면 해부학적 변화인 병변과 기능이상인 증상이 나타난다.

2-1. 병변의 정의와 종류

병변은 질병으로 인해 조직이나 장기에 발생하는 형태적 변화를 가리키는 것인데, 최근에는 세포를 구성하는 분자 수준의 변화까지 포함하고 있다. 병변이 존재하는 곳을 병소라 하고, 이것을 주의 깊게 관찰하면 질병의 상태를 잘 파악할 수 있다. 병변에는 다음과 같은 것들이 있다.

❑ 병변의 종류

① 퇴행성 병변 : 조직세포의 물질대사에 이상이 발생하는 상태로 위축, 변성, 괴사 등이 있다.
② 순환장애 : 혈액이나 림프액의 흐름에 이상이 발생하는 상태로 충혈, 울혈, 빈혈, 혈전증, 색전증, 경색, 수종 등이 있다.
③ 진행성 병변 : 질병의 원인에 대해 조직세포가 적극적으로 반응하고 증식 기능이 항진되는 상태로 증식, 비대, 재생, 화생, 이식, 창상 치유, 이물질의 처리 등이 있다.
④ 염증 : 유해 자극에 대한 국소 조직의 방어 반응으로 복잡한 병변을 나타내는 상태이다. 변질성 염증, 삼출성 염증, 증식성 염증, 특이성 염증 등이 있다.
⑤ 종양 : 정상 조직세포와는 관계없이 과잉 증식이 계속되는 상태로, 양성 종양과 악성 종양이 있다.
⑥ 선천성 이상 : 선천적으로 형태적 변화가 인정되는 상태로, 유전성과 비유전성이 있다.

2-2. 증상의 정의와 종류

증상(증후)은 병변에 수반하여 나타나는 기능 이상으로 인해 생활 현상에 변화가 발생한 병적 상태이다. 증상은 병소의 위치나 병변의 정도에 따라 다르게 나타나므로, 증상을 주의 깊게 관찰하면 질병의 상태를 정확하게 파악할 수 있다. 증상에는 다음과 같은 것들이 있다.

□ 증상의 종류

① 자각 증상과 타각 증상 : 두통, 이명, 현운 등과 같이 환자 자신은 느낄 수 있으나 다른 사람은 알 수 없는 증상을 자각 증상(증상)이라 하고 발열, 빈맥, 고혈압 등과 같이 검사에 의하여 다른 사람이 알 수 있는 증상을 타각 증상(증후)이라고 한다.
② 직접 증상과 간접 증상 : 기관지염일 때의 기침이나 가래 등과 같이 병변이 존재하는 부위에 나타나는 증상을 직접 증상이라 하고, 신장질환일 때의 안면 부종과 같이 병소의 기능 이상과 관련하여 다른 부위에 나타나는 증상을 간접 증상이라고 한다.
③ 일반 증상과 지정 증상 : 두통이나 발열과 같이 여러 질병에 공통으로 나타나는 증상을 일반증상이라 하고, 신장질환일 때의 단백뇨와 같이 어떤 증상을 보고 특정 질병을 판단할 수 있는 증상을 지정 증상이라고 한다.

3. 질병의 경과 ◆ ◆ ◆

3-1. 질병의 경과

　　질병이 발생하면 생체의 체질이나 건강 상태 등의 여러 조건에 따라 그 양태와 지속 기간이 달라진다. 그러나 모든 질병은 각기 나름대로의 경과를 거치게 된다. 질병의 경과는 질병이 발생해서 끝날 때까지의 기간이다. 질병의 경과는 질병의 원인과 성질, 환자의 체질이나 저항력 등에 따라 다양하게 진행된다. 질병은 경과에 따라 급성 질병과 만성 질병으로 구분할 수 있다.
급성 질병은 승상이 격렬하고 대개 열을 동반하며 강건한 체질인 사람에게 잘 발생하고, 만성 질병은 증상이 온화하고 열을 거의 동반하지 않으며 허약한 체질인 사람에게 잘 발생한다. 또 급성 질병이 경과 중에 만성 질병으로 바뀌는 수도 있고, 반대로 만성 질병이 경과 중에 급성 질병으로 바뀌는 수도 있다.
질병의 경과는 급성이나 만성 모두 일정한 단계를 거치는데, 특히 급성 열성 전염병은 다음과 같이 그 단계가 뚜렷이 구분된다.

❑ 질병의 경과구분

① 잠복기 : 병원체가 침입한 후 증식하여 일정한 수에 이르러 발병할 때까지의 시기이다. 잠복기가 길고 짧은 것은 병원체의 종류에 따라 결정된다.
② 전구기 : 질병의 초기에 그 질병의 고유한 증상이 나타나기 전에 권태감, 식욕부진, 두통, 현운 등의 부정수소를 나타내는 시기이다.
③ 진행기 : 그 질병의 고유한 증상을 나타내고 병세가 점점 악화되는 시기이다.
④ 극기 : 병세가 최고 절정에 달하고 증상이 극심한 시기이다.
⑤ 쇠퇴기 : 증상이 점점 약화되는 시기이다. 이 시기에 열이 급격히 떨어지는 것을 분리라 하고, 열이 서서히 떨어지는 것을 환산이라고 한다.
⑥ 회복기 : 병변과 증상이 사라지고 건강한 상태로 체력이 회복되어 가는 시기이다. 이 시기에 병세가 다시 심해지는 것을 재발이라 하고, 질병이 완전히 치유된 후 다시 동일한 질병에 걸리는 것을 재감염이라고 한다.

3-2. 전귀의 정의와 종류

질병의 끝을 전귀라고 하고, 다음의 3가지로 구분한다.
① 완치 : 병변과 증상이 사라지고 기능이 정상으로 회복되는 경우이다.
② 불치 : 병변과 증상이 오래 지속되고 치유되지 않아 기능 장애가 남는 경우를 말한다.
③ 사망 : 병변이 진행되어 모든 생명 현상이 영구적으로 정지되는 경우를 말한다.

3-3. 예후의 정의와 종류

질병의 전귀를 예측하는 것을 예후라 하고, 다음의 3가지로 구분된다.
① 양예후 : 질병이 치유된다고 예측하는 것이다.
② 불량예후 : 질병이 치유되지 않고 생명이 위험한 경우를 예측하는 것이다.
③ 의예후 : 양예후나 불량예후 중 어느 한 가지로 예측하기 어려운 경우이다. 이밖에 예후에는 생명이나 질병에 관한 예후 이외에, 각 장기, 조직, 기능에 관한 예후도 있다. 시력에 대한 예후와 운동 능력에 대한 예후 등이 그 예이다.

2. 전통의학의 사상과 병리 ✦✦✦

2-1. 전통의학의 사상과 서양의학과의 비교

오늘날 건강문제는 감염성질환이나 열악한 환경위생으로 인한 위험보다는 인간의 잘못된 생활습관(Life Style) 과 인구의 고령화에 따른 만성퇴행성질환 등 발병의 원인과 질병의 형태가 변해가고 있다. 즉, 잘못된 식생활이나 운동부족 및 휴식(休息)양, 과도한 음주나 흡연 등으로 인한 암(癌), 뇌혈관질환 및 당뇨병, 고지혈증, 치매 등과 같은 만성 질환이 급증하고 있다. 현대의학은 이러한 만성질환에 대해서 완전한 해결책을 제시하지 못하고 있을 뿐만 아니라 독성있는 합성화학물질의 약품이 지닌 각종 부작용이 커다 란 폐해를 낳고 있어 전통의학의 가치가 더욱 재조명되고 있다.

전통의학은 아직도 과학적으로 충분히 해명되지 않고, 비근거적인 것도 많지만, 점차 의 료기술과 과학기술이 진보하고, 유효성이나 안전성이 확인되어 가고 있다. 여러 나라의 민간 전통약용요법이나 우리나라 전국에서 응용되고 있는 민속 약초요법도 전통의학의 범주에 속한다. 자연치유력을 향상시키기 위해서는 일상생활에서의 식문화가 가장 시급 히 개선되어야 할 과제이므로 약초와 식품재료를 성미와 귀경의 기초지식의 습득이 이루어져야 식문화를 통한 자연치유력 향상을 기대할 수 있다고 할 수 있다.

서양의학과는 달리, 병이 발생하기 전에, 「건전한 체질로 정돈해 둔다」 라고 하는 특징 이 있다. 병이 들었을 때에는 「체질이나 병의 본질을 근본으로부터 고친다」 라고 하는 점에서도, 서양의학은 국부 치료를 중점으로 하는데 반해, 전통의학은 사람의 몸의 「전 체의 균형」 을 파악하는 대처(대증)요법이 서양의학과는 큰 차이가 있다. 예를 들어 변비 라 하면, 수분이 부족한지, 열이 가득 차 있는지, 나쁜 피가 쌓여 있는지, 체력이 저하 되어 있는지, 체질이나 질병(증상)의 타입에 의해서 치료와 처방이 달라진다.

양생훈(養生訓)은 중국에서 약 2000년 전부터 구전되고 오는 양생교훈이다. 양생을 유의 하여 그 가르침대로 하면 병이 발생하기 어려운 체질이 된다고 한다. 증상이 같아도 치료 방법은 사람에 따라 각자 다르다. 이것이 전통의학의 특징이라 생각한다. 이를 「同病異 治(동병이치)」 라고 하여 전통의학에서는 그 사람의 몸에 나타나는 다양한 증상을 종합 적으로 판별한다. 그리고 병의 타입이나 장소, 상태 등을 찾아서 치유 방법을 세운다. 전 통의학은 인체의 생리, 병리, 질병의 진단, 치료와 양생, 그리고 건강의 회복에 관한 독특 한 이론체계를 가진 전통의학이라고 하는 학문으로 중국 전통문화를 풍부하게 포괄하고 있기 때문에, 그 배경이나 특징도 잘 반영하고 있다. 과학적인 이론체계란 기본개념, 기본원리, 구체적인 과학 법칙의 3요소로 이루어진 체계를 말한다.

원래 서양의학은 히포크라테스나 갈렌의 전통을 이어받아 질병과 약초와 음식을 분류하 는 이론에 바탕을 두었지만 원래의 그 전통의학은 오늘날 서방세계에서 의학의 현대화라는 이름으로 쇠퇴해 가고 있다. 반면, 서양의학의 발전에 의해 잠시 빛을 잃었던 동양의 전통의학과 자연치유의학이 되살아나고 있다.

서양의 약리의학은 약초와 음식의 밀접한 관계를 간과하고 있었으나 최근 유럽에서도 식물요법, 파이토테라피가 각광을 받고 이용이 급증하고는 있다. 음식과 약초는 실제로 수천의 생화학적 인자를 가지고 있고 서로 같은 두 개의 물질이 존재하지 않으며, 체내에서의 음식과 약초의 기능적 역할과 에너지적 역할을 구분 짓기가 어려운 형편이기 때문에 음식과 약초의 상관관계를 중요시하지 않고 있었던 서양의학도 최근에는 커다란 관심을 가지고 연구하고 있다.

모든 약초는 보하고 사하는 기능을 가지고 있고, 특별한 생리학적 기능과 장기자체에 치료효과를 지니고 있으며, 자율신경을 균형있게 조절해주는 기능도 가지고 있는 것처럼, 특별한 음식이나 보조식품도 그와 같은 기능을 가지고 있는 것이다. (그러므로 약초로 환자의 질병을 치료할 때 음양과 허실, 한열, 표리 등을 반드시 고려하듯이, 음식을 추천할 때도 반드시 그 모든 것들이 고려되어야만 한다. 전통적인 생약의 약리작용은 약물의 사기(四氣)와 오미(五味)를 중심으로 설명되고, 이 외에도 승강부침이론(昇降浮沈理論), 칠정론(七定論)등의 이론을 포괄하는 약성론이다. 이는 생약의 성능이론이며 약물이 공통적으로 갖추고 있는 보편적인 특성이다.)

2-2 전통의학의 정체관(整體觀)

전통의학의 이론체계는 전통의학의 기본개념, 기본지식, 기본원리로부터 나온 논리체계에 의해서 구축되고 있는 이론체계로서, 고대 중국의 기-음양-오행이라고 하는 동양철학적 사고모델을 방법론으로 하여, 정체관념(整體觀念)을 지도적 사상으로 하고 있다. 장부 경락의 생리와 병리를 핵심으로 하여, 변증론치(辨證論治)를 진료 특징으로 하고 있는 의학 이론체계이다. (경락(經絡)의 실체를 증명한 김봉한 교수는 경락의 관속에는 다량의 DNA와 아드레날린 같은 고에너지 호르몬이 다량으로 흐르고 있다는 사실을 확인하였다. 경락은 관모양의 구조로 다발로 되어있으며 그 조직학적 생리학적성질에 있어서 신경계통, 혈관계통, 및 림프계통과는 명확히 구분된다고 밝혔다. 국제적으로 경락의 명칭은 김봉한의 이름을 붙여 봉한혈이라고 정식으로 명명되었다.)

중추신경 내에서의 경락은 뇌척수액속에 존재하며 말초신경 내에서도 존재한다고 했으며, 장기 내에서도 경락이 존재하고 장기의 실질세포는 경락과 직접 연결되어 있을 뿐 아니라, 혈관, 림프관, 심장내강(心腸內腔)속 등 전신 구석구석에 경락계통이 존재하며 혈액과 림프액 중에 부유하며 존재한다. 경혈에 가한 자극의 효과는 동일한 경락을 통하여 다음 경락에 전도된다. 경혈에 침술이나 지압 등을 하면 그 경락을 타고 전달되어 오장육부의 조직으로 전달되고 자연치유력을 높여주며, 인체의 에너지밸런스를 조절한다. 모든 물질은 음양 두 가지의 기운이 상호작용 한 결과이며, 또 모두의 사물은 기운의 운동에 의한 결과라고 전해지고 있다.

인체도 그 중에 속하는 자연계의 일부로서 음양이 항상 상호작용을 하고, 균형을 유지하면서, 생명활동을 영위하고 있다. 그러므로 이 음양의 균형이 어떠한 영향으로 인해 무너졌을 때에 병리성 반응이 발생한다. 이런 균형을 유지하고 본래의 상태로 되돌리는 것이 전통의학의 이론체계이다. 천집인(天·地·人)을 토대로 한 정체관(整體觀)으로 전통의학은 天文·地理·人事(사람들의 여러 가지 사건)를 하나의 유기적인 정체(整體)이다.

2-3. 병리에서 오행의 응용

　　전통의학에서는 오행설에 기초하여 병의 진행과정을 설명하는데 이것은 치료를 원만히 하는데 일정한 도움을 준다. 전통의학에서 오행설에 기초하여 본 데 의하면 병은 주요하게 다음과 같은 4가지 형식으로 진전된다고 설명한다. 즉 상생관계에서도 서로 병이 파급되는 경우와 상극관계에서 상승, 상모하는 형식으로 병이 진전될 수 있다고 본다.

① 첫째로 상생관계에서 어머니 장기계통에서 발생한 병이 아들 장기계통에 파급되는 형태, 예를 들면 처음에 비위에 병이 생긴 것이 폐의 병으로 진전하는 경우를 말할 수 있다.

② 둘째로 상생관계에서 아들 장기계통에서 발생한 병이 어머니 장기계통에 파급되는 형태, 즉 첫째 형태와는 반대의 경우를 말한다.

③ 셋째로 상극관계에서 제약하는 자로부터 제약받는 자에로 파급되는 형태 즉 상승관계로 진전하는 것을 말한다. 예를 들면 간병이 비위에까지 진전하였을 경우를 들 수 있다.

④ 넷째로 상극관계에서 제약을 받는 자로부터 제약하는 자에로 파급되는 형태 즉 상모관계로 진전하는 것을 말한다. 다시 말해서 셋째 형태와는 반대의 경우를 말한다.

어느 하나의 장기계통에만 병이 있고 다른 장기 계통에는 파급되지 않았을 경우를 자병(子病)이라고 한다. 그러나 오행설에 기초한 이러한 질병형태는 한 개의 공식이 아니기 때문에 임상에서 모든 병적 과정에 기계적으로 적용할 수는 없다.

동의임상에서는 대개 구체적인 경우마다 앞에서 말한 바와 같은 상호관계를 잘 이용하여야 한다. 전통의학의 병증치료에서 오행을 실제적으로 응용하는 실례를 들면 심병 때와 같은 것을 들 수 있다. 심경 또는 심장 자체에 생긴 병변이면서 다른 장기에 파급되지 않았을 경우에는 대체로 다음과 같은 증상들이 나타날 수 있다. 즉 불면증, 속이 답답하고 번열이 나는 것, 가슴이 울렁거리고 마음이 불안한 것, 변비, 입과 혀가 허는 것 등인데 이 가운데서 환자의 주되는 호소는 잠을 잘 자지 못하는 것이다.

그런데 이상의 증후들을 분석해 보면 모두 심장에 장애가 있기 때문에 나타나는 증상들이지 다른 장기들과 관계되는 증상들은 아니다. 또한 위의 증상들은 심화가 지나치게 성하여 나타나는 증상들이지 신음(腎陰)이 부족하여 나타나는 증상들은 아니다. 그렇기 때문에 이런 증상들이 있을 때에는 심경에 심화가 왕성하여 생긴 병으로 진단하고 심화(心火)를 사(瀉)하고 심혈(心血)을 보(補)하는 방법으로 치료해야 한다.

비가 허하여 생긴 비병이 심장에까지 옮아갔을 때에는 대체로 다음과 같은 증상들이 나타날 수 있다. 즉 처음에는 밥맛이 없어지고 권태감과 무력감이 있다가 다음에 가슴이 두근거리고 마음이 불안하며, 잠을 들지 못하고 기억력이 약화되어 잘 잊어먹는 것 등의 증상들이 나타날 수 있다. 이상의 증상들을 분석해 보면 처음에 나타난 증상들은 비가 허하여 나타난 것들이다. 그리고 다음에 나타난 증상들은 심화가 지나치게 성(盛)하여 나타난 것들인데 심화가 지나치게 성한 것은 비가 허하여 심을 자양하지 못하고 조장시켜 주지 못하기 때문에 생긴 것이다. 이것을 오행설에 기초하여 분석하면 화생토에서 토에 생긴 병이 화에 옮아간 것으로 보게 된다. 말하자면 아들 장기계통의 병이 어머니 장기계통에까지 옮아간 것이다. 그러므로 이런 때에는 병리과정에 기초하여 먼저 귀비탕(歸脾湯)을 써서 비가 허한 것을 보하는 동시에 심혈을 보하고 심열(心熱)을 사하며 정신을 안정시키는 원칙에서 치료해야 한다. 그래야 비의 기능이 정상화되어 비가 심을 잘 자양하고 조장할 수 있다. 이와 같이 하면 비가 허해지지 않아 심기를 침범하는 일이 없게 되므로 심병은 점차 낫게 된다.

Chapter 02

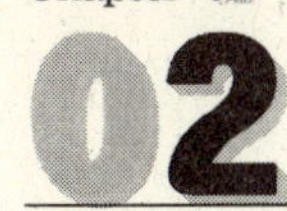

장부(臟腑)음양과 병증

1. 장부음양의 개요 ✦✦✦

1-1. 장부음양(臟腑陰陽)

장부(臟腑)를 음(陰)과 양(陽)을 말하면 장은 음이고, 부는 양이다. 간(肝), 심(心), 비(脾), 폐(肺), 신(腎) 등 오장은 모두 다 음이고, 담(膽), 위(胃), 대장(大腸), 소장(小腸), 방광(膀胱), 삼초(三焦) 등 육부는 모두 다 양이다.

【臟腑陰陽】內經日言人身之藏府中陰陽則藏者爲陰府者爲陽肝心脾肺腎五藏皆爲陰膽胃大腸小腸膀胱三焦六府皆爲陽

1-2. 장부이용(臟腑異用)

오장은 정기(精氣), 신기(神氣), 혈기(血氣), 혼백(魂魄)을 간직하고, 육부는 음식물을 소화시키고 진액을 돌게 한다.

오장은 정기를 저장하고 내보내지 않아서 그득 차도 실(實)해지지 않는다. 육부는 음식물을 소화시켜 내보내고 저장하지 않아서 실해져도 그득해지지 않는다.

【臟腑異用】靈樞日五藏者所以藏精神血氣魂魄者也六府者所以化水穀而行津液者也○內經日五藏者藏精氣而不瀉也故滿而不實六府者傳化物而不藏故實而不滿所以然者水穀入口則胃實而腸虛食下則腸實而胃虛○脾胃大腸小腸三焦膀胱者倉廩之本營之居也名日器能化糟粕轉味而出入者也

1-3. 오장통칠규(五臟通七竅)

오장은 항상 속에 있지만 얼굴에 있는 7규와 연관되어 있다. 폐기는 코로 통하므로 폐기가 조화되어야 코가 향기로운 냄새를 잘 맡을 수 있다. 심기는 혀로 통하므로 심기가 조화되어야 혀가 5가지 맛을 잘 알 수 있다. 간기는 눈으로 통하므로 간기가 조화되어야 눈이 5가지 빛을 가려 볼 수 있다. 비기는 입으로 통하므로 비기가 조화되어야 입이 음식 맛을 잘 알 수 있다. 신기는 귀로 통하므로 신기가 조화되어야 귀가 5가지 소리를 잘 들을 수 있다. 오장이 조화되지 못하면 7규가 통하지 못하고, 육부가 조화되지 못하면 사기가 뭉쳐서 옹저가 생긴다.

【五臟通七竅】靈樞曰五藏常內閲于上七竅也故肺氣通於鼻肺和則鼻能知香臭矣心氣通於舌心和則舌能知五味矣肝氣通於目肝和則目能辨五色矣脾氣通於口脾和則口能知五穀矣腎氣通於耳腎和則耳能聞五音矣五藏不和則七竅(七一作九)不通六府不和則留結爲癰

1-4. 부우유육(腑又有六)

뇌(腦), 수(髓), 뼈[骨], 맥(脈), 담(膽), 자궁[女子胞]등의 6가지는 땅의 기운으로 생겼는데, 그 이름을 기항지부(奇恒之府)라고 한다.

【臟府有合】靈樞曰肺合大腸大腸者傳導之府心合小腸小腸者受盛之府肝合膽膽者中正之府脾合胃胃者五穀之府腎合膀胱膀胱者津液之府也少陰屬腎腎上連肺故將兩藏三焦者中瀆之府水道出焉屬膀胱是孤之府也是六府之所與合者也

1-5. 장부병치난이(臟腑病治難易)

오장의 병은 치료하기 어렵고 육부의 병은 치료하기 쉽다.

풍사(風邪)로 병이 생기는 것은 비바람같이 빠른데, 잘 치료하는 의사는 병이 피부에 있을 때 치료한다. 그 다음은 피부와 살 사이에 있을 때, 그 다음은 근맥에 있을 때, 그 다음은 육부에 있을 때, 그 다음은 오장에 있을 때 치료한다. 오장에 병이 있을 때 치료하면 절반은 죽고 절반은 살릴 수 있다.

2. 간장의 병증 ✦ ✦ ✦

2-1. 간장

『동의보감』의 '간장(肝臟)' 조에서는 우선 간의 해부학적 기초와 오행 상응 관계에서 간과 같이 분류되는 사물 등 이론적 기초를 말한다. 이어서 몸밖에 나타난 현상을 보아 간(肝)의 상태를 헤아리는 법, 간에 든 병을 치료하는 법, 간(肝)을 좋게 하는 양생법 등 실천적인 측면을 말한다.

⊃ 간형상(肝形象) ; 간은 2개의 퍼진 잎사귀[葉]와 7개의 작은 잎사귀로 되어 있는데, 나무껍질이 터진 모양과 같다. 잎사귀들에는 각각 지락(支絡)과 경맥이 가운데 자리 잡고 있으면서 양기(陽氣)를 고르게 퍼지게 하고 내보낸다. 이곳은 또한 혼(魂)의 기관이다.

【肝形象】肝有二布葉七小葉如木甲折之象各有支絡脉居中以宣發陽和之氣魂之官也〈內經註〉○肝有二大葉七小葉左三葉右四葉分兩如木甲折之多葉也〈入門〉○肝重四斤四兩左三葉右四葉凡七葉主藏魂〈難經〉

2-2. 간장대소(肝臟大小)

간이 작으면 오장이 편하고, 옆구리 아래에 병이 생기지 않는다. 간이 크면 위가 눌려서 목구멍이 눌리는 감이 있고, 가슴속이 답답하고 옆구리 아래가 아프다. 간이 위로 놓여 있으면 위가 격막을 치받아 옆구리가 그득하여 식분(息賁)이 생기고, 간이 아래로 놓여 있으면 위가 눌리고, 옆구리 아래가 비어서 쉽게 사기를 받는다.

2-3. 간병증(肝病證)

사기[邪]가 간에 있을 때 양쪽 옆구리가 아픈 것은 보통 한사[寒]에 상하여 나쁜 피가 속에 생기기 때문이다.

간병에 걸린 사람은 양쪽 옆구리가 아프면서 아랫배까지 당기고 화를 잘 낸다.

2 4. 간병허실(肝病虛實)

간기가 허하면 무서워하고, 간기가 실하면 화를 낸다. 간이 실하면 양쪽 옆구리 아래가 아프고, 아랫배가 당기며 화를 잘 낸다. 간이 허하면 눈앞이 침침하여 잘 보이지 않고, 귀가 먹으며 누가 잡으러 오는 것처럼 무서워한다.

【肝病治法】肝苦急急食甘以緩之甘草宜食粳米牛肉棗葵註曰肝苦急是其氣有餘也肝欲散急食辛以散之川芎肝虛以生薑陳皮之類補之〈內經東垣〉○肝病宜食甘粳米牛肉棗葵取其甘能緩急也〈內經〉○肝病宜食麻犬肉李韭皆酸取本味也〈甲乙經〉○肝虛宜四物湯(方見血門)淸肝湯或補肝丸肝實宜瀉靑丸洗肝散當歸龍薈丸〈海藏〉○肝病禁當風〈內經〉[淸肝湯]治肝經血虛有怒火白芍藥一錢半川芎當歸各一錢柴胡八分山梔仁牧丹皮各四分右剉水煎服〈入門〉

23 심장의 병증 ✦✦✦

한의학에서는 '심장'을 생명의 근원처, 또는 정신이 깃든 곳, 지혜가 나오는 곳으로 간주한다. 『동의보감』 '심장' 문(門)에서는 '간' 조와 마찬가지로 우선 심의 해부학적 기초와 오행의 상응 관계에서 심장과 같이 분류되는 사물 등 이론적 기초를 말한다. 이어서 몸밖에 나타난 현상을 보아 심장의 상태를 헤아리는 법, 심장에 든 병을 치료하는 법, 심장을 좋게 하는 양생법 등 실천적인 측면을 말한다.

3-1. 심형상(心形象)

심장의 형태는 아직 피지 않은 연꽃 같고, 가운데에 9개의 구멍이 있는데. 이곳은 천진(天眞)의 기운을 이끌어 가서 정신이 깃들어 있는 곳이다.

심포락(心包絡)이란 실제로 심장을 싸고 있는 막인데, 심장의 겉을 싸고 있기 때문에 심포락이라고 한다.

3-2. 심장대소(心臟大小)

심장이 작으면 걱정으로 병들기 쉽고, 심장이 크면 걱정을 해도 병들지 않는다. 심장이 높게 있으면 폐 속이 그득하고 답답하며 잘 잊어버리고, 말을 힘들게 한다. 심장이 아래로 처져 있으면 찬 것에 쉽게 상하고, 말로 쉽게 겁을 먹게 할 수 있다.

3-3. 심병증(心病證)

심에 사기가 있으면 가슴이 아프고 잘 슬퍼하며, 때로 어지럼증이 나서 넘어진다. 심에 열이 있으면 얼굴어 벌겋고, 낙맥(絡脈)으로 피가 많이 나간다.

3-4. 심병허실(心病虛實)

심은 혈맥[脈]을 갈무리하는데, 혈맥에는 정신이 머물러 있다. 심기가 허하면 슬퍼하고, 실하면 계속 웃는다.

심이 실하면 가슴속이 아프고, 옆구리가 그득하며, 옆구리 아래가 아프고 가슴과 등과 어깻죽지 사이가 아프며, 양팔의 안쪽이 아프다. 심이 허하면 가슴과 배가 커지며, 옆구리 아래와 허리, 등이 당기면서 아프다.

4. 비장의 병증 ✛✛✛

동의보감의 비장(脾臟, 문(門)에서는 간장, 심장 문(門)과 마찬가지로 우선 비장의 해부학적 기초와 오행의 상응 관계에서 비장과 같이 분류되는 사물 등 이론적 기초를 말한다. 이어서 몸밖에 나타난 현상을 보아 비장의 상태를 헤아리는 법, 비장의 병을 치료하는 법, 비장을 좋게 하는 양생법 등 실천적인 측면을 말한다.

4-1. 비형상(脾形象)
비장은 형태가 말발굽 같고 위완(胃脘)을 둘러싸고 있는데, 토(土)의 모양을 상징한다. 경락의 기가 그 속으로 번갈아 들어가서 진령(眞靈)의 기운을 움직인다. 이곳에 의(意)가 있다.

4-2. 비장대소(脾臟大小)
비장은 주로 위기(衛氣)가 음식을 빨리 받아들이도록 한다. 입술과 혀가 좋은가 나쁜가를 보고, 비장이 좋고 나쁜 것을 알 수 있다.

4-3. 비병증(脾病證)
사기가 비위에 있으면 살이 아프다. 양기가 남고 음기가 부족하면 속에 열이 생겨서 배가 쉽게 고프다. 양기가 부족하고 음기가 남으면 속이 차가워져서 장에서 소리가 나고 배가 아프다. 겉으로 드러나는 증상은 얼굴이 누렇고 트림이 잘 나며 생각을 잘 하고 맛을 잘 안다. 속으로 나타나는 증상은 배꼽 부위에 동기(動氣)가 있으며, 눌러보면 단단하고 아픈 것 같다. 앓을 때 배가 불러 오르고 그득하면서 음식이 소화되지 않고 몸이 무거우며 뼈마디가 아프고 권태증이 나서 눕기를 좋아하며, 팔다리를 쓰지 못하는 증상이 있는 것은 비(脾)의 병이다. 이런 증상이 없는 것은 비의 병이 아니다.

4-4. 비병허실(脾病虛實)
비는 영(營)을 갈무리하는데, 영에는 의(意)가 깃들어 있다. 비기(脾氣)가 허하면 팔다리를 쓰지 못하고, 오장이 편안하지 않다. 실하면 배가 커지고 오줌이 잘 나가지 않는다. 비가 실하면 몸이 무겁고, 배가 쉽게 고프며 근육이 졸아들어, 발을 잘 쓰지 못하는데, 걸으면 경련이 일어나고 아랫다리가 아프다. 비기가 허하면 배가 그득하며, 장에서 소리가 나고 설사를 하며, 음식이 소화되지 않는다.

5. 폐장의 병증 ✛ ✛ ✛

폐장의 해부학적 기초와 오행의 상응 관계에서 폐장과 같이 분류되는 사물 등 몸밖에 나타난 현상을 보아 폐장의 상태를 헤아리는 법, 폐장의 병을 치료하는 법, 폐장을 좋게 하는 양생법 등 실천적인 측면을 말한다.

5-1. 폐형상(肺形象)

폐장의 형태는 어깨와 비슷한데, 2개의 퍼진 잎사귀와 여러 개의 작은 잎사귀로 되어 있다. 속에는 24개의 구멍이 줄을 지어 잇는데, 여기로 장기에 맑거나 흐린 기운을 보낸다. 그리고 주로 백(魄)을 간직한다.

5-2. 폐장대소(肺臟大小)

오장 육부에서 폐장은 덮개가 된다.

얼굴이 희고 살결이 부드러운 사람은 폐가 작고, 살결이 거친 사람은 폐가 크다. 어깨가 퍼지고 가슴이 나오고 인후가 들어간 사람은 폐가 높이 있고, 겨드랑이가 맞붙고 갈비뼈가 벌어진 사람은 폐가 아래로 처져 있다.

5-3. 폐병증(肺病證)

폐에 사기가 있으면 피부가 아프고 춥다가 열이 나며, 기가 위(上)로 치밀어 숨이 차고 땀이 나며, 기침할 때 어깨와 등을 들먹거린다.

풍한(風寒)의 사기가 폐에 침범한 것을 폐비라고 하는데, 이때는 기침이 나고 기운이 치밀어 오른다.

폐병에 걸린 사람은 숨이 차고 기침이 나며, 기운이 치밀어 오르고 어깨와 등이 아프며 땀이 나고, 엉덩이, 다리, 무릎, 허벅다리, 종아리, 정강이, 발이 모두 아프다. 폐가 허하면 기운이 적기 때문에 숨결이 약하고 제대로 숨을 쉬지 못하며, 귀가 먹고 목구멍이 마른다.

6. 신장의 병증 ❖ ❖ ❖

신장의 해부학적 기초와 오행의 상응 관계에서 폐장과 같이 분류되는 사물 등 몸밖에 나타난 현상을 보아 신장의 상태를 헤아리는 법, 신장의 병을 치료하는 법, 신장을 좋게 하는 양생법 등 실천적인 측면을 말한다.

6-1. 신형상(腎形象)

신장은 2개이다. 형태는 붉은 팥과 비슷하고, 서로 마주보고 있으며, 꾸부정하게 등의 힘줄에 붙어 있다. 그리고 겉은 기름덩이로 덮여 있고, 속은 희고 겉은 검으며, 정(精)을 저장하는 것을 주관한다.

6-2. 신장유이(腎臟有二)

장(臟)은 다 각각 1개씩이지만 신장만은 2개이다. 신장이 2개지만 다 신(腎)이 아니라 왼쪽의 것은 신이고 오른쪽의 것은 명문(命門)이다.

6-3. 신장대소(腎臟大小)

신장이 작으면 장(臟)들이 편안하고 잘 상하지 않는다. 신장이 크면 허리 아픈 병이 잘 생기고 사기(邪氣)에 쉽게 상한다. 신장이 위(上部)에 붙어 있으면 등골이 아파서 잘 폈다 구부렸다 하지 못한다. 신장이 아래에 붙어 있으면 허리와 엉덩이 부위가 아프며 혹 호산증(狐疝證)이 생긴다.

⊃ 신장이 견고하면 허리와 등이 아픈 병이 잘 생기지 않고, 신장이 연약하면 소갈병이나 황달병이 잘 생긴다. 신장의 위치와 모양이 똑바르면 기가 고루 잘 돌기 때문에 신이 잘 상하지 않는다. 신장이 한 쪽으로 치우쳐 있으면 허리와 엉덩이가 몹시 아프다.

6-4. 신병증(腎病證)

비(脾)의 병이 옮아가서 생긴 신병을 산하라고 한다. 아랫배에 열이 몰려서 아프고 흰 것이 나가는 것을 고병(蠱病)이라고 한다. 흰 것이 나가는 것은 뿌연 오줌이 나가는 것이다.

⊃ 신에 열이 있으면 얼굴이 까맣고 이가 마른다.

【腎病證】邪在腎則病骨痛陰痺陰痺者按之而不得腹脹腰痛大便難肩背頸項痛時眩〈靈樞〉○脾傳之腎病名曰疝瘕少腹冤熱而痛出白一名曰蠱註曰出白謂溲出白液也○腎熱者色黑而齒枯○大骨枯槁大肉陷下肩髓內消動作益衰眞截來見期一歲死見其眞藏乃予之期日註曰此腎之截也期後三百六十五日內死〈內經〉○外證面黑善恐數欠內證臍下有動氣按之牢若痛其病逆氣小腹急痛泄如下重足脛寒而逆〈難經〉

6-5. 신병허실(腎病虛實)

신의 기운이 허하면 궐증(厥證)이 생기고, 실하면 창만증(脹滿證)이 생긴다.

⊃ 신이 실하면 배가 커지고 정강이가 부으며 숨차고 기침이 나며 몸이 무겁고, 잠잘 때 땀이 나고 바람이 싫다.

7. 담부의 병증 ❖ ❖ ❖

『동의보감』 '담(膽) 문(門)'의 서술은 오장의 경우와 비슷하다. 우선 담의 해부학적 기초를 말하고, 이어서 몸밖에 나타난 현상을 보아 담의 상태를 헤아리는 법, 담에 생긴 병의 증상과 치료하는 법, 담을 좋게 하는 도인법(導引法) 등 실천적인 측면을 말한다.

7-1. 담형상(膽形象)

담의 색은 검고 형태는 달려있는 박 같은데, 간의 작은 잎사귀 가운데 붙어있다. 간의 남은 기운이 담으로 들어가 모여서 깨끗한 즙이 되기 때문에, 속에 깨끗한 즙이 저장되게 되는데, 이것이 새어 나가지 않고 겉으로 물건을 환히 보이게 한다. 그러므로 청정지부(淸淨之府)라고 하는데 눈에 통한다.

【膽形象】其色玄其形如懸瓠附肝之短葉間重二兩(作三兩)三銖盛精汁三合無出入竅〈入門〉○肝之餘氣溢入於膽聚而成精由是內藏精而不泄外視物而得明爲淸淨之府能通於眼目〈脉訣〉

7-2. 담병증(膽病證)

담에 병이 들면 한숨을 잘 쉬며 입이 쓰고 구역이 나며 쓴 물이 올라오고, 가슴이 울렁거리면서 누가 자기를 잡으러 오는 것같이 무서워하고, 목에서 그렁그렁 소리가 난다. 담병에는 추웠다가 열이 나는 일이 많다.

7-3. 담병허실(膽病虛實)

⊃ 담이 허하면 무서워서 혼자 자지 못하고, 담이 실하면 화를 잘 낸다.

8. 위부(胃腑)의 병증 ❖❖❖

위(胃) 문(門)의 서술은 담의 경우와 똑같다. 우선 위의 해부학적 기초를 말하고, 이어서 몸밖에 나타난 현상을 보아 위의 상태를 헤아리는 법, 위에 생긴 병의 증상과 치료하는 법, 위를 좋게 하는 약물 등 실천적인 측면을 말한다.

8-1. 위형상(胃形象)

의 길이는 1자 6치이고 구부러졌는데, 줄었다 늘었다 한다. 늘어나면 길이가 2자 6치이다. 크기는 1자 5치, 직경은 5치이다. 음식물은 3말 5되가 들어갈 수 있는데, 곡식 2말과 물 1말 5되가 들어갈 수 있다.

8-2. 위위수곡지해(胃爲水穀之海)

사람은 기를 음식물에서 받는데, 음식물을 받아들이는 곳은 위(胃)다. 위는 음식물과 기혈(氣血)이 모이는 곳이다.

8-3. 위병증(胃病證)

위의 병에 걸린 사람은 배가 불러 오르고 위완(胃脘)부위가 아프며 양쪽 옆구리가 치받고, 음식이 넘어가지 않거나 잘 내려가지 않는다.

⊃ 위(胃) 속이 차면 어제혈의 낙맥(絡脈) 부위가 퍼렇게 되고, 위 속이 뜨거우면 어제의 낙맥 부위가 뻘겋게 된다.

8-4. 위병허실(胃病虛實)

⊃ 위맥(胃脈)이 실하면 배가 불러 오르고, 허하면 설사가 난다.

위 속에 원기가 왕성하면 음식을 잘 먹을 수 있고 상하지도 않으며, 시간이 지나도 배고프지가 않다. 비위(脾胃)가 다 왕성하면 잘 먹고 살이 찌나 비위가 다 허하면 잘 먹지 못하고 여윈다. 혹 적게 먹어도 살이 찌는 것이 있는데, 비록 살은 찐다고 해도 팔다리를 잘 쓰지 못한다.

【胃病虛實】胃脉實則脹虛則泄〈內經〉○胃中元氣盛則能食而不傷過時而不飢脾胃俱旺則能食而肥脾胃俱虛則不能食而瘦或少食而肥雖肥而四肢不擧〈東垣〉

9. 소장, 대장부 및 방광의 병증 ✦ ✦ ✦

'소장(小腸)' 문(門)의 서술은 '담'이나 '위'의 경우와 비슷하다. 우선 위의 해부학적 기초를 말하고, 이어서 몸밖에 나타난 현상을 보아 소장의 상태를 헤아리는 법, 소장에 생긴 병의 증상과 치료하는 법, 소장을 좋게 하는 약물 등 실천적인 측면을 말한다.

9-1. 소장형상(小腸形象)

소장의 길이는 32자이고, 너비는 제일 큰 데가 2치 5푼이며, 작은 데가 8푼 5리이다.

【小腸形象】小腸長三丈二尺廣二寸半徑入分分之少半重二斤十四兩當臍左廻疊積十六曲盛穀二斗四升水六升三合合之太半〈靈樞〉

9-2. 소장전수(小腸傳受)

위(胃)는 음식물을 소화시켜서 찌꺼기를 아랫구멍[下口]으로 내보내는데, 그것은 소장의 윗구멍[上口]으로 들어간다. 그리고 소장의 아랫구멍에서 맑고 흐린 것이 갈라져서 액체는 방광 윗구멍으로 들어가고, 찌꺼기는 대장 윗구멍으로 들어간다.

【小腸傳受】凡胃中腐熟水穀其滓穢自胃之下口傳入於小腸上口自小腸下口泌別淸濁水液入膀胱上口滓穢入大腸上口難經曰小腸大腸會謂之闌門言由關闌分隔也〈入門〉

9-3. 소장병증(小腸病證)

➲ 중기(中氣)가 부족하면 배에서 소리가 난다.

소장의 병에 걸린 사람은 아랫배가 아프며, 허리와 등골이 당겨서 음낭이 아프고 때로는 막히는 증상이 나타나면 귀 앞에 열이 오른다.

소장이 음낭을 당겨 명치를 치받치는 것은 소장에 사기(邪氣)가 있기 때문이다.

9-4. 대장병증(大腸病證)

つ 대장의 병에 걸린 사람은 뱃속이 끊어지는 것처럼 아프면서 꾸르륵 하는 소리가 난다. 그런데 겨울에 찬 기운에 감촉되면 곧 설사가 나고 배꼽부위가 아프며, 오랫동안 서 있지 못하게 된다. 배가 아프고, 장에서 소리가 나며, 기가 가슴으로 치밀어 올라서 숨이 차고 오랫동안 서 있지 못한 것은 대장에 사기(邪氣)가 있기 때문이다. 대장에 찬 기운이 있으면 설사를 하는 경우가 많고, 열이 있으면 기름때 같은 대변을 눈다.

9-5 방광부(膀胱腑의 병증

'방광' 문의 서술은 다른 육부의 서술과 비슷하다. 우선 방광의 해부학적 기초를 말하고, 이어서 몸밖에 나타난 현상을 보아 방광의 상태를 헤아리는 법, 방광에 생긴 병의 증상과 치료하는 법, 방광을 좋게 하는 약물 등 실천적인 측면을 말한다.

つ 방광형상(膀胱形象) ; 방광은 물을 담고 있으므로 진액지부(津液之府)라고 하는데, 위[上]에는 구멍[口]이 있고, 아래[下]에는 구멍이 없다.

【膀胱形象】膀胱以虛受水爲津液之府有上口而無下口得氣海之氣施化則溲便注瀉氣海之氣不足則秘澁不通○上口廣二寸半中廣九寸盛尿九升九合重九兩二銖〈難經〉

つ방광전수(膀胱傳受) ; 수액(水液)이 소장에서 갈라져 방광으로 스며들어오면 포(胞)의 기운이 그것을 오줌으로 변화시켜 내보낸다.

つ 방광병증(膀胱病證); 방광의 병에 걸린 사람은 아랫배가 부으면서 아프고, 손으로 누르면 곧 오줌을 누고 싶으나 잘 나오지 않으며, 어깨에서 열이 나고 맥이 빠진 것 같으며, 새끼발가락의 바깥쪽과 정강이뼈와 복사뼈 뒤가 다 뜨겁다.

방광이 오줌을 잘 내보내지 못하면 융병이 되고, 오줌이 나가는 것을 막지 못하면 유뇨(遺尿)가 된다.

12. 삼초부(三焦腑)의 병증 ✦ ✦ ✦

'삼초' 문(門)의 서술은 다른 육부의 서술과 비슷하다. 우선 삼초의 형태, 위치, 기능을 살피고, 이어서 삼초에 생긴 병의 증상과 치료하는 법, 삼초를 좋게 하는 약물 등 실천적인 측면을 말한다. 단, 삼초는 해부학적 성격이 분명치 않기 때문에 다른 오부(五腑)처럼 구체적인 길이나 양 등을 서술하지 않는다.

12-1. 삼초형상(三焦形象)

상초(上焦)는 안개와 같고, 중초(中焦)는 거품과 같으며, 하초(下焦)는 도랑과 같다.
ⵀ 상초는 주로 양기(陽氣)를 내서 피부와 살 사이를 따뜻하게 하는데, 안개나 이슬이 젖어드는 것과 같으므로 상초를 안개 같다고 한다.
ⵀ 중초는 음식물을 정미한 기운으로 변화시켜서 위[上]로 폐에 보내어 피가 되게 한다. 그리고 그것을 경맥 속으로 돌게 하여 오장과 온몸을 영양하게 한다. 그러므로 중초를 거품 같다고 한다.
ⵀ 하초는 오줌과 대변을 때맞추어 잘 나가게만 하고 들어오지는 못한다. 그리고 막힌 것을 열어서 잘 통하게 한다. 그러므로 하초를 도랑 같다고 한다.

12-2. 삼초전수(三焦傳受)

ⵀ 상초는 위(胃)의 윗구멍에서 나와 식도와 나란히 횡격막을 뚫고 올라가 가슴속에서 퍼지고, 겨드랑이로 가 태음경맥을 따라가다가 다시 양명으로 돌아와서 위로 올라가 혀 밑에 이른다. 족양명경은 항상 영기[榮]와 함께 양(陽)으로 25번 돌고, 음(陰)으로 25번 도는데, 다 돌고 나서는 다시 수태음경에 모인다. 이것을 위기(衛氣)라고 한다.
ⵀ 중초는 위(胃)의 가운데에서부터 상초의 뒤로 나오는데, 음식의 기를 받아들이게 하고 찌꺼기는 내려 보낸다. 그리고 진액을 훈증하여 정미한 것으로 변화시켜서 폐맥으로 올려 보내어 피가 되게 한다. 피가 생명을 유지하는데 제일 귀중한 것인데, 이것이 경맥 속을 따라 도는 것을 영기(榮氣)라고 한다.
ⵀ 하초는 회장에서 갈라져 방광으로 흘러 스며든다. 그러므로 음식물이 위 속에서

머물면서 소화되어 대장으로 내려가서 하초에서 걸러져서 내려가 물기를 갈라내면 하초를 따라 내려가서 방광으로 스며든다.

12-3. 삼초병증(三焦病證)

삼초에 병이 걸린 사람은 배에 기운이 가득 차서 아랫배가 몹시 딴딴해지며 오줌을 누지 못한다. 막다른 지경에 다다라 급해져서 넘치면 물기가 머무르게 되어 배가 불러 오른다. 상초는 안개와 같으므로 안개가 흩어지지 않는 것처럼 되어 숨이 몹시 차다. 이것은 상초가 주로 내보내기만 하고 받아들이지는 못하기 때문이다. 중초는 거품과 같으므로 거품이 없어지지 않는 것처럼 되어 유음(留陰)이 생긴다.

➲ 유음이 오랫동안 흩어지지 않으면 뱃속이 그득해지는데, 이것은 중초가 위[上]로 받아들이지 못하고, 아래[下]로 내려 보내지도 못하기 때문이다. 하초는 도랑과 같은데, 도랑이 막혀 흐르지 못하면 그득하게 붓는다. 이것은 하초가 위[上]로 받아들이기만 하고 아래[下]로 내려 보내지 못해서이다.

13. 포(胞) ❖ ❖ ❖

포(胞)는 남자에게서 포의 작용보다 주로 여자의 월경과 대하(帶下) 등 자궁과 관련된 현상에 관한 내용이 위주이다.

13-1. 포위혈실(胞爲血室)

➲ 충맥(衝脈)과 임맥(任脈)은 다 포(胞)의 가운데서 시작하여 위로 뱃속으로 올라가는데, 경락이 모이는 곳이다.

➲ 혈실(血室)은 피가 있는 곳이며, 영위(榮衛)가 멈춰 있는 곳이고, 경맥이 흘러들어 모이는 곳인데, 이것이 바로 충맥이다.

13-2. 경행유이(經行有異)

여자는 14살에 월경이 시작되고, 49살에 월경이 없어진다. 첫 월경이 이른 여자는 성적 발육이 빠른 것이고, 늦은 여자는 성적 발육이 늦은 것이다. 월경을 제대로 하면 음양이 잘 화합될 수 있으므로 자식을 낳을 수 있다. 14살에 월경을 하는 것이 제 나이에 하는 것이다. 20살이 되도록 월경이 없는 경우는 생명이 바람 앞에 촛불 같기 때문에 병이 생기면 죽는다. 혹 죽지 않는 사람도 있지만 백 명의 1명도 안 된다. 또 산다고 하여도 일생동안 병이 많이 생겨 하루도 편안할 수 없다. 그리고 3달 만에 한 번씩 월경을 하는 것은 괜찮지만 1년에 한 번씩 하는 것은 아주 좋지 못하다.

13-3. 월후부조(月候不調)

➲ 월경하기 전에 설사를 하였거나 땀을 흘렸거나 오줌을 많이 누어서 진액이 적어지면 월경양이 적어진다. 월경양이 평소보다 더 많아지면 반드시 고통스럽고 피곤한데, 이와 같이 되었을 때는 대변이 굳어지거나 몸에 다시는 땀이 나지 않게 될까봐 우려된다. 월경이 고르지 못한 것은 날짜가 앞당겨지거나 늦어지는 것과 양이 많아지거나 적어지는 것을 말한다.

➲ 월경이 끝난 다음 배가 아픈 것은 허하기 때문이고, 양이 적고 색이 연한 것은 혈이 허하기 때문이며, 양이 많은 것은 기가 허하기 때문이다. 월경이 있으려고 할 때 아픈 것은 피가 엉겼다가 흩어지지 못하고 덩어리가 되어 막혔기 때문이고, 월경색이 검붉은 것은 월경이 막히고 열이 겹쳤기 때문이다.

13-4. 혈폐(血閉)

월경이 중단되어 나오지 못하는 원인은 3가지이다.

첫째로 위(胃)가 약해지고 몸이 여위고 기혈이 쇠약해져 진액이 생겨나지 못해서 월경이 중단된 것을 혈고(血枯)로 중단되었다고 하는데, 이것은 중초에 있는 위(胃)에 열이 뭉쳐 있기 때문에 생긴 것이다.

둘째로 심포맥(心包脈)이 넓고 빠르면서[洪數] 때로 급하게 뛰며, 대소변이 잘 나오지 않으면서 월경이 중단된 것을 혈해(血海)가 마른 것인데, 이것은 하초에 있는 포맥(胞脈)에 열이 뭉쳐 있기 때문이다.

셋째로 정신적인 고통으로 말미암아 심화(心火)가 올라와서 월경이 나오지 않는 것은 포맥이 막힌 것인데, 이것은 상초에 있는 심(心)과 간(肝), 폐(肺)에 열이 뭉쳐 있기 때문이다.

13-5. 혈붕혈루(血崩血漏)

음맥(陰脈)이 부족하고 양맥이 왕성하여 부딪치게 되면 붕(崩)이 생겨서 피를 흘리게 된다.

ᄀ 지나치게 슬퍼하고 서러워하면 포락(包絡)이 끊어지는데, 포락이 끊어지면 양기
가 속에서 움직이기 때문에 피가 아래로 쏟아져 나오고, 피오줌이 자주 나오게 된다.

13-6. 적백대하(赤白帶下)

아랫배의 열이 임맥으로 심하게 몰리면 그것이 자궁으로부터 대맥을 지나서 올라가
대장과 소장으로 나가게 되어 뿌연 오줌이 조금씩 나오게 되기 때문에 대하(帶下)라
고 한다. 이와 같이 붉은 대하와 흰 대하가 나오게 되는 원인은 같은데, 오직 아프지
않는 것이 다를 뿐이다.

13-7. 대하치법(帶下治法)

부인이 월경이 고르지 못하고 해질 무렵에 열이 나며, 아랫배가 켕기고 손바닥에 열
감이 있으며 입술과 입안이 건조한데 그 병은 대하에 속한다.
대하는 습열로 생기는데, 붉은 대하는 혈에 속하고, 흰 대하는 기에 속한다. 치료는
습을 마르게 하는 것을 먼저 해야 한다. 여자가 상한(傷寒)으로 열이 날 때 월경이
시작되었다가 곧 멎고, 낮에는 정신이 맑으나 밤에는 헛소리를 하며 헛것이 보인다고
하는 것은 자궁에 열이 들어갔기 때문이다.

14. 충(蟲)✚ ✚ ✚

'충(蟲)' 문(門)에서는 여러 가지 종류의 충과 그것들이 일으키는 질병의 증상과 치료 등
을 다룬다. 여기에는 오늘날 말하는 기생충뿐 아니라 삼시충(三尸蟲)과 같이 추상적인 충
도 함께 다룬다. 또한 결핵도 노채라 하여 노채충이 일으키는 것으로 보아 여기서 다룬다.

14-1. 습열생충(濕熱生蟲)

습열(濕熱)이 몰려서 뭉치면 충(蟲)이 생긴다. 장부(臟腑)가 허하면 충이 침범하여
파먹는다. 충적(蟲積)을 앓는 것은 배가 고플 때 섭생을 잘하지 못했기 때문이다. 혹
비린내 나는 회로 술을 마시거나 소나 양의 고기를 구워먹거나 자라 등을 먹어서 중
완(中脘)의 기운이 약해지면 습열이 생기고 소화가 잘 되지 않기 때문에 촌백충, 회
충, 궐충 등 여러 가지 충이 생긴다. 그 생김새는 지렁이나 자라와 비슷한데, 이것을

다 혈별(血鼈)이라고 한다. 어린이에게 제일 많이 생긴다.

14-2. 노채충(勞瘵蟲)

노채를 전시(傳尸)라고도 한다. 이것을 앓다가 죽으면 그 후 병이 가족과 친척에게 옮아가기 때문에 전시 또는 전주라고 한다. 이 병은 윗사람부터 아래로 내려오면서 앓는데, 증상이 먼저 앓은 사람과 비슷하기 때문에 주라고 한다. 그러나 집안에서 옮는 것, 옷에 의해 옮는 것, 음식으로 옮는 것 등의 차이는 있다.

노채병의 원인은 다음과 같다. 흔히 소년시기 즉 혈기가 안정되기 전에 주색에 상하면 그 열독이 몰리고 뭉쳐서 괴상한 벌레가 생기는데, 그것이 장부를 파먹고 정혈(精血)을 변화시켜 여러 가지 괴상한 물건을 생기게 하기 때문이다. 이런 환자의 시중을 오랫동안 들어서 좋지 못한 기운을 받게 되어도 흔히 옮는다. 그러므로 기가 허하고 배가 고플 때 노채를 앓는 집에 병문안을 가거나 조상(弔喪)을 가는 것은 더욱 금해야 한다. 그리고 허하면 환자의 옷이나 소지품이나 그릇을 만져도 옮을 수 있다.

14-3. 노채병증

노채병은 6가지 증상이 있는데, 조열(潮熱), 도한(盜汗), 각혈(刻血), 담수(痰嗽), 유정(遺精), 설사(泄瀉)이다. 병이 약하면 6가지 증상이 번갈아서 나타나고, 중증이면 6가지 증상이 동시에 나타난다. 대체로 화(火)가 위[上]로 떠오르면 조열과 각혈이 생기고, 화가 움직여서 아래로 내려가면 유정과 설사가 생긴다.

증상은 대체로 추웠다가 열이 나고, 도한이 있고, 꿈에 헛것과 교접하며, 유정이 뿌옇고 머리카락이 마르고 곧추서며, 혹 뱃속에 덩어리가 생기거나 목 뒤의 양쪽에 작은 멍울이 생기며, 가슴이 그득하고 답답하기도 하며, 어깨와 등이 아프기도 하고 양 눈이 다 밝지 못하며, 팔다리에 힘이 없고 무릎과 다리가 시리고 아프며, 눕는 때가 많고 일어나 다니는 때가 적은 것인데, 그 증상이 꾀병 같기도 하다. 그리고 매일 아침에는 정신이 오히려 맑다가 점심때가 지나면 팔다리에서 약간 열이 나고 얼굴색이 나빠진다. 그리고 남의 흉을 보기 좋아하고 늘 성난 기분으로 있으며, 다니거나 서 있을 때 다리에 힘이 없고 잠을 편안하게 자지 못하며, 꿈에서 먼저 죽은 사람을 보고 잘 놀라면서 가슴이 두근거리고 기침이 나고, 설사와 이질이 생기며, 몸이 몹시 여위고 피로하며, 기운이 없고 입과 코가 마르며, 뺨과 입술이 붉다.

Chapter 02

03

질병의 원인과 체질감별

1. 질병의 원인에 대한 이해 ❖ ❖ ❖

　사람은 누구나 삶을 영위하는 가운데 질병을 경험한다. 질병에 걸리는 경우를 자세히 살펴보면, 한 가지 이상의 원인이 작용하고 있는 사실을 알게 된다. 이러한 원인은 생체의 내부에 존재하는 것과 외부로부터 침입하는 것이 있다. 질병의 원인을 아는 것은 질병의 예방과 진단 및 치료에 있어서 대단히 중요한 역할을 하므로 병인의 정의와 종류, 내인, 외인에 대해 우선적으로 알아야 두어야 할 필요가 있다.

1-1. 병인의 정의와 종류

　병인의 실병의 원인을 말하며, 이에 관해 연구하는 분야를 병인학 또는 병인론이라고 한다. 질병의 연구에서 병인을 아는 것은 질병의 예방과 진단 및 치료에 있어 매우 중요하다. 따라서 병인론은 병리학의 중요한 부분을 차지하고 있다. 하나의 질병에는 여러 가지의 병인이 작용하고 있으며, 하나의 병인에 의해 여러 질병이 발생하기도 한다. 병인은 다음과 같이 분류할 수 있다.

❏ 질병의 원인

① 내인과 외인 : 생체가 가지고 있는 질병에 걸리기 쉬운 성질을 내인이라 하고, 생체의

외부로부터 작용하거나 또는 외부로부터 생체에 침입하여 질병의 원인이 되는 것을 외인이라고 한다. 내인에는 소인과 체질, 유전과 염색체 이상, 내분비장애, 면역 이상, 정신 작용 등이 있고, 외인에는 영양소의 공급 장애, 물리적 병인, 화학적 병인, 생물학적 병인 등이 있다. 보통 내인과 외인이 동시에 작용할 때 질병이 쉽게 발생한다.

② 주인과 유인 : 하나의 질병이 발생하는 데에는 여러 가지 원인이 작용한다. 그중에서 가장 중요한 작용을 하는 것을 주인이라 하고, 주인의 작용을 도와서 질병의 발생을 촉진시키는 작용을 하는 것을 부인 또는 유인이라고 한다. 예를 들면, 결핵의 경우 결핵균의 감염이 주인이 되고, 과로나 영양 장애 등이 유인이 된다. 보통 질병은 주인과 유인이 함께 작용할 때에 잘 걸리고, 주인만 작용할 때에 질병에 걸리는 경우는 드물다.

2. 소인 ✦ ✦ ✦

2-1. 소인

소인은 생체 내부의 질병에 걸리기 쉬운 성상으로, 질병의 유발인자에 대한 저항력이 약화된 상태이다. 소인은 유전, 내분비 이상, 면역 등과 관계가 있고, 소인의 유무는 질병을 일으키는데 중요한 조건이 된다.

소인에는 일반적 소인과 개인적 소인이 있다.

(가) 일반적 소인(생리적 소인)

많은 사람들이 공통으로 가지고 있는 소인으로 다음과 같은 것들이 있다.

① 연령 : 연령층에 따라 쉽게 걸리는 질병이 있다. 예를 들면, 영유아기에는 홍역(마진), 백일해, 수두증 등에 걸리기 쉽고, 중년기 이후에는 동맥경화, 고혈아, 뇌졸중, 허혈성 심장질환, 암, 당뇨병 등에 걸리기 쉽다. 노년기에는 생리적인 노화 현상 외에 알츠하이머병, 전립선비대증, 퇴행성관절염 등에 쉽게 걸린다.

② 성 : 생식기의 차이에 따라 여성에게는 자궁, 난소, 난관 등에 질병이 발생하고(자궁내막염, 난소낭종, 난관염), 임신과 출산 과정에서 여성에게 고유한 질병이 발생하며(임신중독증, 자궁외임신, 유산, 사산), 남성에게는 정소와 전립선에 질병이 발생한다(정소염, 전립선비대)

남성과 여성이 함께 갖고 있는 장기에 발생하는 질병 중에서 여성에게 많은 질환에는 만성관절류마티즘, 갑상선기증항진증(바세도우병), 담석증, 철결핍성빈혈, 골다공증 등이 있고, 남성에게 많은 질병에는 동맥경화, 심근경색, 뇌경색, 통풍, 폐암, 식도암, 간암 등이 있다. 또 색맹이나 혈우병은 유전적인 관계로 인하여 남성에게 많이 나타난다.

③ 인종 : 인종에 따라 걸리기 쉬운 질병에는 차이가 있다. 우리나라 사람들에게는 위암, 자궁암, 간장질환 등이 많고, 서양인에게는 대장암, 유방암, 통풍 등이 많다. 이것은 인종 소인외에 음식물이나 환경 인자와 같은 다른 요인들도 관계가 있는 것으로 생각된다.

④ 장기 : 장기에 따라 걸리기 쉬운 질병에는 차이가 있다. 헤르페스 바이러스는 말초신경, 폴리오바이러스는 척수전각세포, 적리균은 대장, 장티푸스균은 소장에 잘 침입한다. 또 결핵균은 폐장이나 림프절에 병소를 만들기 쉽다.

(나) 개인적 소인(병적 소인)

개인적 소인은 특정한 개인에 국한해서 나타나는 병적 성상으로, 선천성 소인과 후천성 소인이 있다.

① 선천성 소인 : 선천성 소인에는 유전에 기인하는 것과 유전에 기인하지 않는 것이 있는데, 이상 체질(병적 체질)은 유전적인 경우가 많다.

② 후천성 소인(획득성 소인) : 후천성 소인은 국소적 소인과 전신적 소인으로 나누어진다.

㉠ 국소적 소인 : 외상은 그 국부에 감염성 소인을 높이고, 위산의 감소는 살균력을 약화시켜 콜레라 쉽게 감염되는 것과 같이 어떤 국소의 화학적 변화는 질병의 발생 가능성을 높이는 소인이 될 수 있다. 또 장기에 있어서 특수한 병변이 악성 종양 발생의 소인이 되는 경우도 있다.

㉡ 전신적 소인 : 전신적 소인을 증가시키는 것으로 육체적 및 정신적 피로, 영양 부족, 과도한 음주와 흡연, 납이나 인 등의 중독, 임신, 면역 억제제나 부신피질호르몬의 지속적인 투여 등을 들 수 있다. 또 최근에는 당뇨병과 비만이 중요한 전신적 소인으로 부각되고 있다.

---

3. 체질 ❖ ❖ ❖

동서의학에서 체질은 다양한 종류로 해석하여 구분하고 있다. 사상의학을 바탕으로 한 사상체질은 우리의 대표적인 전통의학의 특징에 하나이며 현대에 와서 팔체질의학 등 여러 가지 방법으로 감별을 시도하고 있다. 체질은 개인이 가지고 있는 형태적, 기능적, 성격적인 여러 성상들이 종합된 것이다. 체질은 선천성 요소를 중심으로 하여 출생 후의 환경, 영양, 질병 등의 여러 가지 요소가 더해져 형성된다. 체질에는 개인차가 있는데, 그 차이가 일정한 범위 내에 있으면 정상 체질이라 하고, 일정한 범위를 넘으면 이상 체질(병적 체질)이라고 한다. 이상 체질은 정상 체질의 특징이나 병적 자극에 대한 반응 양식이 정상적인 범위에서 벗어나 있어 특정한 질병에 걸리기 쉬운 성상을 말한다. 이상 체질에는 다음과 같은 종류가 있다.

❑ 체질의 종류구분

(가) 흉선림프성 체질 ; 성장이 정지된 후에도 흉선이 퇴축되지 않고 남아 있으며, 편도나 전신의 림프절은 커져 있고, 생식기와 내분비선의 발육이 불량한 체질이다. 이 체질은 외부 자극에 대한 저항력이 극히 약하여, 수술할 때의 마취약이나 예방 주사와 같이 정상 체질의 사람은 보통으로 반응하는 자극에 의해서도 쉽게 사망하는 수가 있다. 또 전염병에 걸리기 쉽고, 일단 걸리면 중증에 빠지는 경우가 많다.

(나) 무력성 체질 ; 체형은 키가 크고 마른 형이며, 목은 가늘고 길다. 어깨 폭이 좁고 흉곽은 편평하며 상복각은 예각을 이루고, 골반은 협소하다. 피아 지방이 적고, 피부는 얇고 부드러우며 탄력성이 부족하다. 복벽에 힘이 없어 내장 하수증에 걸리는 수가 많다. 근육과 뼈의 발육이 불량하고, 자율신경 기능이 불안정하여 자극에 대한 저항력이 약하며, 특히 결핵에 걸리기 쉽다.

(다) 삼출성 체질 ; 영유아기에 흔히 볼 수 있는 체질로서, 가벼운 자극에도 강한 삼출성 반응, 즉 염증을 일으키는 것이 특징이다. 피부의 습진, 상기도의 카타르성 염증, 폐장이나 위장 점막의 강한 카타르성 염증 등이 일어나기 쉽다. 이 체질은 사춘기 이후에는 줄어드는 것이 보통이다.

(라) 졸중성 체질(관절성 체질) ; 키가 작고, 목이 짧고 굵으며, 흉곽은 둥글고 크며, 피아 지방이 잘 발달되어 있는 비만형이다. 이 체질은 통풍과 같은 관절질환의 소인이 있고 당뇨병, 결석, 만성관절류머티즘, 천식, 만성 피부염 등에 걸리기 쉽다. 또 지방 대사가 불량하여 동맥경화를 일으키고, 혈압 항진을 동반하여 뇌졸중을 일이

키는 경우가 많다.

(마) 발육부전성 체질 ; 연령에 비해 순환기와 생식기의 발육이 나쁜 체질이다. 심장은
    작고, 대동맥벽도 얇으며, 생식기는 소아의 상태를 나타낸다. 다른 장기의 발육도
    좋지 않은 경우가 많다.

(바) 소아성 체질 ; 신체와 정신의 발육이 늦어서 성인이 되어도 소아의 상태로 머물러
    있는 체질을 말한다. 이 체질은 각종 내분비선의 장애에 기인하는 것으로, 선천적
    인 유전과 후천적인 영양 장애가 원인으로 알려져 있다.

(사) 혈관신경성 체질 ; 심장과 혈관계에 기능 이상이 있는 체질로서, 때때로 모세혈관
    이 강한 수축이나 이상 이완을 나타낸다. 유아기에는 삼출성 체질과 공통점이 많
    다. 결막염, 상기도의 카타르성 염증, 편두통, 고혈압, 저혈압, 위 십이지장궤양 등
    에 걸리기 쉽다.

(아) 알러지성 체질 ; 보통 사람에게는 아무런 영향도 미치지 않는 물질에 대하 과민하
    게 반응하는 체질로 소양증(가려움증), 비염, 기관지천식 등의 알러지성 질병에 잘
    걸린다.

□ 사상의학과 팔체질의 구분

사상의학(四象醫學)은 동무(東武) 이제마가 창시한 체질의학론이다. 이제마는 그의 저
술인 《동의수세보원》에서 종래의 견해에 비하여 현실적인 측면에서 독특한 '사상구조
론'을 바탕으로 태양인(太陽人), 소양인(少陽人), 태음인(太陰人), 소음인(少陰人)의 네
가지 체질을 설정하여 각기 체질에 따라 성격, 심리상태, 내장의 기능과 이에 따른 병
리, 생리, 약리, 양생법과 음식의 성분까지 분류한다. 체질에 따라 내장의 대소 허실이
결정되어 있으며, 사람은 생리적으로 이 네 체형의 범주에서 벗어날 수 없다고 간주한
다.

① 태양인 ; 태양인은 폐가 크고 간이 작다.

② 태음인 ; 태음인은 간이 크고 폐가 작다. 태음인은 키가 크며 대부분 살이 많이

쪘다. 태음인의 성격은 끈기있고 과묵한 성격이다. 그래서 일이 주어지면 무슨 일이 있어도 포기하지 않는다. 그러한 성격 때문에 노름에 잘 **빠져든다**.

③ 소양인 ; 소양인은 비장이 크고 신장이 작은 체질이다. 소양인은 얼굴형이 역삼각형이고, 눈썹이 고우며 눈빛이 강렬하다. 성격은 순간순간의 자신의 감정에 충실하다. 소양인은 피부가 하얗다. 소양인도 소음인처럼 마른 사람이 많다.

④ 소음인 ; 소음인은 신장이 크고 비장이 작은 체질이다. 소음인은 키가 작고 날씬한 사람이 많으며, 위장이 약해 소화기 질환이 많이 걸린다. 소음인이 걸리는 병 중에는 신경성 질환도 있다. 소음인은 공동체 생활을 싫어하며 내성적이고 수줍음이 많다. 그리고 소음인의 체형은 하체가 많이 발달해서 골반이 넓다. 소음인은 걸을 때는 구부정하게 숙이고 걷는다. 얼굴은 달걀형의 미남 · 미녀가 많다. 육식을 좋아하는 사람이 많다.

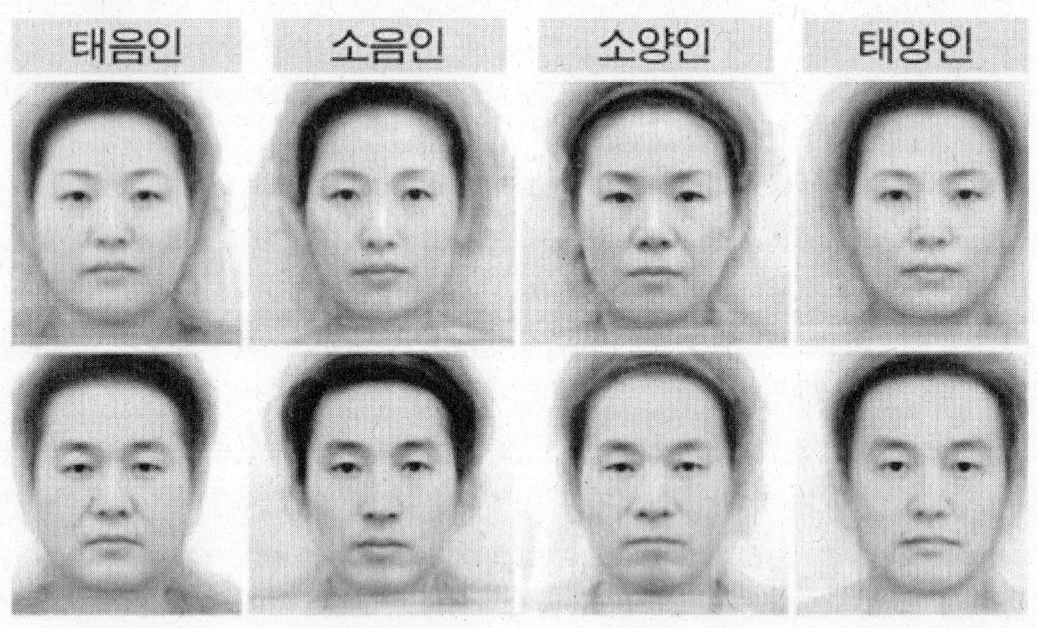

표 ;교과부 산하 한국한의학연구원 김종열 박사팀이 전국 23개 한의과대학, 한방병원과 협력해서 2900여 명의 얼굴 사진 정보를 이용해 만든 사상체질별 대표 얼굴.

4체질별 맞춤처방과 약물

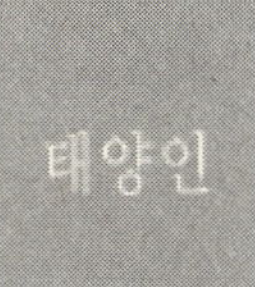

태양인

흥분되어진 폐 기운을 진정 시키고 오히려 병의 뿌리인 약해진 간을 진정시켜야만 병의 뿌리가 치료되는 것이다. 그래서 약물로는 폐 기운을 진정시키고 간 기운을 도와주는 오가피, 모과, 노근 등을 치료제의 중심으로 쓴다. 그 외에 교맥미, 방합, 청송절, 미후도, 포도근, 저두강, 앵도육, 송화, 송엽, 진주, 백강잠, 원잠, 잠사, 동충하초, 어성초, 백모근, 와송, 옥미수, 구인, 도인, 곡정초, 시체, 산장, 산장과, 송지, 등을 사용하고, 처방으로는 오가피장척탕, 미후도식장탕, 오가피생해산을 가감해서 처방한다.

태음인

병의 뿌리인 약해진 폐 기운을 북돋아 주고 흥분되어진 간 기운을 진정 시켜야 한다. 이런 경우는 마황, 의이인, 행인 등을 치료제의 근본으로 쓴다. 그 외에 맥문동, 오미자, 산약, 길경, 우황, 창포, 원지, 황금, 산조인, 천문동, 상백피, 상지, 연자육, 웅담, 사향, 저근백피, 화피, 백선피, 태, 간동화, 백과, 갈근, 고본, 대황, 라복자, 건율, 감국, 원육, 녹용, 용골, 용내, 마두령, 마자인, 백미, 백급, 백자인, 백지, 부평, 비자, 사상자, 쇄양, 상기생, 상실, 속단, 승마, 위령선, 자원, 제조, 창이자, 포공영, 포황, 해송자, 녹각, 익모초, 홍화, 아교주, 고백반, 조각자 등을 사용하고, 처방으로는 태음조위탕, 열다한소탕, 한다열소탕을 가감해서 처방한다.

소양인

병의 뿌리인 신장을 북돋아 주고 흥분되어진 위장을 진정 시키는 것이 치료의 기본이 된다. 약물은 숙지황, 독활 등이 기본이 된다. 그 외에 산수유, 복령, 지모, 택사, 목통, 생지황, 목단피, 황백, 구기자, 석화, 과루인, 강활, 방풍, 형개, 황련, 치자, 활석, 석고, 저령, 맥아, 지골피, 경분, 감수, 자초, 금은화, 대극, 등심, 지부자, 지유, 영교, 영사, 망초, 목적, 박하, 복분자, 시호, 오공, 우방자, 인동등, 육종용, 전호, 차전자, 청상자, 석결명, 천화분, 토사자, 현삼, 주사 등을 사용하고, 처방으로는 형방지황탕, 독활지황탕, 사백산을 가감해서 처방한다.

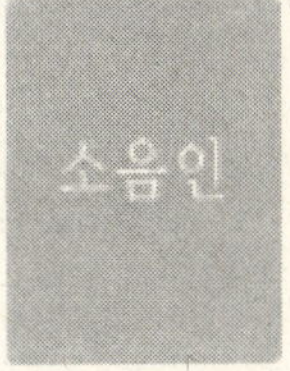

소음인

병의 뿌리인 위장을 북돋아 주고 약해진 위장을 도와 주는 것이 치료의 기본이 된다. 약물로는 인삼, 백출, 하수오, 소엽 등이 주로 쓰이게 됩니다. 그 외에 감초, 당귀, 천궁, 백작약, 진피, 청피, 곽향, 사인, 육두구, 건강, 생강, 총백, 반하, 남성, 소엽, 봉출, 삼릉, 부자, 향부자, 파두, 계지, 계피, 육계, 가자, 고련근피, 소회양, 파고지, 익지인, 백부자, 울금, 지각, 산사, 세신, 석곡, 소목, 소합향, 앵속각, 우여량, 적석지, 오약, 인진, 지실, 창출, 파극천, 현오색, 후박, 황기, 유황 등을 사용하고, 처방으로는 오적산, 팔물군자탕, 관중탕을 가감해서 처방한다.

● 팔체질(八體質醫學)은 사람의 체질을 오장육부의 크기에 따라 목양(陽陽), 목음(木陰), 수양(水陽), 수음(水陰), 토양(土陽), 토음(土陰), 금양(金陽), 금음(金陰)의 8가지로 구분하는 체질론이다. 문진, 설문조사, 침, 약 등의 방법으로 체질을 판별한다. 체질은 선천적이며 부모가 가진 두 체질 중의 하나를 물려받는 유전의 형태를 가진다. 체질을 알아내는 방법은 손목 요골동맥(radial artery)에서 8체질의 고유한 선천적인 '조우 상을 이루는 8쌍의 맥상(Pulse formations)들' 찾아 맥의 파형을 세 개의 손가락 끝으로 감지함으로써 판별할 수 있다는 것이다.

8체질 장기의 강약 배열			
체질명	해당장기	체질명	해당장부
목양체질	간>신장>심장>비장>폐	목음체질	담낭>소장>위장>방광>대장
토양체질	비장>심장>간>폐>신장	토음체질	위장>대장>소장>담낭>방광
금양체질	폐>비장>심장>신장>간	금음체질	대장>방광>위장>소장>담낭
수양체질	신장>폐>간>심장>비장	수음체질	방광>담낭>소장>대장>위장

8체질은 인간의 몸 속 장기를 기준하여 체질을 구분하는 이론을 성립시키고 있다. 그런데 8체질의학 이전에 잘 알려진 이제마의 사상의학을 통해 체질의 구분이 먼저 성립된 바 있다. 권도원의 8체질의학에서는 이 두 의학을 시대적 배경과 더불어 서로 전혀 다른 원리에서 출발한다고 밝히고 있다. 사람의 몸에는 내실장기(內實臟器 –Solid organ) 5개와 내공장기(內空臟器–Hollow organ) 5개의 모두 10개의 내장이 있는데, 이것들이 나면서부터 그 강약 배열이 다르게 되어 있어 모두 8개의 서로 다른 배열로 나뉘어 진다는 것이다. 이것이 바로 8체질의 원리이며 장부의 강약은 장부의 대소와도 직결되는 것이다.

사상의학과 장부의 배열을 다루는 이론은 비슷한 듯하지만 차이가 있으며 간략하게 8체질의 종류를 보면 다음과 같다. '간이 가장 큰 장기로 선두에서고 다른 9개 장기가 강약의 순서대로 배열되는 체질을 목양체질(Hepatonia)이라고 하며, 담낭이 선두에 서고 다른 9개 장기가 강약의 순서로 배열된 체질을 목음체질(Cholecystonia)이라고 한다. 이런 식으로 췌장이 선두에 서는 배열을 토양체질(Pancreotonia), 위가 선두에 서는 배열을 토음체질(Gastrotonia), 폐가 선두에 서는 배열을 금양체질(Pulmotonia), 대장이 선두에 서는 배열을 금음체질(Colonotonia), 신장이 선두에 서는 배열을 수양체질(Renotonia), 방광이 선두에 서는 배열을 수음체질(Vesicotonia)이라 부른다. 명리학의 오운육기 등 음양오행의 분석을 통해 체질을 연관시켜 구별하기도 하는데, 8체질의 최강장기와 두 번째 강한 장기를 명리 사주의 용희신(用喜神)으로 비교 검증하여 해석해 보기도 한다, 보편적 자료로서 양측 해석이 일치한다는 동양의학적 신념이 전제되는데, 이를 통해 상호 보완적 합리성이 역설적으로 담보될 여지도 있다.

木	목양	간 기운을 억누르고 폐 기운을 북돋아주고 심포 기운을 북돋아주는 침 법을 쓴다
	목음	폐 기운을 북돋아주고 간 기운을 억누르고, 심장 기운을 억누르는 침 법을 쓴다
土	토양	신장 기운은 북돋아주고 비장기운을 억누르고, 심장 기운을 억누르는 침 법을 쓴다
	토음	비장 기운을 억누르고 신장 기운을 북돋아주고, 심포 기운을 북돋아주는 침 법을 쓴다
水	수양	신장 기운을 억누르고 비장 기운을 북돋아주고, 심장 기운을 북돋아주는 침 법을 쓴다
	수음	비장 기운을 억누르고 신장 기운을 북돋아주고, 심포 기운을 억누르는 침 법을 쓴다
金	금양	간 기운을 북돋아주고 폐 기운을 억누르고, 심포 기운을 억누르는 침 법을 쓴다
	금음	폐 기운을 억누르고 간 기운을 북돋아주고, 심장 운을 북돋아 주는 침 법을 쓴다

3. 유전과 염색체 이상 ❖ ❖ ❖

3-1. 유전의 정의와 정상 염색체

유전은 선조나 부모가 가지고 있는 생물학적 특질이 자손에게 전달되는 현상이다. 이 때 전달되는 특질을 유진 형질이라 하고, 유진 형질을 부모로부터 자손에게 전해주는 전달 물질을 유전자라고 한나. 유전사는 DNA(deoxyribonucleic acid: 디옥시리보핵산)라는 단백질로 구성되어 있으며, 그 염기 배열에 의해 유전 정보가 결정된다. 최근 들이 염기 배열의 구조와 순시가 밝혀지고 있어 유진성 질병의 치료가 크게 발전할 것으로 기대된다.

유전자는 세포해 내에 일정한 순서로 배열되어 있는 염색체 위해 존재한다. 사람의 염색체는 46개인데, 그 중에서 44개는 모양과 크기가 같은 22쌍의 상염색체이고, 나머지 2개는 성염색체이다. 성염색체에서 여성은 2개의 X염색체(XX), 남성은 1개의 X염색체와 1개의 Y염색체(XY)로 되어 있다. 체세포의 염색체 수는 46개이고, 생식세포인 정자와 난자와 염색체 수는 체세포의 반수인 23개이다. 쌍을 이루고 있는 상염색체에는 동일한 형질을 가진 대립 유전자가 쌍을 이루어 각각의 상염색체에 존재하게 된다. 부모로 부터 전해진 형질의 발현은 한 쌍의 대립 유전자만으로 정해지는 단일 유전자성 발현과 여러 대립 유전자가 관여하는 다유전자성 발현이 있다.

유전자에 이상이 있어도 특정한 내인이 함께 작용해야 비로소 질병의 본태가 확실하게 드러나는 경우가 있다. 유전자는 매우 안정된 구조를 가지고 있는 것으로, 그것은 DNA의 안전성에서 기인한 성질이다. 그러나 유전자의 안전성은 절대적인 것은 아니고, 여러 가지 원인에 의해 DNA 분자에 변화가 일어날 수 있다. 이와 같은 유전자의 질적 변화를 '돌연변이' 라고 한다. 돌연변이의 원인에는 방사선 조사, 약물과 화학 물질의 중독, 바이러스 감염 등이 있다.

3-2. 유전성 질병

유전자에 의해 자손에게 전해지는 질병을 유전성 질병이라고 한다. 유전성 질병에는 단일 유전자의 이상에 의한 것과 다수 유전자의 상호 작용에 의한 것이 있다. 또 유전자가 존재하는 염색체의 종류에 따라 성염색체 유전병(반성 유전병)과 상염색체 유전병으로 나눌 수 있다.

(가) 단일 유전자에 의한 유전성 질병

멘델의 유전 법칙에 따라 한 쌍이 동일한 유전형질을 가진 대립 유전자의 우열에 의해 유전성 질병의 출현이 정해진다.

① 반성 유전병 : X염색체 위의 유전자 이상으로 발생하는 열성 유전병으로, 주로 남성에게 발생한다. 여기에 속하는 질병으로는 혈액 응고 인자가 일부 결여되어 혈액 응고 시간이 지연되는 혈우병, 망막 추체세포의 기능 이상으로 인한 적록색맹, 체액성 면역 이상이 발생하는 무감마글로불린증, 이밖에 진행성 근디스트로피증 등이 있다.

② 상염색체성 유전병

㉠ 상염색체성 우성 유전병 : 연골형성 부전증, 다낭성신장증, 이상 헤모글로빈혈증, 망막 색소변성증(우성형), 대장선종증, 선천성백내장(우성형), 진행성근디스트로피증(안면견 갑쇄골형), 다지증 등이 있다.

ⓒ 상염색체성 열성 유전병 : 선천성 대사장애에 속하는 단백질 대사 이상, 당질 대사 이상 외에 소두증, 선천성백내장(열성형), 선천성녹내장, 전색맹, 진행성 근디스트로피증(지체형), 백피증 등이 있다.

(나) 다수 유전자의 상호 작용에 의한 유전병

유전병은 단일 유전자에 의한 것보다는 다수 유전자의 상호 작용에 의한 유전병이 훨씬 많다. 여기에는 선천성 기형에 속하는 심장 기형, 구개파열, 토순, 척추파열, 선천성 고관절 탈구, 사시, 내반족 등과 기능 이상을 주체로 하는 본태성 고혈압, 정신분열증, 소아성 당뇨병 등이 있다. 다유전자성 유전병은 유전자의 상호 작용과 함께 질병의 외인이 복잡하게 관계되어 있어 유전학적 이론만으로는 질병의 발생을 설명하기 곤란하다.

3-3. 염색체 이상

염색체 이상은 생식세포가 감수 분열을 하는 과정과 수정란이 초기 분화하는 과정에서 일어나기 쉽다. 염색체의 일부가 절단되면 대부분은 원상태로 복구되지만, 전위, 역위, 결손, 환상 염색체 형성, 등완 염색체 형성 등의 변화가 일어나는 경우가 있다. 그 결과 염색체의 수와 구조에 이상이 나타난다. 염색체 이상으로 인해 선천성 기형이나 정신 지체 등이 발생한 때에는, 원칙적으로 유전되지는 않는다.

(가) 성염색체의 이상

① 터너(Turner) 증후군 : 성염색체의 구성이 XO로 되어 있는 것으로, 외관은 여성이지만 키가 작고 난소가 없거나 흔적만 남아있는 정도이다. 사춘기가 지나도 유방이 커지지 않고 월경이 시작되지 않는다.

② 글라인펠터(Klinefelter) 증후군 : X염색체를 하나 또는 2개 더 가지고 있는 남성으로, XXy형이나 XXXy형을 나타낸다. 사춘기 이후에도 제 2차 성징의 발현이 충분하지 않고, 정소 발육 부진, 정자 형성 부전, 불임, 여성유방화 등이 일어난다. 지능 저하를 수반하는 경우가 많다.

③ 트리플 X증후군 : XXX형의 염색체를 가진 여성으로, 다방면에 뛰어난 기능을 보이기도 하지만 지능 저하를 보이는 경우도 있다.

④ XYY증후군 : 생식기의 발육은 정상이고, 키가 크다는 것 외에는 별다른 신체적 특징은 없다. 정서가 불안정하며 반사회적 성격의 범죄자 중에 발생 빈도가 높다.

(나) 상염색체의 이상

① 다운(Down)증후군 : 21번째 상염색체가 3개 있는 것으로, 고령의 임산부가 출산 할 때 많이 발생한다. 신체와 지능의 발달이 느리고, 키는 작으며, 머리는 단두형이고, 얼굴은 편평하다. 코는 낮고, 귀는 둥글고 작으며 약간 낮게 붙어 있다. 눈꼬리가 올라가 있고, 손가락은 짧으며, 손바닥에는 중앙을 가로지르는 한 개의 주름이 있다. 신장 기형을 수반하는 경우가 많고, 감염성 질병에 대한 저항력이 매우 약하다.

② 묘명증후군 : 5번째 상염색체의 다완이 결손되어 있는 것으로, 후두의 발육이 불완전하여 말할 때의 목소리가 고양이 울음소리와 같은 들린다. 소두증, 정신 지체, 다운증후군의 얼굴 모양을 보인다.

③ 만성 골수성 백혈병(필라델피아 염색체) : 만성 골수성 백혈병 환자의 세포에서 2번째 상염색체의 일부가 결손되어 아주 작은 염색체(필라델피아 염색체)가 보이는 수가 있다.

---

4. 내분비장애 ◆ ◆ ◆

생체는 신경계와 조절 호르몬(자극 호르몬) 등의 작용에 의해 내분비 환경을 일정하게 유지하고 있다. 호르몬은 내분비선에서 직접 혈액 중에 분비되어 대사, 성장, 순환, 생식 등의 중요한 생리 작용을 조절한다. 따라서 내분비선의 이상은 소인이나 체질에 일정한 영향을 미치고, 외부의 자극에 대한 반응성에 차이가 생겨 질병의 유인이 되며, 내분비 이상 그 자체가 질병이 되기도 한다. 내분비선의 발육이 불완전하거나 결손이 생기면 기능 저하가 나타나고, 종양이 발생하여 세포가 증식하면 기능 항진에 의해 여러 가지 질병이 나타난다.

4-1. 갑상선 질환

갑상선에서 분비되는 호르몬인 티록식은 신체의 성상, 성적 발육, 물질 대사를 촉진한다. 갑상선 질병은 내분비장애 중에서 발생 빈도가 가장 높다.

㉠ 기능항진증 : 대표적인 것은 바세도우(Basedow)병으로, 20~30의 여성에게 많이 발생한다. 갑상선 종대, 안구돌출, 빈맥, 진전, 다한, 권태감, 체중 감소 등의 증상이 나타난다. 최근에는 메르세르부그(Mersebrug)의 3증상(갑상선종대, 안구돌출, 빈맥) 중에서 안구

돌출은 필수적인 증상이 아니라고 지적되고 있다.

ⓛ 기능저하증 : 선천성 갑상선기능저하증인 크레틴병은 신체의 발육 부전에 의한 왜소증과 기능 장애를 수반한다. 갑상선기능저하증이 성인이 된 후에 발생하는 것을 점액수종이라 고 한다. 이때 기초대사는 현저하게 저하되고, 정신 기능이 떨어지며, 서맥과 체온 저하가 나타난다. 피부는 건조하고 종창하여 부종처럼 보인다.

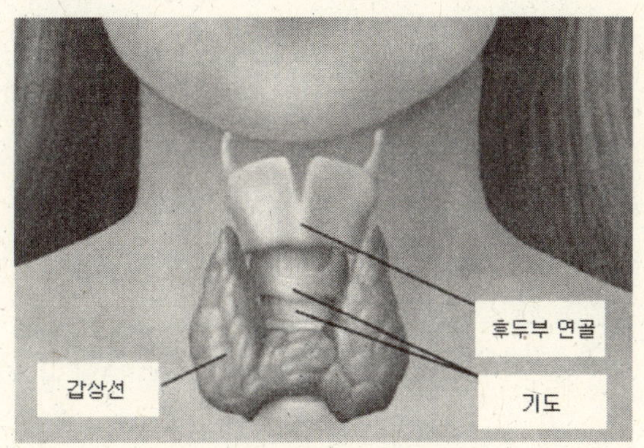

4-2. 부갑상선질환

　부갑상선에서 분비되는 피라트호르몬은 칼슘 대사를 조절하는데, 뼈에서 혈액으로 칼슘 이온을 이동시키는 작용을 한다.

㉠ 기능항진증 : 혈청내 칼슘 농도가 증가하고 골절되기 쉽다. 섬유성 골위축증은 골질의 섬유화를 특징으로 하는 질병으로 부갑상선의 기능 항진과 관계가 있다. 또한, 연부 조 직에 석회화가 발생하고 신장결석의 발생빈도가 높아진다.

ⓛ 기능저히증 : 혈청내 칼슘 농도가 지하되고, 이로 인해 신경과 근육의 흥분성이 높아져 손발이 저리며, 수족지가 강직성 경련을 일으키는 데타니기 발생한다.

❏ 갑상선자가진단법

㉠ 갑상선 기능항진증 증상 ; 몸에 열이 나는 것 같고 더위를 참기 힘들며 땀이 많이 나고 늘 몸이 피곤함을 느낀다. 맥박이 1분에 100회 이상으로 가슴이 두근거리며 불안, 신경과민 등 의 증상과 함께 떨림이 있다. 먹는 양이 비슷하거나 늘어도 체중감소가 있다. 다리 근육에 힘 이 없고, 때로는 마비 증상이 있는 듯하고 생리 주기가 불규칙해지고, 양이 줄어든다. 자주 대변을 보거나 설사의 증상이 있고 머리카락이 가늘어지고, 탈모가 있다. 안구가 돌출 되고, 눈이 충혈 된다.

ⓛ 갑상선 기능저하증 증상 ; 추위를 심하게 타며 쉽게 피로하고 전신 무력감을 느끼며 동작과 말이 느려진다. 입맛이 없고, 먹는 양이 늘지 않았는데 체중이 늘어난다. 얼굴과 눈꺼풀, 손이 붓고, 팔 다리에 근육통과 뻣뻣하거나 저린 증상이 있다. 기억력이 떨어지고, 주위 집중과 사고력이 떨어지며, 변비가 발생하거나, 생리양이 증가한다. 출산 후 3-6개월 경 갑상선이 커지면서 상기 증상이 있는 경우도 갑상성기능저하증이다.

4-3. 췌장질환

췌장의 랑게르한스섬에서 인슐린과 글루카곤이 분비된다. 인슐린은 혈당을 낮추고, 글루카곤은 혈당을 높이는 작용을 한다.

㉠ 기능항진증 : 인슐린의 분비가 증가하면 혈당치가 저하되고(저혈당) 경련이나 혼수를 일으킨다.

ⓛ 기능저하증 : 인슐린의 분비가 감소하면 고혈당과 당뇨가 계속되는 당뇨병에 걸리게 된다. 정상인의 혈당치는 100mg/dL 전후이고, 180mg/dL 이상이 되면 소변 중에 당이 검출된다. 당뇨병에 걸리게 되면 소변의 양이 증가하여 물을 많이 마시게 된다. 혈관이 협착되면 심근경색과 사지 말단에 당뇨병성 괴저가 일어난다. 당뇨병성 망막증에 의하여 실명할 수 있고, 사구체경화증으로 인해 신장도 손상을 받는다. 감염성 질병에 걸리기 쉽고, 폐렴이나 요로 감염증을 합병하기 쉬우며, 방치하면 전신의 장기에 이상을 일으키게 된다.

4-4. 부신질환

부신에는 피질과 수질이 있다. 피질에서 분비되는 호르몬에는 전해질대사호르몬(알도스테론), 당질코르티코이드(코티졸), 남성 호르몬(안드로겐) 등이 있다. 이것들의 작용은 전해질, 당질, 단백질 등의 대사 조절이나 스트레스, 쇼크, 독물에 대한 생체의 저항력 항진 등이다. 수질에서 분비되는 호르몬인 아드레날린은 혈당치와 혈압을 상승시키는 것과 같이 교감신경을 자극하는 방향으로 작용한다.

㉠ 기능항진증 : 쿠싱(Cushing)증후근은 부신피질기능항진증의 하나로, 코티졸이 과잉 분비되면 보름달 모양의 안모, 고혈압, 당뇨병, 체간추의 비만, 근력 저하, 다모증, 골다공증 등의 증상이 나타나고, 20~30대의 여성에게 많이 발생한다.

▶ 콘(Conn)증후군(원발성 알도스테론증)도 부신피질기능항진증의 하나로, 알도스테론이 과잉 분비되면 혈청전해질의 변화(나트륨 상승, 칼륨 저하), 고혈압, 주기성 사지 마비 등

을 일으킨다.

▶ 부신성기증후군은 부신피질기능항진증으로, 남성 호르몬인 안드로겐이 과잉 분비되면 여성은 남성화되고, 남성은 조숙 증상이 나타난다.

▶ 갈색세포종은 수부신 수질의 종양에 의해 아드레날린의 분비 과잉이된 것이다. 주증상은 간헐적 혹은 지속적인 고혈압이고, 심한 두통, 현운, 동계 등을 수반하는 경우가 있다.

ⓒ 기능저하증 : 애디슨(Addison)병은 부신피질기능저하증으로 피부나 점막의 멜라닌 색소침착, 전신 쇠약, 식욕 감퇴, 이수, 저혈압 등의 증상을 나타낸다.

4-5. 뇌하수체질환

뇌하수체 전엽에서는 성장호르몬, 갑상선자극호르몬, 부신피질자극호르몬, 유선자극호르몬, 난포자극호르몬, 황체형성호르몬, 멜라닌세포자극호르몬이 분비되고, 후엽에서는 자궁수축호르몬(옥시토신), 항이뇨호르몬이 분비되고 있다.

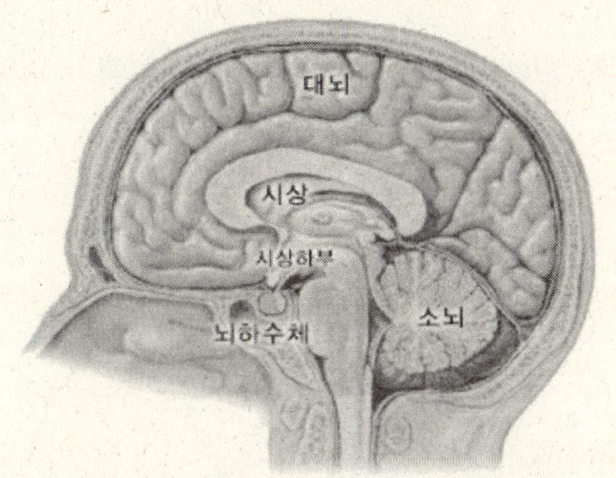

[뇌의 단면과 뇌하수체의 위치]

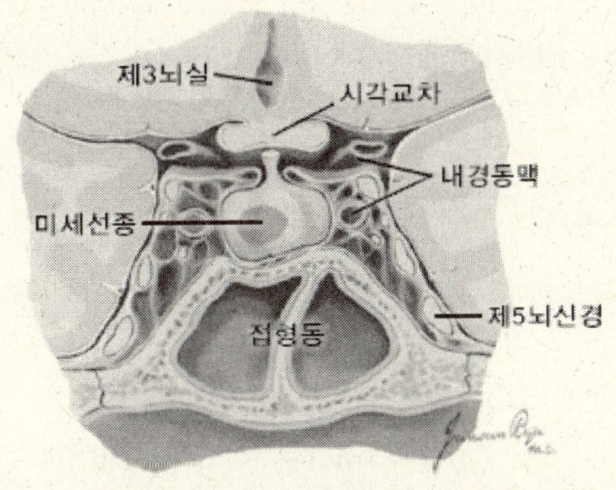

[뇌하수체의 해부학적 구조, 관상면]

㉠ 기능항진증 : 말단비대증은 성장을 멈춘 후에 성장호르몬이 과잉 분비되어 일어나는 결병으로 수족지, 코, 턱 등의 말단 부위가 굵고 커진다. 이에 대해 거인증은 성장기에 성장호르몬이 과잉 분비되어 일어나는 질병으로, 골격과 연부 조직의 과잉 발육을 보인다. 10~15세경에 발병하는 수가 많다. 부신피질자극호르몬의 과잉 분비에 의해 부신 피질이 비대해지면 쿠싱증후군이 일어난다.

㉡ 기능저하증 : 뇌하수체 전엽의 모든 호르몬이 부족하게 된 것을 시몬드(Simmonds)병이라 하고, 특히 이것이 분만할 때의 대량 출혈로 인한 순환장애에 의해 일어나는 것을 시이한(Sheehan)증후군이라고 한다. 식욕부진, 이수, 정신 기능 저하, 체온 저하, 발한의감소, 월경 폐지, 기초 대사의 현저한 저하를 나타낸다.

▶ 뇌하수체성 소인증은 사춘기 이전에 성장호르몬의 분비가 저하가 원인이며 발육이 늦다.

▶ 프뢸리히(Frohlich)증후군은 시상하부의 병변 때문에 뇌하수체 전엽이 기능이 감소하는 것으로, 비만과 성기위축을 특징으로 하는 질병이다.

▶ 요붕증은 뇌하수체 후엽의 항이뇨호르몬이 결핍되어 일어나는 질병이다. 신세뇨관에서 수분의 재흡수가 감소하기 때문에, 소변량은 매우 많아지고, 갈증을 심하게 느껴 물을 많이 마시게 된다. 소변량은 하루에 10L에 달한다.

4-6. 정소와 난소의 질환

정소에서는 테스토스테론, 난소에서는 에스트로겐과 프로게스테론이 분비된다. 이것들은 모두 2차 성징을 촉진하는 성호르몬이다.

㉠ 기능항진증 : 사춘기 이전에 성호르몬이 과잉 분비되면, 생식기의 발육 과다나 성적 조숙을 일으킨다. 최근에는 전립선비대, 전립선암, 유방암과 성호르몬과의 관련성이 지적되고 있다.

㉡ 기능저하증 : 생식기의 발육이 불충분하고 2차 성징이 뚜렷하지 않으며, 이성화가 일어난다.

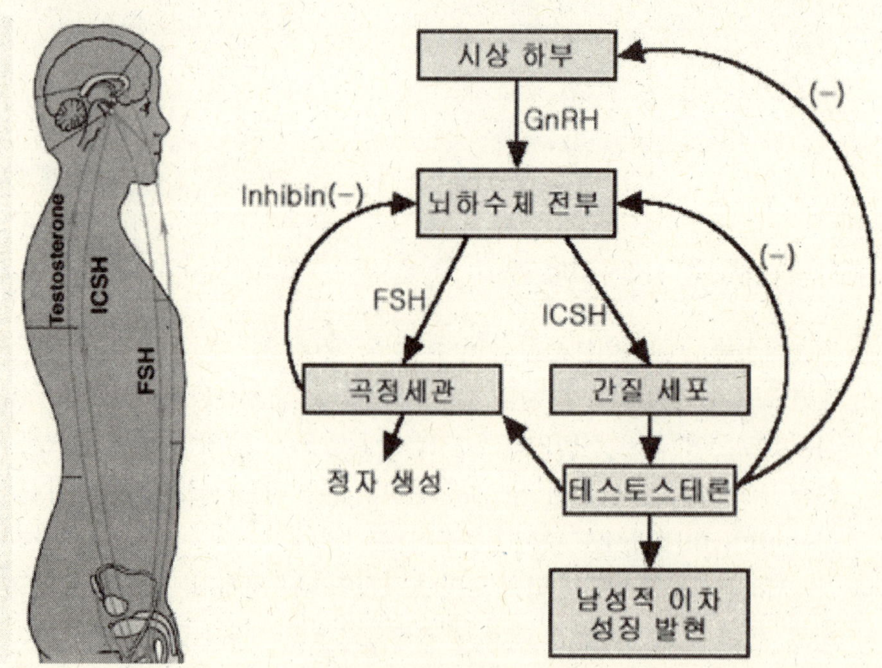

남성호르몬 테스토스테론

Chapter 02

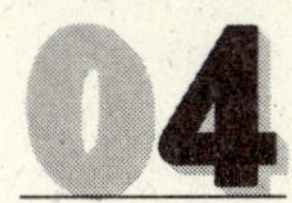

면역이상

1. 면역의 기본개념 ❖ ❖ ❖

1-1. 면역의 정의와 기본 사항

(가) 면역의 정의 : '면역'의 우리말 어원은 '역(전염병)을 모면 한다'는 뜻으로, 과거에는 '어떤 질병에 한번 걸리면, 그 질병에는 다시 걸리지 않거나 걸리더라도 증상이 약하게 진행된다.'는 개념으로 받아들여졌다. 오늘날에는 면역을 '생체의 외부로부터 들어오는 미생물이나 꽃가루와 같은 이물질과 생체 내에서 만들어지는 불용산물(항원)에 대해 특이적으로 반응하는 물질(항체)을 만들어, 그 이물질들을 처리함으로써 개체의 항상성을 유지하려는 작용'으로 보고 있다. 즉, 면역은 자기 성분과 비자기 성분을 식별하는 기구이고, 면역 반응은 비자기 성분을 항원으로 인식하고 여기에 대응하는 항체를 생성하여 항원을 처리하는 연쇄적인 반응이다. 생체는 일단 항원에 의히여 면역이 성립되면, 그 후에는 그 항원과 면역 반응을 일으킬 데세를 갖추게 된다. 이것을 감작이라고 한다. 면역이 성립되어 항체가 만들어지면, 그 항체의 양과 잔존 기간에 따라 동일한 두 항원에 대한 재감연이 좌우된다. 즉 장티푸스, 천연두(두창), 홍역 등은 한번 이환되면 다시 감염되는 경우가 없으나, 임균이나 연쇄상구구균과 같은 화농균은 항원성이 약하고 면역이 쉽게 소실되어 재감염 될 수 있다.

(나) 면역 반응의 특징 : 면역은 고등 동물에게만 있는 뛰어난 방어 기구로서, 보통의 탐식이나 염증 반응과는 다른 특징을 가지고 있다.

① 면역 현상은 그것을 일으키는 물질의 성질, 즉 항원성을 가진 물질에 의해서만 이루어진다.

② 면역 반응에 의한 비자기 성분의 처리는 그 면역 현상을 일으킨 항원 물질에 대해서만 이루어지며, 다른 항원 물지에 대해서는 이루어지지 않는다(면역 반응의 특이성)

③ 한번 침입한 항원은 기억되어, 같은 항원의 침입을 다시 받게 되면 급격히 반응하고, 항체를 대량으로 생산하여 항원을 처리한다(면역의 2차 반응)

면역 반응은 생체 내에서 자기 성분의 항상성을 유지하는 매우 중요한 기능을 담당하고 있는 반면, 면역 반응 정도가 너무 강하여 조직을 손상시키는 알러지와 이식 거부 반응 등과 같이 생체에 불리하게 작용하기도 한다.

(다) 항원 : 항원은 생체의 내부에서 생성되거나 외부로부터 침입받아 면역 반응을 일으키고, 이때 만들어진 항체나 면역세포와 특이하게 반응하는 물질이다. 항원이 될 수 있는 물질에는 세균과 바이러스 등이 미생물, 생물의 조직세포, 동식물의 단백질, 약제를 비롯한 화학물질 등과 같이 체외에서 들어오는 것과 조직의 변성, 괴사, 바이러스 감염, 종양화 등에 의해 체내에서 만들어지는 것들이 있다. 항원 물질은 대부분 단백질, 다당체, 당단백, 지단백, 핵산 등의 고분자 화합물이며, 저분자 화합물 중에도 그대로는 항원성이 없지만 단백질과 결합하면 항원성을 발휘하는 합텐(hapten)이라는 것이 있다. 약제 중에서 합텐이 되어 과민반응을 일으키는 것이 적지 않다. 항원의 특이성을 결정하는 것은 항원의 고유한 화학구조에 의해 지배되는 입체적인 형태인데, 이것을 항원결정기라고 한다. 이 부위가 항체 분자와 입체적으로 합치될 때 반응이 일어난다.

(라) 항체 : 항원이 생체 내에 침입했을 때에, 이에 대해 특이적으로 생성되는 무질을 항체라고 한다. 항체는 골수에서 유래된 B세포로부터 생산되는 체액성 항체(혈청항체)와 흉선에서 유래된 T세포가 주체가 되는 세포성 항체로 나누어진다.

❑ 항체의 종류구분

① 체액성 항체 : 체액성 항체는 항체 생성 세포(B림프구)로부터 분비되어 체액 중에 존재하는 감마글로불린이라는 단백질로, 면역글로불리(Ig : immu noglobulin)이라고도 한다. 면역 글로불린의 기본 구조는 Y자형으로 되어 있다. 위로 벌어진 좌우 팔의 말단은 아미노산의 배열이 다양하여 항체의 성질을 결정하고 항원과 결합하는 부위이다. 아래로 뻗은 부위는 아미노산 배열이 개체에 따라 거의 일정하고, 호중구, 대식세포, 비만세포 및

보체와 결합하여 이들을 활성화시킨다. 사람의 면역글로불린은 양이 많은 순서로 IgC, Ig A, IgM, IgD, IgE의 5종류가 있다. 항원과 항체가 결합한 것으로, 면역복합체가 되면 항원이 유해 작용이 없어져서 무해하게 되는 수가 많다.

② 세포성 항체 : 세포성 항체는 살아 있는 감작 림프계세포가 활성화된 것이다. B세포와는 관계없이 T세포가 직접 항원과 접촉하여 감작되는 것을 세포성 면역이라고 한다.

세포성 면역에 관여하는 세포에는 대식세포, 림포카인, 세포 상해성 T세포 등이 있다. 또 보체는 대식세포, 상피세포, 림프구, 간장, 장관 등에서 만들어져 면역복하베와 기타 다른 물질에 의해 활성화되는 일군의 단백질로, 혈청 중에 다량으로 존재한다. 활성화된 보체는 식세포에 의한 식작용의 촉진, 바이러스의 중화, 각종 화학 매개 물질의 생산에 의한 염증 반응을 유발하고 용혈성 세균이나 세포 용해 등 생체 방어와 조직 상해의 양면성을 갖는 생체 반응을 일으킨다. 면역에 관여하는 장기에는 흉선, 충수, 구개편도, 장관 림프 장치, 비장, 림프절 등이 있다. 세포성 면역은 결핵의 방어 반응, 많은 바이러스에 대한 면역, 종야에 대한 반응, 이식 기부반응 등에서 볼 수 있다.

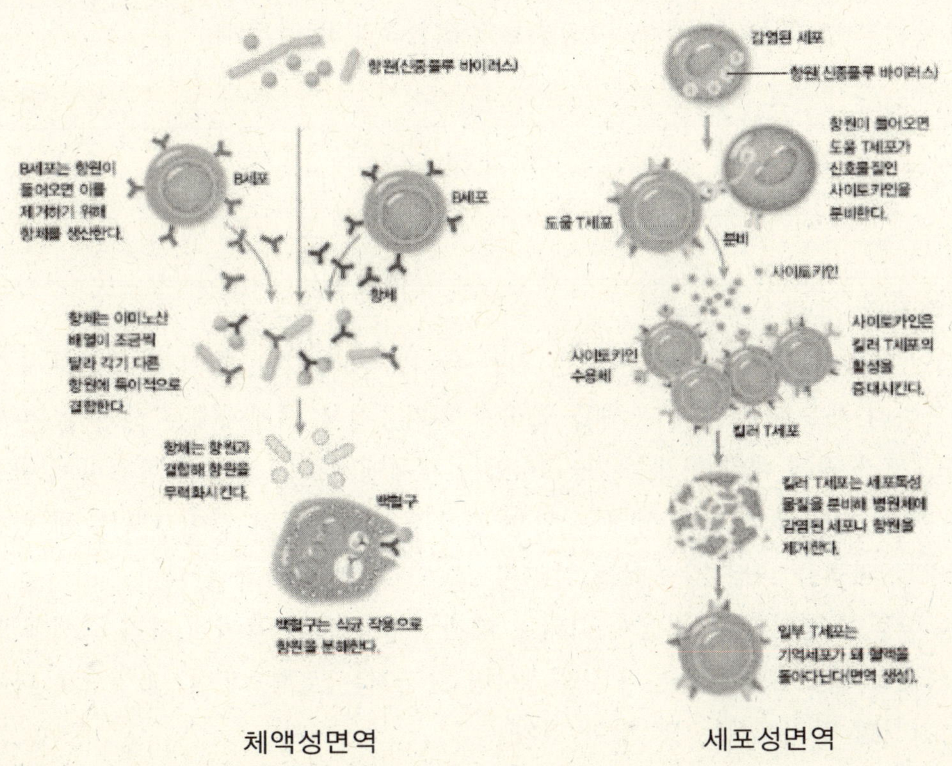

체액성면역 　　　　　 세포성면역

1-2. 면역의 종류

면역은 크게 선천성 면역과 후천성 면역으로 나눈다.

(가) 선천성 면역 : 개체가 태어날 때부터 가지고 있는 면역 혹은 자연 저항력을 말하며, 자연 면역이라고도 한다. 자연 항체에는 혈액형 항체 등이 있다. 또 사람은 디스템퍼(distemper)에 걸리지 않고, 동물은 장티푸스나 이질에 걸리지 않는 것도 이러한 예에 속한다.

(나) 후천성 면역 : 미생물 등의 감염으로 생체 내에 후천적으로 생성되는 항체에 의해 서립되는 면역으로 획득성 면역이라고도 한다. 후천성 면역은 면역되는 상태에 따라 다시 능동면역과 수동 면역으로 나누어진다.

① 능동 면역(자동 면역) : 개체 내에 침입한 병원체가 항원이 되어 항체를 생성함으로써 면역을 획득하는 것으로, 자연 능동 면역(장티푸스, 홍역 등)과 인공 능동면역(예방 접종)이 있다.
② 수동 면역(타동 면역) : 다른 개체가 가지고 있는 항체를 전달받아 면역성을 갖게 되는 것으로, 자연 수동면역(신생아가 생후 약 6개월 동안 디프테리아나 홍역 등에 걸리지 않는 것) 인공 수동 면역(디프테리아나 파상풍의 혈청요법 등)이 있다.

2. 알러지 ✦✦✦

2-1. 알러지의 개념

정상적인 면역 반응은 생체의 방어를 위한 유익한 것이지만, 반응이 과민하게 일어나면 오히려 세포나 조직에 상해를 입히게 된다. 정상 개체에게는 해가 없는 항원이라도, 그 항원에 대한 항체를 가지고 있는 개체에게서는 과민한 항원항체 반응(면역 반응)이 일어나고 병적 상태로 되는 경우가 있다. 이와 같이 항원항체 반응 중에서 병적 과정을 나타내는 것을 알러지 또는 과민증이라고 한다.

알러지는 항원이 침입한 후 반응이 나타날 때까지의 시간의 차이에 따라 즉시형 알러지와 지연형 알러지로 분류된다. 또 즉시형 알러지는 I형, II형, III형으로 나누어지고, 지연형 알러지에는 IV 형이 있다.

❑ 알러지의 종류구분(I · II · III · IV 형)

(가) 즉시형 알러지 : 체액성 항체에 의해 일어나는 것으로 증상이 급격가고 일시적이다. 항원에 접촉한 후 30분 이내에 반응이 나타나고 2~3시간 이내에 정점에 도달한다.

① I형 알러지(아나필락시스형) : 식품(우유, 계란, 고등어, 새우, 게 등)과 꽃가루 등의 이종단백질과 약제(페니실린, 해열제 등)가 항원이 되어 IgE 항체를 생성하는 것이다. 비만세포와 호염기구가 관여하여, 전신혈관의 투과성 항진, 평활근의 수축, 혈압 저하 등을 보인다.

⊃ I형 알러지의 항원이 되는 물질을 알레르겐이라 하고, 이것과 반응하는 항체(IgE)를 레아진(반응체)이라고 한다. I형 알러지에 속하는 질병으로는 페니실린 쇼크에 의한 전신성 아나필락시스와 알러지성 기관지천식, 고초열, 장염, 비염, 담마진(두드러기), 아토피성 피부염, 결막염 등의 국소성 안필락시스가 있다.

② II형 알러지(세포 상해형) : 세포 표면이 항원이 되거나 세포 표면에 붙어 있는 항원과 IgG, IgM 항체가 결합하고, 여기에 보체가 작용하여 세포 용해 혹은 세포 상해를 일으키는 것이다. II형 알러지에 속하는 질병에는 Rh 혈액형의 부적합 임신, 혈액형 부적합 수혈일 때의 부작용, 약제가 적혈구, 과립구, 혈소판의 세모막과 결합하여 일으키는 용혈성 빈혈, 과립구 감소증, 혈소판 감소성 자반증 등이 있다.

③ III형 알러지(면역복합체형) : 항원과 IgG 혹은 IgM 항체가 결합한 면역복합체가 조직 내, 혈관벽, 신사구체의 모세혈관 기저막 등의 침착하면, 보체 등이 활성화 되고 백혈구가 모여 들어 조직 파괴, 혈관 내 혈전의 형성, 국한성 혈관벽 및 그 주위의 염증과 순환 장애 등을 일으킨다. III형 알러지에 속하는 질병에는 사구체신염, 혈청병, 만성관절류머티즘, 다발성 동맥주위염 등이 있다.

(나) 지연형 알러지(IV형 알러지) : 세포성 항체에 의해 일어나는 것으로 반응의 발현이 느리고 지속적이다. 세포성 면역이 성립된 개체에 동일한 항원이 재침입하면 24~48시간 후에 조직 상해를 수반하는 반응이 일어나는데, 이것은 T세포에 의한 반응이다. IV형에 속하는 질병에는 듀베르쿨린 반응과 접촉성 피부염(옻나무와 은행나무의 접촉에 의한 피부염), 결핵결절, 매독 고무종, 이식편 거부 반응 등이 있다.

3. 자가면역질환과 면역결핍 ❖ ❖ ❖

3-1. 자가 면역성 질환

개체가 자기 성분을 항원으로 잘못 인식하여, 그것에 대한 항체를 생성하고 면역 반응을 일으키는 것을 자가면역 현상이라고 하고, 이것에 의해 일어나는 병적 상태를 자가 면역성 질환이라고 한다. 자가 면역 현상이 발생하는 원인은 정확하게 밝혀지지 않았지만, 다음의 작용으로 발생한다고 생각할 수 있다.

① 외부로부터 들어온 화학 물질과 결합한 자기 성분이 변화하여 항원성을 가지게 된다.
② 바이러스 등의 병원체에 감염된 조직의 단백질이나 핵산이 변화하여 항원성을 가지게 된다.
③ 선천성 이상, 유전적 소인, 바이러스의 감염, 노화 등에 의해 면역 담당 세포의 기능이 떨어지게 된다. 자가 면역성 질환에는 하시모토병, 중증 근무력증, 자가 면역성 용혈성 빈혈, 각종 교원병(전신성 홍반성 낭창, 만성관절류머티즘, 공피증, 피부근염) 등이 해당 된다.

이밖에 용연균(용혈성 연쇄구균)의 감염에 의해 발생하는 류머티즘열이나 사구체 신염 등과 같이, 일시적으로 일어나는 인두염, 편도염, 림프절염 때문에 감염 병소에서 떨어진 장기에 병변을 유발하는 것도 있다.

3-2. 면역 결핍

면역 결핍은 항체 생성 세포의 기능적, 기질적 장애에 의해 면역 능력이 감퇴 또는 소실되어 쉽게 감염되는 상태를 말한다. 면역 결핍은 선천성 면역 결핍과 후천성 면역 결핍으로 나누어진다.

(가) 선천성(원발성) 면역 결핍 : 면역계의 발생 이상에 의해 일어나는 것으로, 유전에 의해 발생하며 기형을 수반하는 경우가 많다. 유아는 생체 방어력이 약하기 때문에 예방 접종에 의해서도 감염이 될 수 있으므로 주의해야 한다. 선천성 면역 결핍으로 인한 질병에는 흉선 형성 부전으로 T세포가 장애받는 디조지(Digeorge)증후군,

골수의 B림프구가 형질세포로 분화하고 성숙하는 것에 장애를 받아 면역글로불린 생성이 저하되어 있는 브루톤(Bruton)형 무감마글로불린혈증, T세포와 B세포가 모두 수적 · 기능적으로 이상이 있는 스위스형 무감마글로불린혈증 등이 있다.

(나) 후천성(속발성) 면역 결핍 : 후천적으로 면역계 장기가 장애를 받아서 면역 능력이 저하된 것을 말한다. 후천성 면역 결핍의 원인으로는 다음과 같은 3가지를 들 수 있다.

① 면역계 장기의 질환 : 만성 림프성 백혈병, 다발성 골수종, 호지킨병 등 골수나 림프절의 질환

② 물리화학적 작용 : 장기 이식 후의 면역억제제 투여, 악성 종양치료를 위한 항암제의 사용이나 방사선 조사, 기타 스테로이드제의 사용

③ 감염성 질병 : 마진, AIDS 등의 감염을 말하며, 최근 들어 세계적으로 급증하고 있는 후천성 면역결핍증(AIDS : acquired immunodeficiency syndrome)은 면역력을 저하시키는 대표적인 감염성 질병으로, 레트로바이러스의 일종인 HIV (human immunodeficiency virus: 인체면역결핍 바이러스)의 감염에 의해 발생하는 질병이다. 이때 T세포의 기능이 장애를 받아 면역력이 떨어지므로 각종 감염성 질병에 잘 걸린다. HIV에 대한 항체는 생기지만 면역력이 약하고 바이러스를 죽일 수 없으므로, 현재까지는 치료방법이 없어 사망에 이르는 무서운 질병이다.

〈참고; 심인성질환(心因性疾患〉

심인성 질환은 불안이나 고통 등의 정신적 긴장(스트레스)이 신체에 작용하여 나타나는 질병이다. 정신적 스트레스로 인해 무월경이나 위궤양이 발생하는 것처럼 우리의 신체는 정신과 밀접한 관계를 가지고 있다. 한편 신체는 외부의 자극에 적응하기 위하여 신경계, 내분비계, 면역계와 밀접한 관계를 가지며, 그 내부 환경을 정상 상태로 유지하려고 노력한다. 이 과정에서 중심적인 역할을 하는 것은 뇌하수체부신피질계의 조절 기구이다. 이곳에 강한 정신적 스트레스가 가해지면, 그 조절계에 이상을 초래하여 고혈압, 위 십이지장궤양, 자율신경실조증, 신경증, 의원성 질환 등의 심인성 질환을 일으키게 된다. (현대인의 대부분의 질병은 극심한 스트레스에 의한 자율신경실조로 인해 면역력이 떨어져 생긴 심인성질환으로 본다.)

Chapter 02

05

질병의 외인(外因)과 내상(內傷)

오늘날 산업화 이후 나타난 각종 공해와 오염된 환경은 인구 증가와 더불어 공해로 질병을 일으킬 수 있는 요인들로 가득 차 있다. 외인은 크게 영양소의 공급장애, 물리적 병인, 화학적 병인, 생물학적 병인의 4가지로 나눌 수 있다.

1. 영양소의 공급장애 ❖❖❖

1-1. 영양소의 공급과 질병의 원인

생체는 정상적인 생명활동을 영위하기 위해 필요한 영양소를 음식물로부터 섭취한다. 이것에 의해 생체의 구조와 항상성이 유지되고 발육이 정상적으로 이루어지는 것이다. 따라서 영양소 공급의 과부족은 발육에 영향을 미치고, 소인이나 저항력을 변화시키며, 그 자체가 질병의 원인이 되기도 한다. 인체가 생명 활동을 유지하고 성장하는 데 필요한 각종 물질을 영양소라고 한다.

개인의 1일 열량 요구량은 연령, 성, 체중, 신장, 직업에 따라 다르다. 보통 성인은 하루에 체중 1kg당 40cal의 열량을 필요로 하며, 발육 중인 어린이는 더 많은 열량이 필요하다. 영양소의 공급 장애는 전체 열량의 부족뿐만 아니라 특정 영양소의 결핍도 초래할 수 있다. 반대로 영양을 과잉 섭취하게 되면, 지방이 형태로 체내에 축적되어 비만하게 되고 동맥경화, 지방간, 지방심 등의 지방 변성을 주체로 하는 질병의 원인이 된다.

1-2 기아

영양소의 공급이 부족한 상태를 기아라고 한다. 기아에는 모든 영양소가 부족한 절대 기아와 일부 영양소가 부족한 부분 기아가 있다.

(가) 절대 기아

영양소 전체를 장기간 섭취하지 못하는 경우, 즉 영양이 장기간에 걸쳐 부족한 상태이다. 그 원인은 가난, 음식물의 공급 부족, 음식물에 포함되어 있는 영양소의 결핍 등이 있다. 이 경우 먼저 신체의 저장 영양소인 글루코겐과 지방이 소비되고, 이어서 신체의 구성 성분인 단백질이 에너지원으로 바뀌어 연소되며, 체중의 감소가 진행된다. 대사산물은 물과 함께 배설되므로, 물이 공급되면 60여일에 걸쳐 기아가 서서히 진행된다. 하지만 물이 공급되면 60여일에 걸쳐 기아가 서서히 진행된다. 하지만 물이 공급되지 않으면 혈액의 화학적 성분이 변하고 생체의 항상성이 빠르게 상실되기 때문에, 체온이 저하되고, 죽음에 이른다. 그러나 이 기간에는 상당한 개인차가 있다.

(나) 부분 기아

영양소의 일부가 부족하게 되어 그 부족한 영양소의 종류에 따라 특정한 장애가 일어난 상태이다. 이것은 어떤 원인에 의해 신체에 필요한 영양소가 골고루 공급되지 않을 때 발생한다. 부분 기아에는 다음과 같은 것들이 있다.

① 단백질의 공급 장애 ; 단백질은 인체를 구성하는 중요한 영양소로, 1일 최소 필요량은 체중 1kg당 0.4g이고 심한 운동을 할 때에도 0.8g만 섭취하면 된다. 단백질의 섭취가 부족하면, 혈장 단백질, 특히 알부민의 양이 저하 되어 삼투압이 낮아지고 부종을 일으킨다(기아부종). 또 감염성 질병에 대한 저항력이 떨어지고 모든 실질 장기의 세포는 위축되며 기능은 저하된다. 소장 상피의 흡수 능력이 떨어지고, 간세포의 해독 기능이 감퇴하며, 빈혈이 발생한다. 성징기에 발생하면 발육 부전을 초래한다. 단백질의 구성 성분인 아미노산 중에서 특히 우리 몸이 절대적으로 필요로 하는 것을 필수 아미노산이라고 한다. 따라서 필수 아미노산이 부족하게 되면 다른 아미노산을 아무리 많이 섭취하여도 인체의 발육

과 기능에 영향을 미치게 된다. 단백질을 과잉 섭취하면 지방의 형태로 저장되므로 비만의 원인이 되고, 혈액은 산성화되며, 단백뇨, 통풍, 동맥경화 등을 유발하는 수가 있다.

② 비타민의 공급 장애 ; 비타민은 신체의 구성 성분과 에너지원은 아니지만, 미량으로 생체의 기능을 조절하는 중요한 역할을 한다. 비타민은 체내에서 만들어지지 않으므로 반드시 체외로부터 섭취해야 한다. 비타민이 질병의 원인이 되는 것은 주로 비타민이 부족할 경우인데, 약품으로 과잉 투여될 때 장애가 일어나기도 한다. 비타민은 지용성 비타민과 수용성 비타민으로 구분하는데, 지용성 비타민에는 비타민A, 비타민D, 비타민E, 비타민K가 있고, 수용성 비타민에는 비타민B 복합체가 비타민C가 있다.

❑ 비타민 공급장애와 질병

(가) 비타민 결핍증

① 비타민A : 성장, 재생, 망막의 간체세포의 작용 등에 관여한다. 결핍되면 야맹증, 뼈와 치아의 발육 부전, 편평상피의 위축, 선상피의 분비 부전 등이 발생한다.

② 비타민D : 칼슘과 인의 흡수를 촉진한다. 결핍되면 구루병이 발생한다. 성장기에 발생하면 골형성 부전과 골단연골 비후가 일어나서 뼈가 만곡된다. 그 결과 X각이나 Orkr 등의 골격 이상이 생기게 된다. 성인의 경우에는 골연화증이 발생하는데, 임신과 수유가 유인이 되어 여성에게 많이 나타난다.

③ 비타민E : 생식에 관여한다. 결핍되면 불임, 출혈경향, 빈혈, 평활근의 위축 및 변성 등을 가져온다.

④ 비타민K : 혈액 응고·인자의 하나인 프로트롬빈의 형성에 관여한다. 결핍되면 혈액 응고가 잘 되지 않고 출혈 경향을 나타낸다.

⑤ 비타민 B 복합체

㉠ 비타민B1(티아민) : 탄수화물의 대사에 관여한다. 결핍되면 각기(다발성 신경염, 심근성 유증)에 걸린다. 이때 근육 위축이나 감각 이상과 가은 신경성 증상만 나타나고 부종이나 심부전이 없는 경우를 건성 각기라 하고, 심박출량이 증가하고 말초혈관이 확장되며 부종이 나타나는 경우를 습성 각기라고 한다.

ⓒ 비타민B2(리보플라빈) : 결핍되면 국각염, 설염, 각막염, 백내장, 피부염 등이 생긴다.

ⓒ 비타민B6(피리독신) : 결핍되면 자주성 피부염, 구내염, 설염, 정신 신경 증상이 나타난다.

ⓔ 니코틴산(나이아신) : 결핍되면 펠라그라가 발생한다. 펠라그라는 피부염(손등의 홍반과 소양증), 소화기 증상(구내염, 설사 등), 정신 신경 증상(두통, 불안, 이명)의 3증상을 나타낸다.

ⓜ 비타민B12(루브라민) : 결핍되면 악성 빈혈을 일으킨다.

⑥ 비타민C(아스코르빈산) : 물질대사에 관여하며, 결핍되면 성인에게는 괴혈병, 소아에게는 멜러 바로우(Maller Barlow)병이 발생한다. 괴혈병은 출혈 경향을 나타내는 질환으로 전신 권태, 탈력감, 식욕 부진 등의 일반 증상 외에 피부가 건조해지고 모낭이 각화하며 그 주위에 자반형 출혈이 일어난다. 증상이 더 진행되면 잇몸, 근육, 골막, 피하 점막에도 출혈이 보인다. 멜러 바로우병은 잇몸이 붓고 출혈되기 쉬우며 피하, 근육, 뼈에도 크고 작은 출혈반을 야기하며 빈혈이 된다. 유아에게는 뼈의 변형을 초래하고, 통증 때문에 기립이나 보행의 시작 시기가 늦어진다.

(나) 비타민 과잉증

수용성 비타민은 소변을 통하여 쉽게 몸 밖으로 배설되지만, 지용성 비타민은 체내에 축적되어 과잉증을 일으킬 수 있다. 특히 비타민D 과잉증은 약물의 과잉 투여로 인해 자주 발생하는데, 혈청 칼슘치가 증가하고 혈관벽, 위점막, 신장이 세뇨관과 사구체에 칼슘이 침착하게 된다. 또 뼈의 칼슘이 혈액 중으로 빠져 나와 골절되기 쉽다(골다공증). 비타민D는 구루병, 파킨스병, 암의 예방과 치료 및 면역기능을 유지하는데 대단히 중요하며 매일 적절하게 햇빛을 쬐는 것이 건강에 반드시 필요하다.

❏ 미네랄 공급장애와 질병

무기질(미네랄)과 질병 ; 무기질은 혈액이나 세포의 중요한 구성 성분이 되고, 인체의 대사 작용과 생명 유지에 필요한영양소이다. 체내에 비교적 많이 존재하는 것으로는 나트륨, 칼륨, 칼슘, 마그네슘, 철 등이 있고, 미량이기는 하지만 중요한 무기질로는 코발트, 구리 등이 있다. 이것은 염화물, 탄산화물, 인산화물, 단백질과의 결합체 형태로 세포내외에 존재한다.

(가) 나트륨(Na) ; 나트륨은 세포막밖에 많이 존재하고, 조직액이나 혈액의 삼투압과

혈액량의 조절에 관여한다. 나트륨의 과잉은 고혈압이나 동맥경화를 일으키고, 나트륨의 결핍은 물의 대사장애를 일으키게 된다.

(나) 칼륨(K) ; 칼륨은 세포 내에 많이 존재하고, 세포의 기능과 관계가 있기 때문에 그 과부족은 세포의 기능 장애에 강한 영향을 미칠 수 있다. 저칼륨혈증은 급성 심장 정지의 원인이 된다.

(다) 칼슘(Ca) ; 칼슘의 부족은 뼈나 치아의 발육 부진과 골다공증의 원인이 되고, 다량의 부족은 테타니를 일으킨다.

(라) 철(Fe) ; 철의 부족은 철 결핍성 빈혈, 위축성 위염, 저산소증, 무산소증을 일으키고, 철의 과잉은 혈색소증(전신성 헤마크로마토시스)이나 혈청증의 원인이 된다.

(마) 구리(Cu) ; 구리가 부족할 때에는 조혈계와 신경계 및 뼈의 영향을 주어 빈혈, 다핵형백혈구감소증, 골다공증 등을 일으킨다. 어린이의 경우에는 모발의 탈색, 피부병, 신경계의 장애 등이 나타난다. 유전적 이상으로 인해 구리가 지나치게 많이 침착되는 윌슨(Wilson)병은 간장이나 뇌 등에 구리가 침착하여 간경화나 추체외뢰계의 장애를 일으킨다.

(바) 요오드(I) ; 요오드가 부족하면 갑상선호르몬의 분비가 저하된다.

❑ 물과 질병

물은 우리 몸 안에서 체액의 형태로 존재하며, 체중의 60~70%를 차지하는 중요한 물질이다. 체액은 세포내액과 세포외액으로 나누어지는데, 세포는 이들이 균형 상태에서 정상적인 기능을 하며 각종 대사 과정의 화학 반응은 체액 내에서 이루어진다.

(가) 탈수증 ; 수분의 섭취량이 탈수량에 미치기 못하여 체내에 수분이 부족한 상태로 체중 감소, 핍뇨, 혈청나트륨의 상증이 일어나고, 그 결과 세포내액도 감소한다. 탈수의 정도가 심하면 모든 세포 활동이나 대사 기능은 정지되고 사망하게 된다. 탈수는 심한 설사나 당뇨, 급속한 복수의 저류, 심한 발한, 넓은 부위의 화상, 심한 구토 등에 의해 대량의 수분이 상실될 때에 일어난다.

(나) 물중독 ; 체내의 많은 양의 수분이 축적되어 있는 상태를 물중독이라고 한다. 이것

은 수액에 의한 수분의 과잉 공급, 신부전이나 수술 후의 배설장애가 있을 때 일어난다. 혈장 삼투압의 저하, 저나트륨혈증, 헤모글로빈이나 혈장단백질의 저하가 보이고 두통, 구기, 탈력, 경련, 착란, 혼수 등에 빠진다.

✓ **영양소의 공급과잉과 질병** ; 최근 영양소의 부족뿐만 아니라 과잉섭취에 의한 영양소의 공급 불균형도 문제가 되며, 비만이 그 대표적인 예이다. 비만은 정상 체중의 20%이상 초과하는 경우를 말한다. 비만이 되면 고혈압, 당뇨병, 담석증, 동맥경화 등 여러 가지 합병증에 걸리기 쉽다. 대단히 심한 비만은 호흡 기능의 장애로 환기 저하증이 나타나는 피크위키안(Pickwickian)증후군을 유발하기도 한다.

2. 물리적 병인 ✦ ✦ ✦

2-1. 물리적 병인의 개념
물리적 병인에는 기계적 자극, 온도, 기압, 전기, 광선, 방사선, 음파, 기후 등이 있다.

(1) 기계적 자극
일정한 정도 이상의 기계적인 힘이 생체에 가해지면 생체는 국소적 혹은 전신적인 손상을 입게 된다.

(가) 국소적 영향
외부로부터의 기계적인 힘의 작용에 의해 조직의 좌멸, 절단, 신전을 초래하여 구조의 파괴나 만곡을 일으킨 상태를 외상이라고 한다. 외상에는 다음과 같은 것들이 있다.

❑ 외상의 종류구분

① 창상 : 조직의 연속성이 단절되는 것을 창상이라 하고 절상, 좌상, 찰과상, 열상, 총상, 교상 등이 있다.
㉠ 절상 : 칼과 같이 예리한 물체에 베인 상처이다.
㉡ 자상 : 바늘이나 송곳 등의 날카롭고 뾰족한 물체에 찔린 상처이다.

ⓒ 찰과상 : 표면에 있는 상치가 마찰에 의해 떨어져 나간 상처를 말한다.

ⓔ 열상 : 압박, 신장, 절단 등에 의해 근육이나 건에는 손상을 수반하지 않고, 표피 혹은 피하 조직이 박탈된 상태를 말한다.

ⓜ 총상 : 총포에 의해 생긴 외상으로, 관통상의 경우 총탄이 들어간 구멍은 비교적 균일한 방사상 열상의 형태를 취하고, 총탄이 나온 구멍은 들어간 구멍에 비해서 크고 불규칙하다.

ⓗ 교상 : 개, 고양이, 뱀 등에 물린 상처이다.

② 좌상 : 타박, 충돌, 추락, 전도 등과 같이 둔한 외력의 작용에 의해, 피부 표면은 거의 손상되지 않고 피하조직 혹은 심부 조직이 손상된 상태를 말한다. 타박상과 염좌 등이 그 예이다.

③ 뇌진탕 : 강한 외력이 뇌에 작용하면, 뇌의 좌상을 일으키지는 않아도 실신이나 구토를 초래하는 수가 있는데, 이것을 뇌진탕이라고 한다.

(나) 전신적 영향

개체 전체에 강한 기계적 외력(중력, 원심력, 동요, 압력 등)이 작용할 때 발생하는 것이다. 전신에 미치는 직접접인 영향중에서, 정도가 가벼운 것으로는 현운과 멀리 그리고 내장에 있어서는 혈액 배분의 변화나 일혈이 나타나고, 심할 때에는 내장 파열, 압사, 박사 등도 일어날 수 있다. 또 국소적 영향에 속발하는 전신적 영향에는 외상 후에 일어나는 쇼크, 개방 창상에 속발하는 공기 색전증, 골절이나 지방 조직의 좌멸에 의한 지방 색전증 등이 있다. 순환장애에 의한 쇼크를 일으킬 수도 있고, 외상 부위는 저항력이 약해져서 감염성 질병에 걸리기 쉽다.

2-2. 온도와 기후

(가) 고온의 영향

① 국소적 영향 : 생체가 고온에 노출되었을 때, 노출된 부위에 일어나는 조직의 변화를 화상이라고 한다. 화상을 입게 되면 화상부위에 먼저 삼출액이 흘러나오고 혈장 성분의 상실로 인한 혈액량의 감소와 혈액 성분의 농축으로 쇼크가 일어날 수도 있다. 또 삼출액은 세균의 좋은 배지가 되기 때문에 2차적 세균 감염을 유발하여 패혈증으로 사망하기도 한다. 화상은 정도에 따라 다음의 4단계로 분류한다.

㉠ 제 1도 (홍반성) 화상 : 피부 혈관의 마비성 확장에 의한 것으로 국소에는 발적과 종창이 발생한다. 자각증상으로 통증과 작열감이 있다.

ⓛ 제 2도 (수포성) 화상 : 혈관벽의 투과성이 항진되어 조직에 삼출이 일어나고, 표피와 진피사이에 장액성 삼출물이 고여서 수포(물집)을 형성한다.

ⓒ 제 3도(소가피성) 화상 : 열에 의한 조직의 응고 및 혈관의 손상에 의한 조직 괴사를 일으켜 소가피(딱지)를 만든다. 치료 후에도 피부에 심한 반흔을 남기는 수가 많고, 피부 이식이 필요한 경우가 많다.

ⓔ 제 4도(탄화성) 화상 : 가장 심한 화상으로 조직은 연소하여 탄화, 즉 검은 숯과 같이 된다. 보통 타서 죽은 사람에게서 볼 수 있는 현상이다.

45~50° C 사이의 비교적 낮은 열에도 장시간 계속 접촉하면, 국소적 저온 현상을 입는 경우가 있다. 수면 중에 뜨거운 물주머니나 핫팩을 지속적으로 접촉시킨 피부에 일어나는 화상이 그 예이다.

② 전신적 영향 : 고온 다습한 환경에 장시간 노출되면 열사병에 걸린다. 이것은 피부나 폐장에서 열의 방산이 어려워 체온이 40° C 이상 상승하면, 두통이나 현운, 의식 혼탁을 초래하는 것이다. 직사광선에 의한 일사병도 동일한 현상으로 볼 수 있다.

화사이 체표의 5분의 1 내지 3분의 1이상에 미치는 경우에는 치명적인 될 수도 있다. 이것은 쇼크에 의한 허탈 상태, 단백질 분해에 의한 자가 중독 및 중증의 감염에 뒤따르는 전신적인 합병증 등에 의한 것이다.

(나) 저온의 영향

① 국소적 영향 : 생체가 저온에 노출되었을 때에, 노출된 부위에 일어나는 조직의 변화를 동상이라고 한다. 동상은 저온의 작용에 의해 혈관이 수축되고 혈류가 장애를 받아 산소가 부족해져서 일어나는 것이다. 동상은 정도에 따라 다음의 3단계로 구분한다.

ⓛ 제 1두(홍빈성) 동상 : 저온의 직용에 의해 혈관은 수축되고, 동상 부위는 자남색으로 변한다. 또 조직에 삼출액이 흘러나와 종창이 발생한다.

ⓒ 제 2도(수포성) 동상 : 동상 부위는 암갈색으로 변하고, 혈관벽의 투과성은 더욱 항진되며, 조직액이 표피와 진피 사이에 고여 수포를 형성한다.

ⓒ 제 3도(괴저성) 동상 : 동상 부위의 혈행이 정지되고, 혈관 마비와 혈전 형성 등으로 인해 암갈색의 괴사에 빠지며, 이것이 탈락하여 궤양이 형성된다.

② 전신적 영향 : 저온 때문에 전신의 체온이 떨어지면, 심폐 활동이 저하되고 산소가 결핍되어 의식을 잃고 동사한다. 겨울철에 산에서 조난당한 사람과 술에 만취한 사람에게서 많이 볼 수 있다.

□ 한사(寒; 한의학)

1. 동위상한(冬爲傷寒)

상강 이후부터 춘분 전까지 사이에 찬 이슬이나 서리를 맞으면 한사(寒邪)가 몸에 침범하여 병이 생기는데, 이것을 상한(傷寒)이라고 한다.

봄 날씨는 따뜻하고, 여름 날씨는 덥고, 가을 날씨는 서늘하며, 겨울 날씨는 찬데, 이것은 사철의 정상 날씨이다. 겨울에는 날씨가 몹시 차므로 세상 만물이 깊이 잠긴다. 위생을 잘 지키면서 한사에 상하지 않는다. 한사에 감촉된 것을 상한이라고 한다. 사철 날씨에 상하면 병이 생기는데, 그 가운데서 상한병독(傷寒病毒)이 제일 심하다. 그것은 쌀쌀한 기운 때문이다. 한사가 침범하면 그것이 봄에는 온병(溫病)으로 변하고, 여름에는 서병(暑病)으로 변한다. 서병이란 것은 온병 때보다 몸에 열이 더 심하게 나는 것이다. 고생하는 사람들이 봄과 여름에 온병과 열병을 많이 앓는 것은 겨울에 한사에 감촉되었기 때문이지 돌림병은 아니다.

2. 상한변열(傷寒變熱)

➲ 한사(寒邪)가 왕성하면 찬 기운이 몸의 겉을 둘러싸고 있으면 양기(陽氣)가 속으로 몰리게 된다. 그러면 주리가 치밀해지고 육부(六腑)가 막히게 되는데, 주리가 치밀해지면 기가 잘 돌지 못한다. 막히면 습기가 속에 몰리면서 몸 안과 밖이 서로 충돌하면서 찬 기운이 왕성해지기 때문에 열이 생기게 된다. 그러므로 한사에 상한 것이 열병으로 변한다고 하는 것이다.

3. 태양형증용약(太陽形證用藥)

태양방광경의 본(本)에 생긴 병 때는 머리가 아프고 등이 뻣뻣하다. 그리고 소장은 표(標)가 되는데, 심(心)과 표리관계를 이루기 있기 때문에 병이 생기면 열이 난다. 겨울에는 마황탕과 계지탕을 쓰고, 다른 계절에는 구미강활탕을 쓴다.

태양경의 표(表)는 피부이고, 리(裏)는 방광이다. 그러므로 피부에 열이 있으면 머리가 아프고 목덜미가 뻣뻣해지는데, 이런 때는 마황계지탕이나 구미강활탕을 쓴다. 방광에 열이 있으면 갈증이 나고 오줌이 붉은데, 이런 때는 오령산을 쓴다.

열이 나고 오한이 나면서 맥이 부한 것은 표(表)증에 속하는데, 이것이 바로 태양증(太陽證)이다.

2-4. 양명형증용약(陽明形證用藥)

양명경(陽明經)에서는 대장(大腸)이 표(標)가 되고, 대장은 폐와 표리(表裏) 관계가 된다. 오한이 약간 나고 열이 나는 것은 경(經)에 병이 생긴 것이므로 갈근해기탕을 쓰고 갈증이 나면서 땀이 나는데는 백호탕을 쓴다. 위(胃)는 본(本)이 되므로 여기에 병이 생기면 눈이 아프고 코가 건조해지고 조열이 나고 땀이 나며, 대변이 막히고 오줌이 잘 나오지 않으며, 배가 그득하고 갈증이 나며 미쳐서 헛소리를 한다. 이런 데는 조위승기탕을 쓴다.

양명(陽明)에서 기육(肌肉) 사이는 표(表)가 되고, 위부(胃腑)는 리(裏)가 된다. 그러므로 표에 열이 있으면 눈이 아프고 잠을 자지 못하는데, 이런 데는 갈근해기탕을 쓰고, 속에 열이 있으면 미쳐서 헛소리를 하는데, 이런 데는 조위승기탕을 쓴다.

5. 소양형증용약(少陽形證用藥)

⊃ 소양병 때는 입이 쓰고, 목이 마르며, 눈앞이 어지럽다. 옆구리가 그득하고 헛구역이 나며 오한과 신열이 나는 것도 소양병에 속한다. 소양경의 본(本)은 삼초상화(三焦相火)이므로 소양병 때 미열(微熱)이 있고, 담경(膽經)이 소양경의 표(標)가 되므로 귀가 먹고 옆구리가 아프며, 오한과 신열이 나고 구역질이 나면서 입이 쓰다. 이때는 반드시 화해시켜야 하는데 소시호탕을 쓴다.

6. 태음형증용약(太陰形證用藥)

⊃ 태음병 때는 배가 그득하면서 토하며, 음식이 내려가지 않고 저절로 설사가 심하게 나고 자주 배가 아프다. 태음경은 폐(肺)의 표(標)가 된다. 그러므로 목이 마르고 몸과 눈이 누렇게 된다. 비(脾)는 본(本)이 된다. 그러므로 배가 그득하고 아프다. 이런 데는 대시호탕을 쓴다. 몸이 누렇게 된 데는 인진호탕을 쓰고 저절로 설사가 나고 갈증이 나지 않는 것은 오장병에 속하는데, 이런 데는 이중탕이나 이중환을 쓴다.

7. 소음형증용약(少陰形證用藥)

⊃ 소음병 때의 증상은 맥이 미세(微細)하고 자려고만 하는 것이다. 기(氣)는 잠자지 않을 때는 양(陽)을 돌고, 잠잘 때는 음(陰)으로 도는데, 족소음(足少陰)에서부터 시작되기 때문에 소음병 때는 자려고만 한다. 소음의 본(本)은 심(心)이기 때문에 여기에 병이 생기면 혀와 입이 마르고 혹 물 같은 설사를 하며, 헛소리를 하고 대변이 막힌다. 이런 데는 소승기탕을 쓴다. 소음경은 신(腎)의 표(標)가 되기 때문에 여기에 병

이 생기면 얼굴이 시리고 입술이 퍼렇게 되며, 팔다리가 싸늘하고 손발톱이 검푸르게 된다. 이런 데는 강부탕을 쓴다.

◐ 소음병의 초기에 도리어 열이 나고 맥이 침(沈)하면 마황부자세신탕을 주로 쓴다.

◐ 소음병에 걸려 2~3일이 되었을 때는 마황부자감초탕을 써서 땀을 약간 내야 한다. 2~3일이 되어도 소음병 증상이 나타나지 않으면 약간 땀을 내야 한다. 소음병 증상이 나타나지 않는다는 것은 토하거나 설사하거나 팔다리가 싸늘한 증상이 없다는 것이다.

8. 궐음형증용약(厥陰形證用藥)

◐ 궐음심포락(厥陰心包絡)은 표(標)가 된다. 그러므로 궐음병 때는 혀가 구부러지고, 팔꿈치와 무릎 위가 싸늘해지며, 아랫배가 조이는 것처럼 아프다. 이런 데는 삼미삼유탕이나 사순탕을 쓴다. 간(肝)은 본(本)이 된다. 그러므로 궐음병 때 남자는 음낭이 오그라들고, 여자는 유두가 축소되며 손발은 싸늘해졌다 따뜻해졌다 하면서 답답하고 그득한데, 이런 데는 대승기탕을 쓴다.

9. 상한양증(傷寒陽證)

◐ 태양병(太陽病)은 모두 표증(表證)인데 이때는 열이 나고 오한이 나며 뒷머리와 목이 뻣뻣하고 아프다. 이때 맥이 대(大)한 것은 증상과 서로 맞는 것인데 땀을 내야 한다. 맥이 도리어 미(微)하여 증상과 서로 맞지 않을 때는 땀을 내지 말고 일이각반탕으로 화해시켜야 한다.

◐ 소음병(少陰病) 때는 몸에 열이 나지만 머리는 아프지 않다. 궐음병(厥陰病) 때는 머리가 아프고 몸에 열이 나지 않는다. 그러나 몸에 열이 나면서 또 머리까지 아픈 것은 양증(陽證)에 속하는 것이 틀림없다.

10. 상한음증(傷寒陰證)

◐ 상한(傷寒) 때 팔다리가 싸늘하고, 토하며 설사가 나면서 갈증은 없고, 몸을 구부리고 가만히 누워 있는 것이 상한음증 때의 일반 증상이다. 이때는 맥이 힘이 있는가를 없는가를 살펴야한다. 맥을 꾹눌러 보았을 때 힘이 없거나 뛰는 것은 복음증(伏陰證)이다. 3음경의 혈분(血分)에 한사(寒邪)가 침범한 것을 음증(陰證)이라고 한다. 상한이 경한 것은 겉에 침범한 한사가 점차 경락으로 들어오기 때문이다.

11. 상한표증(傷寒表證)

◐ 상한에 걸려 2~3일이 되었을 때 머리와 몸이 아프고, 오한과 신열이 나는 것은

다 표증(表證)이다.

⊃ 태양병(太陽病)은 다 표증인데, 이때는 열이 나고 오한이 나며, 머리와 목덜미가 아프다. 열이 나고 오한이 나며, 몸이 아프면서 맥이 부(浮)한 것은 표증이다. 표증이라는 것은 오한이 있는 것을 말하는데, 오한은 태양병에 속한다. 그러므로 이런 때는 반드시 땀을 내야 한다.

목덜미가 뻣뻣하여 꼼짝 못하는 것은 태양표증(太陽表證)이다. 꼼짝못한다는 것은 예를 들면 날개가 짧은 새가 먼저 목만 빼들고 날지는 못하는 모양과 같다는 것이다. 목덜미와 등이 뻣뻣하다고 하는 것도 이와 같은 것이다.

12. 상한리증(傷寒裏證)

⊃ 상한(傷寒)으로 속에 열이 있어서 불에 찌는 것 같고, 그 열이 속에서 겉으로 나올 때는 오직 설사시키는 한 가지 방법 밖에 없다. 열이 나고 땀이 나며, 오한이 없고 도리어 열을 싫어하는 것은 양명리증(陽明裏證)이므로 반드시 설사시켜야 한다. 양명병 때는 위가 가득찬다 위가 가득차면 대변이 막히는데, 대변이 막히면 조열(潮熱)이 나고 헛소리를 한다. 이런 때는 승기탕으로 설사시켜야 한다.

13. 상한반표반리증(傷寒半表半裏證)

⊃ 반표반리(半表半裏)는 매우 알기 어려운데, 몸의 앞뒤에서 보기도 하고, 몸의 위아래에서 보기도 하며, 태양(太陽)과 양명(陽明)의 사이를 가리켜 말하기도 한다. 몸의 뒤는 태양이 되고, 몸의 앞은 양명이 된다. 소양(少陽)은 그 가운데 있기 때문에 오한과 신열이 나는 것이 일정하지 않다. 이것은 몸의 앞뒤에서 보는 것이다. 소시호탕은 주로 소양의 반표반리증을 치료한다. 방광한수(膀胱寒水)는 양명조금(陽明燥金)과 접근해 있는데, 물이 많으면 차고, 조(燥)한 기운이 많으면 열이 나기 때문에 추웠다 더웠다 한다.

⊃ 열이 나고 맥이 현세(弦細)하며 머리가 아픈 것은 반표반리증에 속하는데, 이것을 소양증이라고 한다.

14. 상한번갈(傷寒煩渴)

⊃ 대체로 상한병(傷寒病)에 도리어 물을 마시는 것은 병이 나으려는 것이다. 상한병에 땀을 내도 낫지 않고, 맥이 부(浮)한 데는 창출백호탕을 주로 쓰며, 토하게 하거나 땀을 내거나 설사시킨 뒤에 입과 혀가 마르고 맥이 홍대(洪大)하면 인삼백호탕을 쓴

다.

상한병 7~8일에 몹시 갈증이 나서 물을 마시려고 하면 조금씩 주되 많이 주지 말아야 한다. 예를 들면 물 1말을 마시려 한다면 5되만 준다. 만일 배가 그득하고 오줌이 잘 나가지 않거나 숨이 차거나 딸꾹질하면 물을 주지 말아야 한다. 만일 약간 갈증이 나고 목구멍이 마를 때는 물을 조금씩 삼키게 하여 위기(胃氣)를 고르게 하면 낫는다.

15. 상한조열(傷寒潮熱)

➲ 조열(潮熱)이란 밀물처럼 일정한 시간에 나는 열이다. 하루 한번씩 제 시간에 열이 나는 것을 조열이라고 한다. 그러나 하루에 세 번에서 다섯 번씩 나는 것은 발열(發熱)이지 조열은 아니다. 조열은 양명에 속할 뿐 아니라 반드시 해질 무렵에 나는 것을 말한다. 양명에 병이 들면 위가실(胃家實)이 된다. 위가실이 되면 헛소리를 한다.

16. 상한발광(傷寒發狂)

➲ 상한(傷寒) 때의 발광증이란 위(胃)에 있는 열독(熱毒)이 심(心)에까지 들어가서 정신이 혼미하여 진정하지 못하며, 말과 행동이 빠르며, 허튼 말을 하고 헛웃음을 웃는 것이다. 그리고 심하면 높은 곳에 올라가서 노래하며, 옷을 벗고 달아나며, 담장을 뛰어넘고 지붕에 올라가며, 먹지 않으며 자지도 않는다. 이런 때에 몹시 토하게 하거나 설사시키지 않으면 낫지 않는다. 표(表)와 리(裏)에 모두 열이 있으면 삼황석고탕을 쓸 것이고, 리(裏)열이 성하면 대승기탕에 황련을 더 넣어 쓸 것이며, 미친 말과 헛소리하는 데는 진사오령산이 좋다.

17. 상한결흉(傷寒結胸)

➲ 병이 양(陽)에서 생겼는데 도리어 설사시키면 열이 속으로 들어가 결흉이 된다. 만일 누르면 명치 밑이 단단하고 아파서 손을 댈 수 없으며, 갈증이 몹시 나고 헛소리하며, 대변이 굳고 맥이 침실(沈實)하며 힘이 있는 것은 대결흉(大結胸)이다. 급히 대함흉탕에 지각과 길경을 더 넣어 설사시켜야 한다. 도리어 번조증이 더하면 죽게 된다.

➲ 소결흉(小結胸)은 병이 바로 명치 끝에 있는데, 누르면 아프고 맥이 부활(浮滑)하다. 이때는 소함흉탕이 좋다.

➲ 한실결흉(寒實結胸)으로 열이 없는 증에는 삼물백산과 소함흉탕이 좋다.

18. 상한장결(傷寒藏結)

ᄀ 누르면 아프고 촌맥(寸脈)이 부(浮)하고, 관맥(關脈)이 침(沈)하면 결흉(結胸)이다. 증상이 결흉과 같으나 음식을 제대로 먹고, 때때로 설사하며 촌맥이 부하고, 관맥이 세소(細小)하거나 침긴(沈緊)한 것은 장결(藏結)이다. 이때 설태가 희고 미끈미끈하면 치료하기 어렵다. 환자의 가슴에 본래 비기가 있던 것이 배꼽주위까지 이어지고, 이것이 아랫배와 고환의 인대에까지 당기는 것을 장결이라 하는데 치료하지 못한다.

19. 외감협내상증(外感挾內傷證)

ᄀ 상한(傷寒)에 내상을 겸한 것이 10에서 8~9나 된다. 대개 사기가 모이는 데는 그 기가 반드시 허(虛)하므로 보중익기탕을 가감하여 써야 한다. 기가 몹시 허하면 부자를 약간 더 넣어 인삼과 황기의 효과가 잘 나타나게 해야 한다.

상한의 한 가지 증상으로는 머리가 아프고, 몸에서 열이 나며, 오한이 있고, 약간 갈증이 나며, 축축히 땀이 나고, 몸이 무거우면서 아프며, 다리가 시리고, 맥이 부허(浮虛)하며 힘이 없는 것을 노력감한(勞力感寒)이라고 한다. 이것을 정상한(正傷寒)으로 여기고 잘못 땀을 몹시 내게 하지 말아야 한다. 이때는 가미익기탕이 좋다.

20. 상한상류사증(傷寒相類四證)

첫째는 담음(痰飮)이고, 둘째는 허번(虛煩)이며 셋째는 각기(脚氣), 넷째는 식적(食積)이다.

(다) 기후의 영향

기후는 공기, 물, 광선, 온도 등의 종합적인 현상으로, 기후의 변화가 건강에 큰 영향을 미친다는 사실은 잘 알려져 있다. 기후와 관련된 질병을 다음의 2가지로 나눌 수 있나.

① 기상병 ; 기압 전선의 통과나 푄 현상 등과 같은 기후의 급격한 변화에 의해 일어나는 질병을 기상병이라고 한다. 만성관절류머티즘, 신경통, 심혈관계 장애, 기관지천식, 자율신경 실조증 등이 그 예이다.

② 계절병 ; 계절에 따라 걸리기 쉬운 질병이 있다. 여름에는 식중독이나 장티푸스 등의 질병과 광선의 작용에 의한 질병에 잘 걸리고, 겨울에는 유행성 감기나 기관지염 등이 호흡기 질환이 많이 발생한다. 봄에는 홍역이 잘 걸리고 꽃가루에 의해 알러지성 비염의 증상이 심해진다.

2-3. 기압

기압이 일정한 범위를 넘어 올라가거나 내려가면 인체에 병적 현상을 일으킨다.

(가) 고기압의 영향; 인체는 5~7기압의 환경에서도 견딜 수 있으므로, 잠수부는 수면 아래 수십 미터의 지점에서도 작업할 수 있다. 그러나 이러한 상태에서 수면 위로 급히 올라와 갑자기 기압이 낮아지면 인체는 이상 증상을 나타낸다. 이것을 잠함병 (잠수병) 또는 케이슨(caisson)병이라고 한다. 잠함병은 고압 상태에서 혈액이나 조직액에 용해되어 있던 질소가 압력이 갑자기 낮아지면 전신의 혈관내에서 기포로 되고, 이것이 좁은 혈관을 막기 때문에 일어나는 것이다(가스 색전증). 특히 뇌혈관이 폐색되면 뇌경색과 같은 중대한 결과를 초래하게 된다. 질소는 지방 조직에도 많이 녹아있기 때문에, 골수의 지방조직이 기포에 의해 파괴되고 이것이 혈관계에 들어와 지방 색전을 일으킬 수 있다. 잠함병의 증상은 두통, 현운, 관절통, 호흡곤란, 피부 소양감, 작열감 등으로 심한 경우에는 사망할 수도 있다.

(나) 저기압의 영향; 높은 산을 등산하거나 비행기를 타고 급상승하여 기압이 낮아지면, 산소 분압이 감소하여 여러 가지 증상이 나타난다. 이것을 고산병(고공병 또는 항공기병)이라고 한다. 등산할 때 고도가 3,000m를 넘으면 폐포의 가스 교환이 잘 이루어지지 않아 산소 결핍 증상이 나타난다. 항공기를 타고 상승한 때에는 등산할 때처럼 심한 운동을 하지 않기 때문에 높은 고도에 올라가도 증상은 나타나지 않는다. 고산병의 증상은 먼저 호흡과 맥박이 빨라지고 반사기능이 저하된다. 이어서 사고력이 감퇴하고 근력도 저하되며, 졸음, 현운, 두통 등을 야기한다. 오랫동안 낮은 기압에서 생활하는 고산지 사람들에게는 적혈구 수가 많고 골수세포가 증식하는 것을 관찰할 수 있다.

2-4. 전류

전류가 사람의 몸을 통과할 때 조직에 상해를 줄 수 있는데 심하면 죽기도 한다. 전류에 의한 손상의 정도는 전류의 종류(교류와 직류)와 세기, 전류가 통과하는 조직의 저항, 노출시간 및 전류가 통과하는 경로에 따라 달라진다. 생체에 전류가 흐르는 것을 감전이라 하고, 벼락처럼 강한 전원으로부터 방전을 받는 것을 전격이라고 한다. 일반적으로 직류보다 교류가 생체에 미치는 영향이 강하여 가정용 220V의 교류에 감전되어도 사망 할 수가 있다.

(가) 국소적 경향 ; 전극을 피부에 밀착시키고 직류 전류를 장시간 통전시키면, 그 부위의 피부에 국한성의 회백색 내지 흑회색의 광택을 가진 착색 부분이 생긴다. 촉각과 통각은 탈실되지만 화상의 소견은 볼 수 없다. 방전을 받는 경우 그 부위의 피부는 열작용에 의해 화상을 입거나 전격반이 형성된다. 전격반은 번개무늬, 혹은 나뭇가지 모양의 조금 융기한 빨간 선상의 반점으로, 혈관운동신경의 작용에 의한 것으로 생각된다. 따라서 환자가 생존해 있으면 전격반은 급속히 사라진다.

(나) 전신적 영향 ; 강한 전류가 전신에 흐르면 극렬한 통증을 느낀다. 이것은 전신의 근육이 한꺼번에 수축하기 때문이다. 또 전류가 뇌간을 통과하면 호흡 마비, 심장을 통과하면 심장 정지를 일으켜 감전사 또는 쇼크사 한다.

2-5. 광선

태양 광선은 파장의 길이에 따라 적외선, 가시광선, 자외선의 3종으로 나눈다. 이 중에서 자외선의 생물학적 작용이 가장 강하다.

(가) 자외선의 영향 ; 고도의 자외선 조사는 불쾌, 구기, 전신 허탈을 야기한다. 피부에는 홍반, 낙설, 수포, 색소 침착 등이 태양화상 증상을 일으키고, 표피세포핵의 DNA에 약한 장애를 일으킨다. 그러나 보통 이러한 장애들은 정상적인 수복 기구에 의해 회복되지만, 색소성 건피증의 사람에게는 이 수복 기구에 결함이 있어 피부암로 이행되는 경우도 있다. 눈의 각막이나 결막에 염증을 일으키기도 하는데, 이것을 전리성 안염(설안염)이라고 한다. 자외선이 결핍된 환경에서는 생체 내에서의 비타민 D 합성의 장애를 받아 구루병이나 골연화증뿐 만 아니라 암, 심장병, 파킨슨병 등 많은 질병의 발병에 영향을 준다.

(나) 적외선의 영향 ; 대량의 적외선이 장시간 작용하면 피부에 발적, 수포, 괴사 등의 화상과 유사한 병변이 발생한다. 눈에는 수정체에를 혼탁하게 하여 백내장을 일으키는 수가 있다.

2-6. 방사선

방사선은 가시광선보다 파장이 짧고 투과성이 강하며, 생물학적 작용이 매우 강하다. 따라서 방사선은 임상적으로 질병의 진단과 암치료에 널리 이용되고 있는 동시에, 암이나 돌연변이를 일으키는 원인이 되기도 한다.

(가) 방사선에 대한 감수성 ; 생체의 세포와 조직은 종류에 따라 방사선에 대한 감수성이 다르다. 즉, 방사선에 대한 감수성은 미분화되고 증식력이 강한 세포나 조직일수록 노포, 성숙도(분화의 정도)가 높은 세포나 조직일수록 낮다. 림프 조직, 조혈 조직, 생식세포는 감수성이 매우 높고, 표피, 방광의 상피, 유방 조직은 감수성이 약간 높으며, 결합조직과 혈관의 내피 세포는 보통의 감수성을 가지고 있다. 그리고 연골조직, 폐장의 상피, 갑상선은 감수성이 약간 낮은 편이고, 근육세포와 신경세포는 감수성이 가장 낮다. 악성 종양세포는 감수성이 높아서 방사선의 영향을 크게 받는다.

(나) 방사선에 의한 장애 ; 방사선에 조사된 세포는 어떤 형태로든 장애를 받게 되고 심한 경우에는 괴사하게 된다. 중요한 방사선 장애는 다음과 같다.

① 심한 빈혈 : 골수 등의 조혈 조직이 파괴되어 재생불량성 빈혈을 일으킨다.

② 면역 부전 : 림프계 조직이 파괴되어 림프구 감소증, 과립백혈구 감소증 등을 일으키고, 감염성 질병에 대한 저항력이 약해진다.

③ 생식 장애 : 정소나 난소의 생식세포가 장애를 받아, 생식 부전(불임)이 되기도 하고 유전에 영향을 미치는 수도 있다.

④ 피부염 : 탈모(제1도), 홍반(제2도), 수포 형성(제3도), 궤양 형성(제4도)의 피부염을 일으킨다. 제3도와 제 4도에서는 국소에 결합조직이 증식하여 반흔 수축을 일으키기도 하고, 결합조직의 과잉 증식에 의해 켈로이드를 형성하기도 한다. 또 소량의 방사선을 반복적으로 조사하면, 만성 피부염의 형태로 표피의 증식, 균열, 습진이 나타나고 나중에는 피부암이 발생할 수도 있다.

(다) 악성 종양의 발생 ; 방사선을 조사한 후 나중에 발생하는 변화로서, 각종 악성 종양 특히 백혈병과 악성 림프종 등이 발생하는 경우가 많다.

2-7. 음파

시끄러운 악기를 연주하거나 비행기를 정비하는 등 소음이 심한 직업에 종사하는 사람들은 이명이나 난청에 걸리기 쉽다. 특히 이것을 직업성 이명 또는 직업성 난청이라고 한다. 또 소음이 수면을 방해하여 집중력을 떨어뜨리고 작업 능률을 저하시키기도 한다. 고음에 의해 고막이 찢어지는 수도 있다.

3. 화학적 병인 ❖❖❖

화학적 병인은 조직이나 장기에 화학적 요인이 작용하여 일시적 또는 장기적으로 장애가 일어나는 것으로 이런 물질을 독물이라고 한다.

독물의 작용 방식은 다음과 같다.

① 접촉에 의한 국소적 장애 : 독물이 피부, 상부 소화관, 호흡기계 등의 상피 조직에 접촉하여 작용하는 것

② 중독 : 독물이 혈액 중에 침입하여 친화성이 있는 조직이나 장기에 선택적으로 장애를 일으키는 것

3-1. 독물의 종류와 작용 방식

(가) 독물의 종류

① 화학 약품 : 산, 알칼리, 벤젠, 시안 등

② 금속 : 수은, 비소, 카드뮴, 인 등

③ 식물독 : 몰핀, 니코틴, 카페인, 버섯독 등

④ 동물독 : 뱀독, 곤충독, 복어독 등

⑤ 세균독 : 세균 독소, 푸토마인 등

⑥ 이상 대사산물 : 부티릭산 (낙산), 아세트산 (초산) 등

(나) 독물의 작용 방식

① 단백질의 응고 : 염산, 황산, 질산, 석탄산(페놀) 등의 강한 산이나 승홍 등은 세포의 단백질을 응고 시킨다.

② 단백질의 용해 : 가성소다나 가성칼리 등의 강한 알칼리는 세포의 단백질을 용해시킨다.

③ 지질의 용해 : 알코올, 사염화탄소 등의 유기 용매는 지방을 용해시킨다.

④ 효소 작용의 장애 : 청산은 호흡 요소에 작용하여 내호흡 장애를 일으킨다.

⑤ 돌연변이 : 크롬, 아플라톡신, 비소 등은 유전자에 작용하여 돌연변이를 일으킬 수 있다.

⑥ 축적 작용 : 미량으로 체 내에 들어 온 독물이라도 장기간에 걸쳐 축적되어 일정량에 도달하면 독물로 작용할 수 있다.

3-2 접촉에 의한 장애

접촉에 의한 독작용을 부식독 작용이라고 한다. 부식은 농도가 높은 화학물질에 직접 접촉된 국소에 발생하는 가장 격렬한 장애로 국소의 체단백을 변질 시킨다.

(가) 피부나 상부 소화관 점막의 장애 ; 화학 물질의 접촉에 의한 피부 장애는 접촉성 피부염과 접촉성 알러지(지연성 알러지)가 있고, 접촉성알러지는 표피 알러지(습진)와 진피 알러지(진마진)로 나눠진다.

(나) 기도나 안구 점막의 장애 ; 염소 가스, 황산 가스, 포르말린 가스 등은 기도나 안구의 점막을 접촉하여 그 수분에 녹아 장애를 일으킨다. 또 자동차 배기가스 중에 포함되어 있는 질소 화합물은 여름에 강한 자외선의 작용을 받아 과산화 질소로 되고 동시에 발생하는 오존 등과 함께 기관이나 안구의 점막을 자극하여 염증을 일으킨다.

3-3. 중독

우리의 생활환경에 존재하는 대부분의 유기화합물은 생체 내에는 존재하지 않는 이물질인 경우가 많으며 그것은 외부로부터 들어온 것이거나 생체 내부에서 합성한 것에 관계없이 대부분 간장에서 해독되고 신장에서 배설된다. 그러나 그 유기 화합물의 양이 너무 많아지면 생체는 모두 처리하지 못하고 몸 안에 축적되어 신체에 해를 주게 된다. 이것을 중독이라고 한다.

(가) 외래성 독물에 의한 중독

① 기체로 체내에 들어오는 것 ; 일산화탄소, 청산(HCN), 벤젠, 과산화질소(NOx) 등이 있다.

② 분진으로 체내에 들어오는 것; 규소, 석면, 담배연기 등이 있다.

③ 액체로 체내에 들어오는 것; 술의 주성분인 에틸알코올과 공업용 원료인 메틸알코올 등이 있다.

④ 중금속에 의한 중독; 수은, 카드뮴, 납, 비소, 크롬, 망간 등이 있다.

⑤ 약물에 의한 중독; 약물중독의 병증은 종류나 작용방법에 따라 독작용이 나타난다. 살충제(농약)의 경우 유기인이 포함되어 두통, 현운, 복통, 설사, 의식장애, 지각장애, 기억력 장애 등을 나타낸다.

⑥ 동식물이 만드는 독작용에 의한 중독; 곰팡이에는 아플라독신, 버섯에는 파로이진, 복어독으로 테트로도톡신 등이 있으며 뱀독, 벌독, 해파리독 등 매우 다양하다.

(나) 자가 중독 ; 자가 중독은 생체 내에서 만들어진 독물에 의해 일어나는 중독으로 세균과 같은 기생체에서 생긴 것은 자가 중독이 아니다. 크게 장관내 이상 발효(장폐색)에 의한 중독, 당뇨병 등의 대사성 질호ㄴ외에 케톤체 등 중간 대사물에 의한 중독, 담석증, 임신중독과 같이 물질대사의 최종산물에 의한 자가중독이 있다.

---

4. 생물학적 병인 ❖❖❖

4-1. 병원성미생물(소기생체)

(가) 바이러스; 가장 작은 미생물로 크기는 8~30nm이다. 바이러스에 의한 질병에는 일본뇌염, 급성 척수전각염, 홍역(마진), 풍진, 수두, 천연두, 단순포진, 대상포진, 인플루엔자, 바이러스성 간염, 유행성 이하선염, 수족구병, 광견병 등이 있다.

(나) 분열균(넓은 의미의 세균); 구균이나 간균과 함께 스피로헤타, 리케치아, 클라미디아 등을 포함시킨다. 좁은 의미의 세균에는 구균, 간균, 나선균으로 나눈다.

(다) 진균; 아플라톡신과 마이코톡신 등의 독소를 TODT6KS하고 여러 가지 지령을 일으키는데 기도나 소화관에 상재하는 진균류가 과잉 증식하여 중증의 내장 진균등을 일으키는 수도 있다. 피부진균에는 무좀, 백선, 습진 등이 있다.

(라)원충; 단세포동물로 세균에 비해 상당히 큰 병원체이며 모기, 파리 등 절족도물을 매개로 감염되어 발병된다. 면역부전증이나 암의 말기 등 저항력이 약해진 환자에게 기회감염증으로 폐렴을 일으키는 뉴모시스티스, 카리니 등도 원충의 일종이다.

4-2. 병원성 미생물의 병인작용

① 병원체의 감염; 병원성미생물이 생체에 들어오는 것을 감염이라 하고 미생물 증식에 의해 일어나는 질병을 감염성질병이라고 한다.

② 감염과 발병; 병원체의 독력이 생체의 저항력보다 강하면 병원체가 증식하여 발병한다.

㉠ 병원체의 독소 : 세균이 만들어 내는 독소에는 균체 외독소와 균체내 독소가 있다. 균체 외독소는 파상풍균, 디프테리아균, 콜레라균, 장염비브리오균, 보툴리누스균등의 대사산물로 방출된 것으로 이 병원체는 국소의 조직에 존재하고 있지만 독소는 전신에 퍼져 친화성이 있는 조직이나 장기에 심한 장애를 일으킨다. 균체 내 독소는 균체가 파괴될 때 방출하며 독력은 균체외 독소보다 약하다.

㉡ 생체의 저항력 : 병원체의 침입 문호에서의 방위
　　　　　　　　혈액에 의한 방위
　　　　　　　　내분비계의 작용
　　　　　　　　면역계의 작용

③ 기회 감염 : 여러 가지 원인에 의해 면역력이 떨어지거나 상재균의 균형이 깨지면 건강한 신체에서는 감염성 질병을 일으킬 수 없는 비병원성 또는 약병원성의 미생물에 의해서도 일어나는 감염을 기회 감염이라 한다.

기회 감염은 면역 부전, 악성 종양 혹은 네프로제 등의 신부전이 있을 경우, 외과 수술 후의 환자. 미숙아와 노인, 균교대 현상 등에 의해 나타 날 수 있다.

5. 감염병(感染病) ✚ ✚ ✚

5-1 감염

감염이란 미생물 학문적으로는 생체에 미생물이 침입·정착한 상태를 말한다. 임상의학적으로는 미생물이 침입으로 정착하여 발병할 때까지의 일련의 과정을 말한다. 감염병(感染病)은 세균, 스피로헤타, 리케차, 바이러스, 진균, 기생충과 같은 여러 병원체에 의해 감염뙤어 발병하는 질환이다. 병원체에 의한 감염은 음식의 섭취, 호흡에 의한 병원체의 흡입, 다른 사람과의 접촉 등 다양한 경로를 통해 발생한다.

특히 여러 사람에게 전파되는 감염병을 전염병(傳染病)이라 한다.

감염증의 역사는 생물의 발생과 함께 있어, 인류역사 이전부터 근대에 까지 사람의 병의 대부분을 차지해 왔다. 의학의 역사는 감염증의 역사에서 시작했다고 말해도 과언은 아니다. 1929년에 첫 항생 물질인 페니실린이 발명될 때까지 근본적인 치료법은 없었고, 전염병은 큰 재해라고 파악되어 왔다.

그 후의 미생물학 · 면역학 · 약리학 · 내과학 · 외과학 · 공중위생학의 진일보 발전을 배경으로서 감염증의 진단 · 치료 · 예방을 취급하는 감염증학이 발전하고 있는 오늘날에도 전 세계의 관심사 는 감염증에 있다. 감염증은 현대화된 문명사회에서도 사망원인의 약1/4을 차지하고 있다. 특히 말라리아 · 결핵 · AIDS · 장관 감염증은 개발도상국에서는 큰 문제로 감염증학 뿐만 아니라 보건위생학과 환경, 영양학 등 집합학문적인 대책이 긴급의 과제이다. 선진국에는 산업화로 도시의 환경오염이 극심하여 신흥 감염증 · 재흥 감염증에 가세하고, 다제 내성균의 만연으로 바이오 테러의 위협이 공중위생상의 큰 과제로서 주목을 끄는 한편, 고도 의료의 발달에 수반한 수술 후의 환자나 면역 억제 상태의 환자에 있어서의 기상 관찰 감염이 증가하고 있는 등, 일상적으로도 아직도 해결을 찾고 있다고는 말할 수 없다.

5-2 감염증의 분류

　　감염증은 다종다양한 분류 방법이 있다.

□ **전염력으로부터의 분류**

▶ **전염병 ;** 개체의 감염증이 동종의 개체에 차례차례로 같은 감염이 퍼져가기 쉬운 병을 말한다. 또, 전염병에 의해서 일정한 지역에서 감염이 퍼지는 것을 유행(pandemic)이라고 한다.

▶ **수입 감염증 ;** 여행자나 수입 식품으로 병원체가 해외로부터 반입되어 국내에서는 드문 감염증을 일으키는 것. 예를 들면 중증 급성 호흡기 증후군, 황열병 등

검역 전염병

수입 감염증으로 한 번 국내에 진입하면 유행할 위험이 있는 것은, 검역법에 따라 검역 전염병의 지정되어 있다. (예를 들면 콜레라, 페스트)

❑ 감염양식으로부터의 분류

일반적으로는 내인 감염과 외인 감염으로 나눌 수 있다.

▶ **내인감염 ;** 숙주(宿主)의 면역력이 저하에 의해서 숙주가 상주하고 있는 미생물에 의해 증상을 일으키는 경우를 말한다. 일반적으로는 새로운 감염 숙주에 의해 일어나는 기상 관찰 감염이 대표적이다. 숙주가 상주하고 있는 미생물이, 본래 무균 상태인 장기내에 진입하여 일어나는 경우를 말한다. 이것을 이소성감염이라고 한다.

▶ **외인 감염 ;** 생체 외부로부터 진입한 미생물에 의해서 감염이 일어나는 것을 말한다.

❑ 병원미생물의 종류에 의한 분류

기생충, 세균, 진균류, 바이러스, 이상 프리온 등의 병원체가, 각각 특유의 감염 경로를 통해생체를 감염하여, 증식 한 병원체가 특유의 신체 부위에 특유의 매 카니즘으로 공격하는 것으로써 감염증을 일으킨다.

● 세균 감염증 ; 렌사 구균(A군β 용련균, 폐렴 구균 등), 황색 포도상구균(MSSA, MRSA), 표피 포도상구균, 장구균, 리스테리아, 수막염 구균, 임균, 병원성 대장균(0157: H7 등), 쿠레브시에라(폐렴 간균), 프로테우스, 백일해균, 녹농균, 세라치아균, 시트로바크타, 아시네트바크타, 엔테로바크타, 미코플라스마, 크래미디어, 클로스트리듐 등에 의한 각종 감염증 결핵, 콜레라, 디프테리아, 이질, 성홍열, 탄저, trachoma, 매독, 파상풍, 문둥병, 레지오네라, 레프트스피라, 관절염, 급성열성질환, Q열 등 리케차 감염증 발진티푸스, 트트감시병, 일본 붉은 반점열chlamydia infection trachoma, 성기 chlamydia infection 진균류 감염증 아스페르길루스증, 칸디다병, 클립트 코카스증, 두부 백선균증, 히스트프라즈마증, 뉴모시스치스 폐렴 등 원생 동물 감염증 아메바 이질, 말라리아, 주혈원충증, 리슈마니아증, 크리프트스포리지움 등 기생충 감염증 에키노콕스증, 일본주혈흡충증, 필라리아증 등 바이러스 감염증 인플루엔자, 바이러스성 간염, 바이러스성 수막염, 후천성 면역부전 증후군(AIDS), 성인 T세포성 백혈병, 에볼라 출혈열, 황열, 감기 증후군, 광견병, 사이트메가로위러스 감염증, 중증 급성 호흡기 증후군(SARS), 진행성다소성 백질뇌증, 작은마마, 대상 포진, 바이러스에 의한 유아 전염병, 뎅그열, 전염성 홍반, 전염성단핵구증, 천연두, 풍진, 급성회백 골수염

(폴리오), 홍역, 인두 결막열(풀열), 마르브르그 출혈열, 한타위르스신장 출혈열, 라사열, 유행성 이하선염, 웨스트 Nile열, 헤르판기나, 치쿵니야열 등 프리온병우해면상뇌증(BSE), 쿨-, 크로이츠펠트 야콥병, 치사성 가족성 불면증(FFI), 게르스트만 · 스트로이스라 · 샤인 카 증후군(GSS) 등

❑ 병의 용태로부터의 분류

(1) 일차 감염과 2차 감염

최초의 병원체에 의한 감염을 일차 감염이 계속 진행되어 다른 병원체에 의한 감염을 2차 감염이라고 한다. 또, 동일 숙주 2 종류 이상의 병원균에 의해서 감염이 일어나는 것을 혼합 감염이라고 한다. 2차 감염의 한례로서 일차 감염을 항생 물질로 제거해도 그 항생 물질 저항성의 상주균이 이상 증식을 일으키는 균교대 현상이 있다. 국소 감염과 전신 감염 병원체가 침입 · 정착 부위에 국한 하여 병변을 일으키는 경우를 국소 감염이라고 한다. 이 병원체가 혈행성 등 전신에 퍼지고 증상이 나타났을 경우를 전신 감염이라고 한다.

(2) 지속 감염과 불현성 감염과 잠복 감염

지속 감염: 병원체가 생체로부터 완전하게 제거되지 않고 증상이 지속되고 있는 상태. 이런 상태의 사람을 보균자라고 한다.

▶ 불현성 감염: 병원체에 감염해도 발병하지 않는 경우를 말한다.

▶ 잠복 감염 : 병원체에 감염해도 곧 증상이 나오는 것은 아니다. 감염해도 발병하지 않은 상태를 말한다. 그 기간을 잠복 기간이라고 한다.

❑ 공중위생 학문적인 분류

신흥 감염증

수입 감염증 가운데, 계속적으로 국내에서의 발병을 볼 수 있게 된 것을 말한다.
예를 들면 후천성 면역부전 증후군이 사회 정세의 변화에 의하여 근년까지 억제되어 있던 발증수가 다시 증가 경향을 나타내는 것. (예를 들면 결핵인수공통 감염증)
사람과 사람 이외의 동물의 양쪽 모두에 감염을 일으켜 예방 대책에 양자에게의 개입을 필요로 하는 것을 말한다. (예를 들면 광견병, 에키노콕카스)

❏ 감염장소에 의한 분류

▶ 뇌 및 중추 신경 : 수막염, 뇌염 등
▶ 안면부 : 비염, 부비강염, 인두염, 후두염, 안와 벌집직염 등
▶ 경부 : 갑상선염, 레미에이르 증후군 등
▶ 폐·기관지 : 폐렴, 기관지염, 결핵 등
▶ 심장·혈관 : 감염성 심내막염, 심장외막염, 심근염, 감염성 대동맥염, 패혈증 등
▶ 복부 : 담낭염, 담관염, 간염, 간농양, 괴사성 췌염, 비농양, 장염, 장요근농양 등
▶ 비뇨기 : 신우신염, 방광염, 전립선염, 질염, 골반내 감염증 등
▶ 피부 : 벌집직염, 지방직염, 가스 회저, 설, 나름, 전염성농 부스럼, 포도상구균성 화상성
　피부 증후군, 대상 포진, 홍역, 풍진, 백선피 등
▶ 관절, 근육, 뼈 : 감염성 관절염, 골수염, 줄기 막염, 근육 염증 등
▶ 림프절 : 림프절염

5-3. 기생충(대기생체)

전형동물

① 편형동물 : 촌충류와 흡충류
* 촌충류 :외관이 희고 무명실로 넓고 두껍게 꼰 모양, 성충이 되기까지는 몇 가지 중간 숙
　주 과정을 거치며 성충의 길이는 10m 이상인 것도 있다. 관절영두 촌충, 유구촌충, 무구
　촌충 등이 있다.
* 흡충류 :선상, 버들잎 모양, 둥근 모양 등 여러 가지 형상으로 길이는 1~2cm 이고 중간
　숙주를 거쳐 인체에 감염 된다. 일본주혈흡충, 간흡충, 폐흡충 등이 잇다.
② 선형동물 : 지렁이와 같은 형상을 한 기생충으로 중간 숙주과정 없이 그 알이 직접 음식물
　을 통해 체내에 직접 들어온다.　회충, 요충, 십이지장충, 방크로프트 사상충 등이 있다.

절족동물

① 곤충류 : 벼룩은 페스트, 이는 발진티프스나 발진열, 모기는 일본 뇌염이나 말라리아 등
　을 일으킨다.
② 거미류 : 쓰쓰가무시(털 진드기), 개선충, 쥐에 기생하는 진드기 등

5-4. 기생충(대기생체)의 병인작용

① 영양 장애 : 기생충에 의해 장관 내의 물질에서 영양분을 빼앗기거나 각 기생부의 조직이나 점막면에서 흡혈되어 혈액 중의 영양분이 빼앗기게 된다.

② 염증 유발 작용 : 장염, 충수염, 뇌염, 중이염 등의 기생부위에 급성이나 만성의 염증을 유발 한다.

③ 중독 작용 : 숙주 내에 기생하고 있는 기생충이 만들어 내는 유행성 대사산물에 의해 병변을 일으킬 수 있다.

④ 기계적 작용 : 장관을 자극하여 천공을 만든다. 단관이나 장관 폐색 / 맥관 중에 기생하여 혈액이나 림프의 흐름 저해. 기생충의 증식에 의해 조직이나 장기 압박, 파괴

---

6. 내상(內傷) ✛ ✛ ✛

'내상(內傷)' 문(門)에서는 음식 또는 과로로 속이 상한 증상을 다룬다. 내상병이 생기는 기전, 내상병의 증상, 내상병의 전변, 내상병의 치료법 등이 이에 포함된다.

6-1. 식상증(食傷證)

음식을 지나치게 먹으면 위장[腸胃]가 상한다. 차고 더운 음식물에 감촉되면 육부를 상한다. 음식을 지나치게 먹으면 근맥(筋脈)이 이완(弛緩)되고 장벽(腸澼)과 치질이 된다. 식상(食傷)은 대부분 음식 때문인데, 음식이 소화되어 내려가지 않고 명치끝에 머물러 있어서 배가 나오고 답답하며 음식을 싫어하거나 먹지 못하고 신트림을 하며, 냄새나는 방귀가 나온나. 혹 배가 아프고 토하며 설사한다. 심하년 열이 나고 머리가 아프며, 왼쪽 관맥(關脈)은 고르나 오른쪽 관맥은 긴성(緊盛)하다. 이것은 음식에 상한 것이다.

6-2. 주상(酒傷)

① 『내경』에, "술이 위(胃)에 들어가면 낙맥이 가득 차고 경맥이 허해진다. 비(脾)는 주로 위(胃)를 위해 진액을 운행한다. 음기가 허하면 양기가 들어가고, 양기가 들어가면 위기(胃氣)가 고르지 못하다. 위기(胃氣)가 고르지 못하면 정기(精氣)가 다하고, 정기가 다하면 사지에 영양을 공급하지 못한다."고 하였다. ② 취하고 배불이 먹은 후에 성교하면 주기(酒氣)와 곡기(穀氣)가 비(脾)에 모여 흩어지지 않고 부딪쳐 속에서 열이 성해진다. 그래서 열이 몸에 두루 퍼져 속에 열이 나면서 소변이 벌

젖게 되는 것이다.「내경」 ③ 술을 많이 마시면 기가 거슬러 오른다. 주(註)에, "많이 마시면 폐포엽(肺布葉)이 들리기 때문에 기가 위로 거슬러 올라 달려간다."고 하였다.「내경」 ④ 술은 오곡의 진액이고 쌀누룩의 정수이다. 사람을 이롭게도 하지만 상하게도 한다. 왜냐하면 술은 열이 많고 매우 독하기 때문이다. 몹시 추울 때 바닷물은 얼지만 술이 얼지 않는 것은 열이 있기 때문이다. 술이 사람의 본성을 변화하게 하여 어지럽히는 것은 독이 있기 때문이다. 풍한(風寒)을 쫓거나 혈맥을 잘 통하게 하거나, 사기(邪氣)를 없애거나 약의 기세를 이끄는 것은 술보다 나은 게 없다. 그러나 술을 취하도록 마셔 한 말이나 되는 술동이를 비우면 독기가 심장을 공격하고 장(腸)을 뚫어 옆구리가 썩으며, 정신이 혼미하고 착란되며, 눈이 보이지 않게 된다. 이는 생명의 근본을 잃은 것이다.「유취」 ⑤ 술은 열이 많고 독이 있으며, 기미(氣味)가 모두 양(陽)인 무형의 물질이다. 술에 상하면 단지 발산시켜야 하니 땀이 나면 낫는다. 그 다음은 소변을 잘 나가게 하여 위아래로 습을 나누어 없애야 한다. 갈화해정탕을 주로 쓴다.「동원」 ⑥ 술은 물과 같은 액체이지만 술로 장위(腸胃)를 상하면 올려도 흩어지지 않고 내려도 내려가지 않아 기분(氣分)의 형(形)이 없는 곳에 쌓인다. 기를 따라 오르내리면서 반은 소모되니 요즈음 사람들이 술을 마시면 소변이 적은 것이 그 증거이다. 그러므로 치료할 때는 땀을 내거나 소변을 잘 나가게 하는 것이 상책이다. 동원이 술을 무형의 물질로 여긴 것도 잘못된 것이지만, 후인들이 음식상과 같이 치료하는 것도 잘못된 것이다.「단심」 ⑦ 술의 성질이 비록 열은 있으나 형(形)은 물과 같다. 동원이 마시는 것을 무형의 기라고 말한 것은 의심하지 않을 수 없다. 땀을 내거나 소변이 잘 나가게 하면 제거되는데 무형의 기라고 할 수 있겠는가?「단심」

つ 飮酒禁忌 음주금기 ; ① 술꾼이 병들었을 때는 계지탕을 복용하면 안 된다. 약을 먹으면 토하는 것은 술꾼은 단것을 좋아 하지 않기 때문이다. 단것은 모두 금해야 한다.「중경」 ② 탁주에 국수를 먹으면 안 된다. 땀구멍을 막기 때문이다.「입문」 ③ 얼굴이 흰 사람은 술을 많이 마시면 안 된다. 혈을 소모하기 때문이다.「단심」 ④ 술은 석 잔을 넘으면 안 된다. 많이 마시면 소장을 상하고 마음을 어지럽혀 발광하게 된다.「활인심」 ⑤ 술을 지나치게 먹으면 안 된다. 많이 마시면 급히 토하는 것이 좋다. ⑥ 취한 후에 억지로 음식을 먹으면 안된다. 간혹 옹저가 생기기 때문이다. ⑦ 술에 취해 잠자다가 바람을 쏘이면 목소리가 나오지 않는다. ⑧ 취하거나 배

부를 때 수레나 말을 타거나 뛰면 안 된다. ⑨ 취한 후 성생활을 하면 안 된다. 가벼우면 얼굴에 기미가 생기며 기침하고, 심하면 오장의 맥을 끊어 수명을 손상시킨다. 『득효』 ⑩ 술은 기분을 좋게 하고 혈맥을 통하게 하지만, 저절로 풍을 부르고 신(腎)을 상하며, 장(腸)을 짓무르게 하고 옆구리를 썩게 하는 것이 이보다 더 심한 것이 없다. 포식한 후에는 술을 더욱 금해야 한다. 술은 마구 마시거나 빨리 마시면 안 된다. 폐를 상할 수 있기 때문이다. 술이 깨기 전에 몹시 갈증이 날 때 물을 마시거나 차를 마시지 말아야 한다. 이것들은 대부분 술에 이끌려 신장(腎藏)으로 들어가 독한 물이 되어 허리와 다리가 무겁고 방광을 차갑고 아프게 하며, 겸하여 수종·소갈이 생기게 하고 앉은뱅이가 되게 하기 때문이다. 『활인심』

⊃ 酒毒變爲諸病 주독이 변하여 여러 가지 병이 된다.
 ① 좋은 술은 성미가 매우 뜨겁고 매우 독하다. 맑고 향기로우며 맛이 좋아 입에 맞고, 기를 잘 돌게 하고 혈을 조화롭게 하여 몸에도 맞다. 이 때문에 마시는 사람이 지나친 것을 깨닫지 못한다. 술의 성질은 올라가는 것을 좋아한다. 술을 따라 기가 올라가면 위에서는 담(痰)이 쌓이고 밑에서는 소변이 시원하게 나오지 않으며, 폐는 적사(賊邪)를 받아 금체(金體)는 반드시 마르고, 마음대로 찬것을 마셔 열이속에 뭉쳐 폐기가 열을 받아 반드시 크게 상한다. 사람들은 이런 사실을 알지 못한다. 처음에는 병이 가벼워서 구토를 하거나 땀이 나거나, 창양이 생기거나 비사(鼻瘡)가 되거나, 설사를 하거나 명치가 아프다. 발산시키면 제거할 수 있다. 오래되어 병이 깊어지면 소갈이 되거나 황달이 되거나, 폐위가 되거나 내치가 생기거나, 고창이 되거나 실명이 되거나, 효천이 되거나 노수가 있거나, 전간이 되거나 알기 어려운 병이 생긴다. 잘 보는 사람이 아니면 쉽게 치료할 수 없으니 조심하지 않을 수 있겠는가? 『단심』 ② 오랫동안 술을 마셔 장부에 독이 쌓이면 근을 훈증하고 신(神)을 상하며 수명을 짧게 만든다. 『득효』

6-3. 노권상(勞倦傷)
　　음(陰)이 허(虛)하면 속에서 열이 생기는 이유는 정신적으로나 육체적으로 피로하면 몸의 원기(元氣)가 줄어들고 음식물의 기가 부족해져서 상초(上焦)가 잘 작용하지 못하며, 하완(下脘)이 잘 통하지 못하므로 위기(胃氣)가 더워지면서 그 열기가 가슴을 훈증하기 때문에 속에서 열이 나다.　노권상도 내상의 원인이 된다. 노권상은 음허(陰虛)한 것인데, 음허는 몸 가운데 있는 음기와 음식물의 기미[味]가 부족한 것을 말한 것이다.

【勞倦傷】黃帝曰陰虛生內熱奈何岐伯曰有所勞倦形氣衰少穀氣不盛上焦不行下脘不通而胃氣熱熱氣熏胸中故內熱〈內經〉○此內傷之原也此陰虛盖指身中之陰氣與水穀之味耳〈入門〉

6-4. 변내외상증(辨內外傷證)

외감(外感)과 내상(內傷)을 감별하는 것은 모든 병의 관건이다. 이것을 잘 모르면 의사로서의 자격이 없다. 혹 외감병에 내상을 겸(兼)했거나 내상에 외감병을 겸했거나 식적(食積)이 상한(傷寒)과 비슷한 것들을 잘 감별하여 치료해야 한다.
만일 내상증상이 더 많이 나타나면 이것은 내상이 중요한 것이고 외감이 가벼운 것이니, 반드시 원기를 보하는 약을 쓰며, 외감증상이 더 많으면 이것은 외감이 중요하고 내상이 가벼운 것이니, 빨리 발산을 시켜야 한다.

6-5. 식후혼곤(食後昏困)

음식을 먹으면 노곤하며 정신이 흐릿하여 자려고만 하는 증상은 비(脾)가 허약한 것이다. 만일 비위(脾胃)를 잘 조리하지 못하면 위기(胃氣)를 상하여 음식물을 소화시키지 못한다. 이때는 음식의 기운이 간(肝)에 가서 흩어지고, 또 심(心)에도 가며 폐(肺)에도 넘쳐나므로 음식 먹은 뒤에 정신이 흐려지면서 졸린다. 좀 누우면 음식물이 한쪽으로 쏠리어 기가 잠깐 회복되기도 한다. 이것은 상승하여 퍼지는 기가 잘 돌아가지 못하기 때문이다.

6-6. 희기(噫氣)

트림[噫氣]을 민간애서 애기라고 한다. 트림은 찬 기운이 위에 침범하면 궐역(厥逆)이 되는데, 이것이 아래에서부터 위[上]로 올라와 흩어지면서 다시 위(胃)에서 나오기 때문에 생긴다. 그러므로 족태음경맥과 족양명경맥을 보(補)해야 한다.
상초(上焦)의 기운이 줄어들면 트림을 하는 이유는 상초가 중초(中焦)의 고르지 못한 기운을 받아서 그것을 잘 소화시키지 못하게 하기 때문이다.
상한(傷寒)에 트림을 하는 이유는 가슴에서 여러 기운이 서로 교류되지 못하기 때문이다. 소음경맥이 가슴에 와서 궐음경맥과 서로 교류되어 수기[水]와 화기[火]가 서로 전하면서 t호리가 나기 때문에 트림을 하게 된다.

6-7. 불복수토병여내상동(不伏水土病與內傷同)

지방마다 기후가 다르므로 어느 곳에 가나 그곳의 기후에 적응해야 한다. 만일 살던 곳을 떠나 다른 곳으로 가면 대부분 물과 땅이 맞지 않는다. 따라서 음식이 위장[腸胃]에 들어가면 위장이 그 음식에 익숙하지 않아 반드시 병이 난다. 그러므로 물과 땅이 맞지 않는다고 한다.

6-8. 식적류상한(食積類傷寒)

대체로 음식에 체하면 적(積)이 되면 또한 열(熱)이 나고 머리가 아픈 것이 상한(傷寒)과 비슷하다.

□ 내상(內傷) · 정신인소 · 생활인소 · 내성인소

---

1. 정신인소 · 칠정(七情)

칠정(七情)은 희(喜)·로(怒)·사(思)·우(憂)·비(悲)·공(恐)·경(驚)의 일곱 종류의 감정의 변화를 나타낸 것이다. 칠정(七情)의 자극은 직접 내장에 영향을 주고 질병을 일으키는 원인이 되므로, 「내상칠정(內傷七情)」 이라고도 한다. 다만, 이들 일곱 종류의 감정의 변화는 외계의 변화에 대응하는 정신의 반응이며, 정상적인 상황에 있어서는 발병의 소인이 되는 것은 별로 없다. 병인으로서의 칠정(七情)이 되는 것은 급격하고 강렬한 정신적 충격이나 장기간에 이르는 지속적인 정신 자극에 의해서 일어나는 감정의 변화이다.

1. 칠정(七情)과 오장의 관계

일곱 종류가 다른 감정은 각 장기의 정기(正氣)에 의해서 유지되고 있고 오장에 이상이 발생하면 감정에도 변화가 일어난다. 感情의五臟; 氣의 関係喜·心臟기가 느슨해진다/ 怒肝臟기가 오른다/憂脾臟기를 묶는다/ 思悲肺臟기가 사라진다/ 恐腎臟기가 나와 흐트러진다

2. 생활인소 · 음식과 노일(勞逸)

생활습관을 건강하게 유지하는 기본적인 조건으로서 질이 좋은 적당량의 식사·적당한 운동·휴식을 균형 있게 올바르게 취하는 것이 필요하다. 즉, 규칙적인 생활습관은 질병의 예방이 되어, 절도가 없는 생활은 질병 발생의 원인이 된다. 생활습관 중에서 질병의 원인이 되는 것은 음식불절과 과로가 있다. 음식불절 중에서는 과식과 편식에 의해 질병이 나타나고 있다. 과식은 비위를 손상시키고 식적(食積)을 형성하고,

비감후미의 과식이나 음주의 과도는 습열을 발생시킨다. 또, 매운 맛의 과잉 섭취는 위열을 발생시켜 음액을 소모하고, 반대로 생랭(生冷)의 과잉섭취는 비양을 장애시켜 한습을 내생 시킨다. 노일(勞逸)에는 과로 · 심로 · 방사과다 · 업무일의 과도가 포함된다. 노일의 「勞」란 정신적 · 육체적 과로를 의미하여, 육체적 과로 · 정신적 과로 · 성행위의 과잉이 포함된다. 「逸」이란 안락 즉 휴식으로 신체를 움직이지 않는 운동부족이라고 하는 의미한다. 과로는 기(氣)을 소모하여 전신의 기능을 저하시키고, 심로는 심신을 소모하거나 비의 운화를 장애하고, 방사과다는 신정(腎精)을 소모하고, 운동부족은 기혈운행을 장애하거나 비의 운화를 실조시킨다.

3. 내성 인소 · 담음과 어혈

인체는 음식물이나 자연계의 청기(淸氣)등의 원료로, 기 · 혈 · 수(진액)를 생성 대사하고 있다. 이 기 · 혈 · 수(진액)의 대사에 대하여, 음식이 부적당하거나 장기 · 경락의 대사 · 순환과정에 이상이 일어나면 체내에 이상 대사 물질이 발생한다. 이러한 기혈수의 이상을 각 「氣滯」, 「瘀血」, 「痰飮」 이라고 부르고 있다. 기체 · 어혈 · 담음은 기 · 혈 · 수(津液)에 비해 운행되기 어렵고, 정상적인 생리 활동을 방해하고, 새로운 대사 장애를 발생시킨다.

4. 담음(痰飮)

담음이란 수액대사의 장애에 의해서 형성되어 인체 국부에 체류된 이상 체액을 가리키고 있다. 또, 담음은 담과 음과에 구별되어 점조로 혼탁인 물건을 「痰」 이라고 부르고, 희박한 것을 「淫」 이라고 부르고 있다. 담음은 여러 가지의 병인에 의해서 발생지만, 주로, 폐 · 비 · 신 · 삼초등과 관계하고 있다. 이러한 수액대사에 관여하는 장부 경락이 장애되면, 담음이 발생한다. 폐나 흉부에 체류 하면, 기침 · 천식 나타나고, 위나 장간에 체류 하면 흉민 · 구토 · 가슴 복부의 창만 등이 나타난다. 심장에 영향을 주면 정신 장애나 현기증이 나타나고, 피부나 경락에 체류 하면 부종이나 동통 · 마비 등의 증상이 나타난다.

5. 어혈(瘀血)

어혈이란 혈액의 운행이 완만하게 되어 장부나 경락 내에 정체 및 경맥으로부터 멀어져 체류 한 혈액(이른바 내출혈에 상당하는 것) 의 총칭입이다. 어혈은 한사 · 열사 · 과로 · 칠정 · 외상 등의 병인이 혈액순환에 관여하는 심 · 폐 · 간 · 비 · 혈맥 등의 장기 기능을 장애되는 것에 의해서 형성된다. 어혈이 형성되면 정상적인 혈액이 가지는 자양(滋養) 작용이 감퇴 하는 것 외에 혈액의 운행에 영향을 받아 동통이나 출혈 혹은 종괴 등이 출현한다. 그러나 이러한 증상은 어혈 이외의 기체나 담음이 원인이 되기도 하기 때문에, 어혈이 원인이 되어 나타나는 증상의 특성은 다음과 같이 되어 있다.

동통(疼痛)한의학의 동통에 대한 생각은 "불통즉통" 이라고 하는 경락 계통의 정체가 동통을 발생시킨다고 한다. 경락 계통을 정체시키는 것이 기·혈·수의 이상 대사물로 체·어혈·담음이지만, 정체하는 물질에 의해서 각 통증 유형이 다르다.

⊃ 통증의 판별

気滞脹痛　遊走性実証拒按淤血刺痛　固定性虚証喜按痰飲重痛腫塊

어혈에 의한 종괴는 고정되어 이동하기 어렵고, 억누르면 강한 아픔이 있다. 출혈은 어혈 이외에도 통혈부족이나 혈열이 원인이 되어 일어난다. 어혈에 의한 출혈은 다른 것에 비해 혈액의 색이 암자색으로 때로는 핏덩어리가 혼재되어 있다. 그 외 어혈 때에는 안색은 거무스름하고, 피부는 갑착(건조해 광활이 없고, 나뭇결이 엉성하다)되어, 피하의 혈맥에는 티아노제를 잘 볼 수 있다. 설질은 암자색으로 얼룩이 보이고, 맥상은 부드럽고 균형적이지 않다.

Chapter 02

06

퇴행성병변과 대사장애

생체는 생명유지를 위해 물질대사를 하며 퇴행성 병변은 어떤 원인으로 인해 세포나 조직에 장애가 발생하여 물질대사가 잘 이루어지지 않고 기증도 저하된 상태이다. 병인작용에 대해 무저항 상태에 있기 때문에 수동적 병변이라고 한다.

1. 위축 ✦✦✦

(1) 위축의 정의

위축이란 정상적으로 발육한 조직이나 장기가 어떤 원인에 의해 용적이 줄어드는 현상이다.

위축에는 조직의 중요한 구성 성분인 실질세포의 크기가 작아져 조직 전체가 위축되는 단순위축과 실질 세포의 수가 감소하여 조직 전체가 위축되는 수직 위축이 있다. 또한 조직의 성상에는 아무 변화 없이 용적만 축소되는 것을 진성 위축이라 하며, 장기나 조직의 용적이 축소되는 것은 물론 성상에도 변화가 생겨 수종이나 결합 조직의 증식, 소모성 색소나 지방의 침착 등이 나타나는 것을 변성 위축이라 한다.

(2) 위축의 원인에 의한 분류

① 기아 위축 : 영양소의 공급이 중단 되면 지방 조직에서 시작하여 단백질까지 소비되면서 위축이 진행된다.

② 악액질성 위축 : 악성 빈혈이나 암의 말기에 볼 수 있는 위축이다.

③ 노인성 위축 : 노화에 의;해 발생하는 각종 위축으로 전신 장기의 위축, 대뇌의 전두엽 피질의 위축 등이 있다.

④ 생리적 위축 : 개인이나 장기에 따라 다르나 나이가 증가함에 따라 위축되는 것으로 사춘기 이후 흉선의 위축, 갱년기 이후 난소의 위축 등이 그 예이다.

⑤ 압박성 위축 : 오랫동안 압박이 가해지는 부위에 발생하는 위축으로 뇌수종과 수신중에서 나타나는 실질의 위축과 동맥류의 위축에 의한 추골의 위축 등이 있다.

⑥ 폐용성 위축 : 오랫동안 사용되지 않아 고유의 기능이 억제되기 때문에 발생하는 위축으로 부동작성 위축이라고 한다. 깁스로 장기간 고정된 체지의 위축, 안구 적출 후의 시신경 위축 등이 있다.

⑦ 빈혈성 위축 : 혈액의 공급이 부적해진 부분에 발생하는 위축으로 동맥경화에 의해 뇌와 신장 등에 발생한다.

⑧ 신경성 위축 : 신경계의 이상으로 신경 자극이 차단되어 발생하는 위축으로 척수성 소아마비환자의 하지 근육의 위축과 진행성 근 위축증이 그 예이다.

⑨ 방사선성 위축: X- 선이나 라듐선 등의 방사선 조사에 의해 발생하는 위축으로 증식력이 왕성하고 미성숙한 세포가 손상을 잘 받는다. 정소, 난소, 골수 등의 위축이 있다.

⑩ 중독성 위축 : 독물의 작용에 의해 발생하는 위축으로 납에 의한 근육의 위축이나 요오드에 의한 갑상선의 위축 등이 있다.

⑪ 내분비성 위축 : 내분비선을 자극하는 호르몬의 생성이 감소하거나 없어지며 해당 내분비선이 위축되는 것으로 뇌하수체 기능이 감소하거나 파괴되면 나타나는 갑상선, 부신, 난소 등의 위축이 있다.

(3) 위축의 증상

위축이 발생한 장기는 표면에 주름이 생기고 용적이 축소되며 혈액량의 감소로 온도가 낮아진다. 또한 위축에 의해 세포질이 줄어들고 세포핵이 서로 접근하여 세포들이 증가된 것처럼 보이는데 이것을 위축성 핵증식이라고　한다. 노인성 위축의 경우 탄성 섬유가 줄어들고 변성되어 피부는 탄력을 잃고 주름이 생기며 지방 조직이 줄어들고 모발은 탈색이 되어 탈락된다.

분비선은 선관과 선소엽 상피가 모두 위축되고 뇌는 주로 v;질이 위축되므로 뇌회전이 좁아지고 뇌교는 얇아지며 뇌실은 상대적으로 확장된다. 횡문근은 근섬유가 가늘어 지지만 횡문은 긴 상태를 유지한다. 뼈는 기질이 감소되고 골수강이나 하버스관의 내강이 넓어지며 골다공증이 발생하고 골절이 되기 쉽다. 피부는 상피가 얇아지고 유두가 작아지며 모낭과 피하지방은 위축되나 한선은 거의 위축되지 않으며 전피는 교원 섬유 속이 가늘어 진다.

2. 변성 ✤ ✤ ✤

변성은 물질대사에 이상이 생겨 세포나 조직에 존재하는 물질이 비정상적으로 증가하여 침착하거나 정상적인 생체에는 존재하지 않는 물질이 축적되는 것이다.

① 대사 장애 : 생체에 존재하는 물질의 생성 속도와 이를 처리하는 대사 속도가 부적절 할 때 축적되는 것으로 간장의 지방 변성이 그 예이다.

② 효소의 결핍 : 대사에 관여하는 효소의 결핍으로 대사 과정이 차단되면 대사산물이 결핍되면서 대사 이전의 물질이 축적되는 것으로 당원병 등이 있다.

③ 비소화성 물질의 탐식 : 외부에서 들어 온 물질을 세포들이 효소의 작용으로 처리 할 수 없을 때 축적되는 것으로 폐장 내의 탄분입자 침착으로 생기는 탄분증이 있다.

(1) 단백질의 변성

단백질 변성은 단백질이 효소나 물리적 , 화학적 작용을 받아 구조의 변성을 일으키는 것이다.

① 공포의 변성 : 세포에 산소 공급이 부족하게 되면 세포막의 투과성이 항진되어 세포 내에 나트륨이 증가하고, 물의 함량이 늘어나 세포 내에 크고 작은 공포가 발생한다. 중독된 간장, 심장, 신장 등이 실질세포나 방사선 조사를 받은 암세포의 세포질 내에서 볼 수 있다.

② 초자(유리) 변성 : 견고하고 반투명한 무구조의 유리질이 세포의 내부나 세포 간극에 축적된 상태를 초자변성이라고 한다. 진행된 고혈압과 동맥경화를 일으킨 당뇨병 환자의 소동맥병, 기능을 잃은 사구체, 반흔 조직 내의 교원섬유 등에서 볼 수 있다.

③ 초자방울 변성 : 재흡수된 단백질이 세포질 내에 유리방울 모양으로 저류한 상태이다. 고도의 단백뇨가 나타나는 신증후군의 신세뇨관 상피에 많이 생기는 변성이다.

④ 섬유소양 변성 : 섬유소를 포함한 혈장 성분이 혈관벽에 침착하고 교원섬유의 변성이 가해진병변으로, 혈관벽의 괴사를 일으키는 수가 많아서 섬유소양 괴사라고도 한다. 결절성 동맥염이나 심한 고혈압의 소동맥벽에서 볼 수 있다.

⑤ 아밀로이드(전분) 변성 : 아밀로이드는 섬유단백이 세포 사이에 침착하는 것으로, 이것이 다량으로 침착하면 장기는 팽대하고 밀랍처럼 광택이 나며 굳어진 상태이다. 아밀로이드는 정상 조직에는 나타나지 않는 물질로 당질과 결합된 글로불린형의 수용성 단백질이다.

㉠ 전신성 아밀로이도시스 : 모든 장기에 아밀로이드가 침착하는 난치성 질환이다. 아밀로이드가 신장의 사구체에 침착하면 신증후군이나 신부전을 일으키고, 심장에 다량으로 침착하면 심부전을 일으키는 수도 있고 간장, 비장, 갑상선 등에도 침착하기 쉽다. 만성관절류머티즘이나 결핵에 속발하는 것(속발성 아밀로이도시스)과 원인 불명인 것(원발성 아밀로이도시스)및 유전성인 것(가족성 아밀로이도시스) 등이 있다.

㉡ 국소성 아밀로이도시스 : 아밀로이드 침착이 피부나 폐장 등 한 장기에 국한하여 일어나는 것이며, 종양과 같은 모양을 나타내기도 한다.

⑥ 점액 변성 : 점액이 다량으로 나타나는 것을 점액 변성이라고 한다. 갑상선기능 저하증일 때에 나타나는 점액수종은 피부의 결합조직이 점액 변성을 일으킨 것이다.

⑦ 각질 변성 : 지속적인 자극에 의해 표피에 굳은살이나 티눈이 생기는 현상이다.

(나) 지방 변성

지방 변성은 세포 내에 병적으로 지방이 출현하여 광학현미경으로 관찰이 가능할 만큼 증가하는 상태이다.

① 지방간 : 지방 변성이 간장 전체에 발생하는 것이다. 정상인의 간장에는 약 4%가 지방이지만 간장은 지방대사의 중심 장기이므로 지방 변성도 잘 발생한다. 지방간의 정도가 가벼울 때는 세포 기능에 영향이 없을 수 있으나 심해지면 세포 기능 장애를 일으킨다. 고지방 식물 섭취, 상습 음주, 단백질 부족, 당뇨병 등에는 지방이 증사하여 간장 전체에 퍼진다. 빈혈, 만성 울혈 등 저산소혈증 상태일 때는 소엽 중심의 간세포 내에 큰 지방방울이 나타나 공포형으로 보인다. 알코올이나 독물의 중독일 때에는 소엽 주변부터 지방이 침착하게 되어 진행되면 간장 무게의 2~4배가 되는 경우도 있다.

② 지방심 : 지방이 심장에 다량으로 침착되는 것이다. 지방이 심근에서 작은 방울의 모양을 나타내는데 심근세포는 지방이 침착된 황색의 심근세포와 지방이 침착하지 않은 진한 적갈색의 심근세포가 교대로 배열하여 줄모양으로 보인다. 지방 변성이 심해지면 심근세포들은 균일하게 침착되고 심근 전체가 축 늘어지며 세포내에는 투명한 공포가 나타난다.

③ 고지혈증 : 혈장 중이 지질(콜레스테롤, 중성 지방)이 높은 수치를 나타내는 병적인 상태를 말한다. 공복일 때 콜레스테롤의 수치가 220mg/dL 이상, 중성 지방은 150mg/dL 이상 되는 경우이다. 유전, 당뇨병, 간장이나 담도의 질환 및 약물의 남용 등으로 발생한다.

④ 죽상동맥경화증 : 혈관내피세포가 손상을 받고 지방이 동맥 내막에 침착되어 죽종을 만드는 질병으로 심근경색, 뇌경색, 고혈압 등이 발생한다.

(다) 색소 변성

색소 변성은 체내에서 생성되는 색소나 체외로부터 들어오는 색소가 대량으로 침착하거나 생리적으로는 존재하지 않는 부위에 침착하는 상태로, 다음과 같은 색소들이 있다.

① 멜라닌 : 흑갈색을 나타내고 미세과립상이며, 단백질로 되어 있고 철과 지방을 포함하지 않은 색소이다. 멜라닌은 피부의 표피, 유두부, 외음부, 모발, 눈의 망막, 중뇌 흑질의 신경세포 등에 생리적으로 분포되어 있다.

피부의 멜라닌은 자외선을 막는 작용을 한다. 멜라닌세포자극호르몬(MSH)의 분비를 억제하는 부신피질호르몬의 분비가 감소하면 멜라닌 침착이 증가한다. 따라서 부신피질기능저하증의 사람에게서 멜라닌 합성의 증가로 피부에 색소침착이 증가되는 것을 볼 수 있는데, 이를 에디슨병이라고 한다. 임신 중에는 안면, 유두, 외음부 등에 멜라닌 색소의 양이 많아진다.

② 리포푸신(소모성 색소) : 세포내 지방 성분이 소화될 때 변성된 물질이 소화되지 못하고 남아서 만들어지는 황갈색의 소과립상 색소로, 지방 50%, 단백질 30% 정도이고 철을 포함하지 않는다. 지질색소 또는 노화색소라고도 하며 물에 녹지 않는 색소이다. 비타민 E와 같은 산화 작용을 억제하는 물질이 결여되면 리포푸신이 증가한다. 퇴행성 변화를 보이는 세포 내에서 나타나는데 주로 노환, 심한 영양실조, 암, 악액질 환자의 심장과 간장에 많다. 이 색소는 세포 자체나 그 기능에 손상을 주지는 않으나 흔히 장기의 위축이

일어났을 때에 침착되어 갈색으로 보이기 때문에 갈색 위축이라고도 한다.

③ 담즙 색소 : 비장에서 적혈구가 파괴되면서 철을 포함하지 않은 황갈색의 색소인 간접 빌리루빈이 헤모글로빈으로부터 분리되어 혈액 중의 알부민과 결합한다. 이것이 간장으로 운반되고 간장에서 알부민과 분리된 후 글루쿠론산과 결합하여 수용성인 직접 빌리루빈을 만든다. 이것이 담즙 색소이다.

혈청 빌리루빈 수치가 1.2mg/dL이면 정상이고, 2.0mg/dL 이상이면 황달이 되는데, 그 원인에 따른 종류는 다음과 같다.

❏ 황달의 종류

㉠ 용혈성 황달 : 간장의 기능을 초과하는 많은 양의 적혈구가 파괴되어 혈액 중에 알부민과 결합한 빌리루빈은 분자량이 커서 신장의 사구체를 투과하지 못하여 소변으로 배설되지 않는다. 성인에게는 이 간접 빌리루빈이 큰 영향을 미치지 않지만 신생아에서는 조직이나 뇌에서 덩어리가 되어 괴사를 일으킬 수 있다.

㉡ 간염성 황달 : 중독 혹은 바이러스의 감염 등으로 간세포가 손상 받아 정상적으로 빌리루빈의 결합이 이루어지지 못하여 혈액 중에 간세포에서 배출된 직접 빌리루빈과 간접 빌리루빈이 지나치게 증가하여 일어나는 황달이다.

㉢ 담관 폐쇄성 황달 : 담석, 췌장이나 총담관의 암, 담관 주위의 암세포, 담도의 선천성 폐쇄 등으로 담도가 막혀 담도에 분비된 담즙이 혈액 중으로 역류하여 간세포를 통과한 직접 빌리루빈이 혈액 중에 증가하여 일어나는 황달이다. 담즙이 십이지장으로 배출되지 않기 때문에 대변의 색깔이 회백색으로 변한다. 직접 빌리루빈이 사구체를 투과하여 소변으로 배설된다. 간장 소엽내의 세담관에 담즙 혈전이 다수 형성되어 방치하면 담즙성간경변증이 된다.

④ 외래성 색소

㉠ 탄분증 : 대기 중의 탄소를 흡입하면 폐장에서 대식세포가 탐식하게 되나 소화되지 못하므로 탐식세포 내에 존재하여 폐장과 림프절을 검게 만든다.

㉡ 진폐증 : 탄소 가루의 덩어리들이 폐장 내의 폐문 림프절에 침착하여 심한 폐장질환을 일으킨다.

㉢ 규폐증 : 규소가 폐장 내에 침착하여 심한 섬유화를 일으킨다.

㉣ 문신 : 피부에 인공적으로 흑색이나 붉은색을 주입하여 진피에 침착시켜, 색소가 탐식세

포 내에 남아 있기 때문에 오랫동안 지워지지 않아도 염증성 반응을 일으키지 않는다.

ⓜ 감피증 : 귤이나 호박 등을 많이 먹으면 피부에 카로틴이 침착하여 황색이 된다.

⊃ 황달이란 병명이 아니고 증후진단명으로서 황달과 관련된 한의학적 치료대상으로는 황달을 주요 증상으로 하는 급성간염을 비롯한 간질환, 총담관결석을 포함한 담관폐색으로 인한 황달, 용혈성 빈혈을 포함한 혈액질환 등이다. 담즙 속에 들어있는 담즙색소가 다량으로 혈액 속에 함유하게 됨으로서 피부나 점막 등이 노랗게 물드는 상태를 황달이라고 한다. 황달은 피부와 눈이 누렇게 되고, 심할 때는 온몸이 다 누렇다. 머리가 무겁고, 온몸이 가렵고, 배아프고, 소변이 누런 밤색으로 된다. 황달은 급성 및 만성 간염 · 간경변증 · 간위측증 · 버섯중독 · 담석증 · 담도종양 · 회충이 담도에 들어 갓을 때 등 여러 가지 원인에 의해 생긴다. 외부로부터 습사나 역려(바이러스)의 침입, 무절제한 음주나 음식의 섭취, 병으로 인한 비위기능 장애로도 초래된다. 이외에도 칠정의 정신적인 자극이나 태열, 즉 유전에 의해 발생하는 태황이 있다.

(라) 결석

결석은 생체 내에서 단단한 고형물이 형성되는 것이다. 이는 분비물이 적체되는 장소에서 탈락한 세포나 염증성 산물, 세균 등이 핵이 되고 분비물의 농도나 용해도의 변화가 작용하여 형성되는 수가 많다. 결석이 움직이면 심한 발작성 동통을 일으킨다.

① 담석 : 대부분은 담낭 내에서 형성되고 종종 담낭염을 일으킨다. 주성분은 콜레스테롤, 빌리루빈, 칼슘이 여러 비율로 혼합된 것이다.

② 요석 : 신우, 요관, 방광 등에 생기는 것이다. 자른면에서 층의 구조가 확실히 보이는 요산염석이나 불규칙하게 굳은 수산염석 및 부드러운 인산염석 등이 있다. 이밖에 타석, 췌석, 분석, 정맥석 등이 있다.

3. 괴사와 전신사 ✦✦✦

(가) 괴사

괴사는 생체 내에서 일부의 조직이 부분적으로 죽어 형태학적으로 변화를 보이는 것이다. 괴사가 진행되면 세포질 내에 공포가 만들어지고 괴사 후에는 석회화가 일어나기도 한다. 괴사 부위에는 세포핵의 염색질이 뭉쳐져서 작고 단단해지는 핵 농축, 핵이 작게 나누어지는 핵붕괴, 염기성 색소에 염색되지 않게 되는 핵용해, 핵이 완전히 없어지는 핵소실 등의 변화 과정이 일어난다.

① 괴사의 종류

㉠ 응고 괴사 : 괴사된 조직의 주성분인 단백질이 응고되어 세포의 핵이 없어지고 괴사가 일어나기 전 조직세포의 기본구조는 유지되므로 윤곽을 알 수 있는 상태이다. 심장, 신장 및 비장의 영양 동맥이 폐쇄되어 일어나는 빈혈성 경색일 때 발생한다.

㉡ 융해 (액화) 괴사 : 괴사 조직이 주위의 수분을 흡수하여 연해지고 여기에 강력한 단백 융해(가수분해) 효소의 작용이 가해져 융해가 진행되어 액체로 되는 상태이다. 뇌경색에서 백질에 괴사가 일어나면 연화되고 뇌 조직은 주머니 모양으로 변하며 이것이 액체와 세포 조각으로 채워져 정상구조를 완전히 잃게 된다. 화농균에 감염된 괴사 부위도 그 부위의 세균이나 호중구의 단백분해효소에 의해 괴사 조직이 분해되어 융해된다.

㉢ 건락성 괴사 : 응고괴사와 융해괴사의 혼합형태로 세포 형태가 전혀 없는 회백색의 연하고 부서지기 쉬운 괴립성 괴사로 치즈 모양으로 보인다. 림프절의 결핵결절이나 맥독의 육아종 등에서 볼 수 있다.

㉣ 지방 괴사 : 지방 조직이 괴사되면 지방산이 유리되고 칼슘이 침착하여 비누화되어 백묵 같아 보인다. 급성 췌장염으로 강력한 지방 소화 효소인 리파제가 활성화되어 방출되면 췌장 뿐 아니라 주위의 복강 내 지방 세포까지 괴사를 일으킨다.

㉤ 괴저 (탈저) :괴사된 조직이 세균감염 등의 영향을 받아 2차적으로 강한 변화를 일으킨 상태로 진성괴저와 습성괴저로 나누어진다.

▶ 진싱괴저 : 괴사 조직이 주위의 엉향을 받아 건조헤져 미이리회를 일으키는 상태

▶ 습성 괴저 : 괴사된 조직에 부패균 등이 감염되어 발생

② 괴사 조직의 전귀 : 괴사 조직은 이물질로 처리되는데 심부의 괴사 조직 중 작은 것은 호중구나 대식 세포에 의해 완전히 흡수 된다. 조금 큰 것은 육아 조직으로 대치(기질화) 되고 후에 반흔의 조직을 형성한다. 기질화 되지 못할 정도로 큰 것은 점차 수분이 흡수되고 수축하고 석회 침착이 일어난다. 외부와 접촉하는 부위의 경우 탈락하여 궤양이나 공동이 형성된다.

(나) 전신사

전신사(사망)는 심장이나 호흡 기능이 정지하여 산소가 공급되지 않으므로 전신의

조직이 사멸한 상태이다. 전신사를 판정하는 기준으로는 심박동의 정지, 폐호흡의 정지, 중추신경기능의 정지 등이 있으며 전신 사후에 일어나는 사체의 여러 가지 변화를 사후 변화라 한다.

① 사랭 : 사후에 체온이 점차 내려가서 외계의 온도와 같아지는 것으로 대게 1~12시간 후면 외계의 온도와 같아진다.

② 사반 : 사후에 중력으로 인하여 혈액이 배부에 몰려 피부에 청자색의 얼룩무늬를 만드는 것으로 손가락으로 압력을 가하면 제거 되었다가 다시 나타난다. 사후 6~12시간이면 나타난다.

③ 사강 (사후 경직) : 사후에 단백질의 병성에 의해 근육이 굳어지는 현상으로 사 후 4~12시간이면 시작하여 24~48시간이면 풀린다.

④ 사후 융해 (자가 융해) : 사후에 세포 내 소기관의 막이 파괴되면 리소좀 효소가 방출되어 세포의 분해가 일어나는 현상

⑤ 건조 : 사 후 순환이 정지되어 수분이 공급되지 않기 때문에 각막이나 입술 등에서 수분이 증발하여 건조가 시작 된다.

⑥ 부패 : 사후 일정 시간이 지나면 소화관 내의 세균에 의해 부패가 시작되어 차차 전신으로 퍼져 나간다.

4. 대사장애 ❖ ❖ ❖

생체는 생명의 유지에 필요한 물질을 체외로부터 받아들여 그대로 이용하거나 재합성하여 이용하고 불필요하게 된 물질은 체외로 배설하는데 이러한 과정을 대사라하며 이 대사 활동을 조절하는 기능이 어떤 원인에 의해 장애를 받아 나타나는 것을 대사 장애라 한다. 질병관리본부가 국민건강영양조사(2006-2010년) 결과 30세 이상 성인의 28.8%가 대사증후군 유병률을 보였다. 대사증후군은 만성적인 대사 장애로 복부 비만, 혈압 상승, 혈당 상승, 중성지방 상승, HDL 콜레스테롤 저하의 5가지 가운데 3가지 이상이 기준치 이상인 경우를 뜻한다. 대사증후군을 갖고 있으면 일반인에 비해 심혈관질환의 발생위험이 2배 이상, 당뇨병 발생 위험이 4-6배 이상 높아지고 유방암이나 대장암 등 각종 암 발생의 위험도 상승한다. 대사증

후군의 5개 구성요소 가운데 1개 이상에서 기준치를 초과한 사람은 73.7%였으며 남성(79.7%)이 여성(67.8%)보다 더 높은 비율을 보였다. 대사증후군의 예방과 치료는 식습관 개선과 신체활동 증가, 금연, 절주, 스트레스 관리 등의 생활습관 교정이 중요하다.

4-1. 단백질 대사장애

단백질은 아미노산으로 분해되어 소장에서 흡수되고 간이나 다른 조직으로 운반되어 혈장 및 조직에 필요한 단백질로 재합성되며 최종적으로 요소로 분해 되어 신장에서 배설된다.

(가) 저단백혈증

혈장 단백질 중 주로 알부민이 감소한다. 혈장 단백질량이 6.0g/dL 이하가 되면 교질 삼투압의 저하 때문에 부종이 일어나거나 체강 내에 조직액이 고이고 감염성 질병에 잘 걸린다. 기아. 신장 질환, 간경변증, 단백질 흡수장애, 원인불명 등에 의해 발생한다.

(나) 요독증

고도의 신기능 부전 때문에 요소나 크레아티닌 등이 배설되지 못하고 혈액 중에 쌓여서 중독 증상이 일어나는 것이다. 중추신경계가 상해를 받아서 의식장애가 일어나고 폐장이나 장막에 섬유소가 침착된다.

4-2. 당질 대사장애

당질은 포도당으로 분해되어 소장에서 흡수된다. 간으로 운반되어 당원으로 축적되고 이 당원은 필요에 따라서 포도당으로 분해되며 에너지원으로 사용된다. 혈당을 조절하고 있는 것은 주로 호르몬인데, 인슐린은 혈당치를 낮주는 작용을 하고, 글루카곤이나 아드레날린은 혈당치를 높이는 작용을 한다. 건강한 사람은 공복일 때의 혈당치가 80~120mg/dL로 조절된다. 이 조절 기전에 이상이 생겨 저혈당 혹은 고혈당 상태가 계속되면 신경세포가 손상을 빈아서 혼수상태가 된다.

(가) 당원병

당원의 합성이나 분해에 관여하는 효소의 선천적인 결손에 의해 당원이 다량으로 심장, 간장, 비장, 근육 등이 축적되는 질병이다.

(나) 당뇨병

랑게르한스섬에서 분비되는 인슐린 부족에 의해 당대사에 이상이 생겨 고혈당과 당뇨가 된다. 삼투압 이뇨에 의한 다뇨의 결과로 갈증이 일어나서 물을 많이 마시게 되는 만성 대사성 질병이다. 치료를 하지 않고 그대로 놓아두면 전시 장기에 이상이 발생한다. 혈관이 협착하면 심근경색이나 체지 말단에 당뇨병성괴저가 일어난다. 또한 신장의 사구체가 경화되어 윌스증후군이 발생하고 당뇨병성망막증에 의해 실명하거나 중추신경에도 병변이 발생하여, 감염성 질병에 갈 걸리고 폐렴이나 요로 감염증을 합병하기 쉽다.

⊃ 당뇨병은 초기에는 자각증상이 없는 수가 많고 어느 정도 진행하면 대개는 소변량이 많아지면서 입안이 마르고 수분을 찾게 된다. 단 것이 먹고 싶어지는데, 이것은 혈액 속에 있는 당분이 오줌에 섞여 배출돼 버리기 때문이다. 단 것을 주로 하여 식욕은 증가하나 체중은 오히려 줄어든다. 부스럼이 생기는가 하면 신경통으로 고통을 받는사람도 있다. 성욕도 감퇴하고 백내장이 진행되기도 하며 혼수를 일으키는 수도 있다. 당뇨병은 인슐린이라고 하는 호르몬의 기능이 불충분하기 때문에 여러 가지 장애가 일어나는 병이므로 음식을 섭취하면, 혈액중의 농도(혈당치)가 높아지는데, 췌장으로부터 분비되는 인슐린의 기능에 의해 낮게 조절되나 당뇨병을 앓고 사람은 인슐린이 충분히 분비되지 않고, 당이 혈액 중에 모여 혈당치를 높게 한다. 고혈당이 계속되면 혈관에 상해를 일으키게 되는데, 그 결과 소변으로 당이 나오게 된다. 당뇨병의 증상은 대체로 다음과 같이 나타난다.

1) 다음(多飮), 다뇨(多尿) ; 혈중의 포도당의 농도가 높으면 포도당을 몸밖으로 배설하기 위하여 수분과 함께 배설해야 하기 때문에 소변의 양이 많아지며, 탈수가 되면 체내의 수분의 양이 적어지기 때문에 입에서 갈증이 생겨 물을 많이 마시게 된다.

2) 다식(多食) ; 아무리 음식을 많이 먹어도 배가 고프고 살이 찌지 않는 것은 혈중의 포도당의 농도는 포화되어 있으나 세포내의 포도당의 부족이 나타나기 때문에 생리적으로 영양분을 요구하는 현상이다.

3) 체중감소 ; 혈중의 포도당이 세포 내에서 이용이 안되고 몸밖으로 배설이 되면 체내에 에너지를 공급하기 위하여 몸에 저장된 글루코겐, 지방, 단백질 등이 이용되기 때문에 체중이 감소하게 된다.

4) 전신권태 ; 혈중의 포도당은 있으나 세포내의 포도당이 부족하기 때문에 전신이 피곤하고 나른하게 된다.

5) 피부소양감 ; 피부에 쌓인 당분이 말초신경을 자극하거나, 감염증에 대한 저항력의 저하로
   인하여 피부에 나타나는 것으로 음부나 항문 부위에 많이 나타나며 그 외에도 농피증, 괴저,
   옹저, 무좀, 습진 등도 많이 나타난다.
6) 치주 질환 ; 말초 혈액순환이 나빠짐에 따라 잇몸에 염증이 잘 생기고 출혈이 있으며, 치아가
   갑자기 빠지는 수도 있다.

당뇨가 무서운 것은 당뇨 자체가 아니라 당뇨로 합병증이 되었을 때는 그 병이 잘 낫지
않는 것으로 중풍, 고혈압, 동맥경화, 협심증, 심근경색, 안구질환, 신장병, 뇨독증, 말
초신경증, 자율신경장애, 손, 발의 병, 고혈당성 혼수, 저혈당성 혼수 등을 들 수 있다.

□ 소갈(消渴; 당뇨병)

소갈은 오늘날의 당뇨병과 유사하다. 동의보감 '소갈(消渴)' 문(門)에서는 소갈이 생기
는 원인과 증상, 치료를 다룬다.

1. 소갈지원(消渴之原)
⊃ 2양(二陽)이 맺히면 소갈이 생긴다. 2양이 맺혔다는 것은 위와 대장에 모두 열이
몰렸다는 것을 말하는 것이다. 위장에 열이 있으면 음식이 잘 소화된다.
소(消)라는 것은 태운다는 뜻인데, 불로는 무엇이나 삶거나 태울 수 있다는 것과 같은
뜻이다. 몹시 갈증이 나는 원인은 심(心)이 열(熱)한데 있다. 심은 소변과 땀을 주관한
다. 소변과 땀이 많이 나오면 신(腎)이 허해지고 마르기 때문에 갈증이 난다. 여름철에
는 목이 마르고 땀이 많이 나오기 때문에 소변이 적고, 겨울철에는 땀이 많이 나오지
않기 때문에 소변이 많다. 이것은 사람에게서 정상적인 것이다.

2. 소갈형증(消渴形證)
⊃ 소갈병에는 소갈(消渴), 소중(消中), 소신(消腎)의 3가지가 있다.
열기가 위로 올라오는 것을 심(心)이 허하여 받게 되면 심화(心火)가 흩어지는 것을
수렴하지 못하기 때문에 가슴속이 번조(煩燥)하고 혀와 입술이 붉어진다. 이렇게 된
사람은 목이 말라 늘 물을 많이 마시고, 소변을 자주 누는데 양은 적다 이런 병은 상초
(上焦)에 속하는데 소갈이라고 한다. 중초(中焦)에 열이 몰린 것을 비(脾)가 허하여
받게 되면 잠복되어 있던 양기가 위(胃)를 훈증하기 때문에 음식이 빨리 소화되어 배
가 금방 고프다. 그러므로 음식을 평상시보다 곱으로 먹게 된다. 그러나 살이 찌지 않

는다. 그리고 갈증은 심하지 않으나 답답하고 소변을 자주 누게 되는데 소변 맛이 달다. 이런 병은 중초에 속하는데 소중(消中)이라고 한다. 하초(下焦)에 열이 잠복되어 있는 것을 신(腎)이 허하여 받게 되면 다리와 무릎이 여위어 가늘어지고 뼈마디가 시큰거리며 아프고, 정액이 소모되어 골수(骨髓)가 허해지고 물이 당긴다. 그러나 물을 많이 마시지는 않는다. 그리고 물을 마시는 즉시로 소변이 나오는데 양이 많고 뿌옇다. 이런 병은 하초에 속하는데 소신(消腎)이라고 한다.

3. 소갈유삼(消渴有三)

➲ 상소란 혀가 붉어지고 갈라지며 갈증이 몹시 나서 물을 마시는 것인데 이것을 격소(隔消)라고도 한다.

➲ 중소란 음식을 잘 먹으면서도 여위고 저절로 땀이 나며, 대변이 굳고 소변이 잦은 것인데 이것을 단이라고 한다. 이것이 소중으로 된다.

➲ 하소란 번조하고 물을 마시며 귓바퀴가 검게 되도록 마르며, 소변이 기름같고 허벅다리와 무릎이 마르며 가늘어지는 것이다 이것은 열이 세면 물이 쉽게 없어진다는 뜻과 같은 것이다.

4. 소갈여각기상반(消渴與脚氣相反)

➲ 소갈(消渴)과 각기(脚氣)는 모두 신(腎)이 허해서 생기는 병이지만 그 증상은 서로 반대이다. 각기는 음력 2~3월에 생겨서 5~6월에 더 심해지고, 7~8월에 약해진다. 그러나 소갈은 7~8월에 생겨서 11~12월에 더 심해지고, 2~3월에 약해진다. 그 이유는 각기는 막히는 병이고, 소갈은 나가는 병이기 때문이다. 봄과 여름은 양기가 오르기 때문에 막히는 병이 생기고, 나가는 병은 좀 약해진다.

5. 소갈수예방옹저(消渴須預防癰疽)

➲ 소갈에 걸리면 반드시 큰 옹저가 생길 수 있다는 것을 항상 명심해야 한다. 뼈마디 부위에 갑자기 옹저가 생기면 죽을 수도 있으므로 반드시 예방해야 한다.

4-3. 지질 대사장애

지질에는 단순 지질과 복합 지질이 있다. 단순 지질은 중성 지방과 콜레스테롤로 분류되고, 복합 지질은 인지질과 당지질로 분류된다. 중성 지방은 지방산과 글리세린으로 분해되어 소장에서 흡수된 후 중성 지방으로 재합성된다. 문맥을 통하여 간장으로 운반된 중성지방은 에너지원으로 이용되면 탄산가스와 물로 분해되고 나머지는 피하에 저장된다. 콜레스테롤은 부신 피질, 간장, 혈장 등에 존재하고 스테로이드 호르몬의 원료로 사용된다. 복합 지질은 세포내의 중요한 성분으로서 여러 조직에 포함되어 있다. 지질 대사장애의 원인으로 세포 독소와 화학독은 효소를 생산하는 능력을 감소시킨다. 빈혈이나 심부전 및 심한 호흡기 질환 등은 산소의 부족으로 효소 활동을 저하시켜 식욕 부진과 음식물 섭취의 감소는 물론 저자오딘 지방의 동원이나 지방 대사의 부전을 일으킨다. 당뇨병은 탄수화물의 대사장애를 일으킨다. 기아는 탄수화물과 필수 영양소가 부족하게 되어 저장된 지방의 동원과 지방의 불완전한 사용으로 세포 내에 지방이 축적된다.

(가) 비만증

섭취한 칼로리가 소비하는 칼로리보다 많아서 중성지방 형태로 피하 조직뿐 아니라 각 장기 주위의 지방조직 및 심근의 섬유 사이나 간세포 내에 다량으로 축적되는 상태이다. 특정한 원인 질병이 없이 일어나는 단순 비만증 외에 당뇨병이나 쿠시증후군 등 내분비계의 이상으로 일어나는 속발성 비만증도 있다.

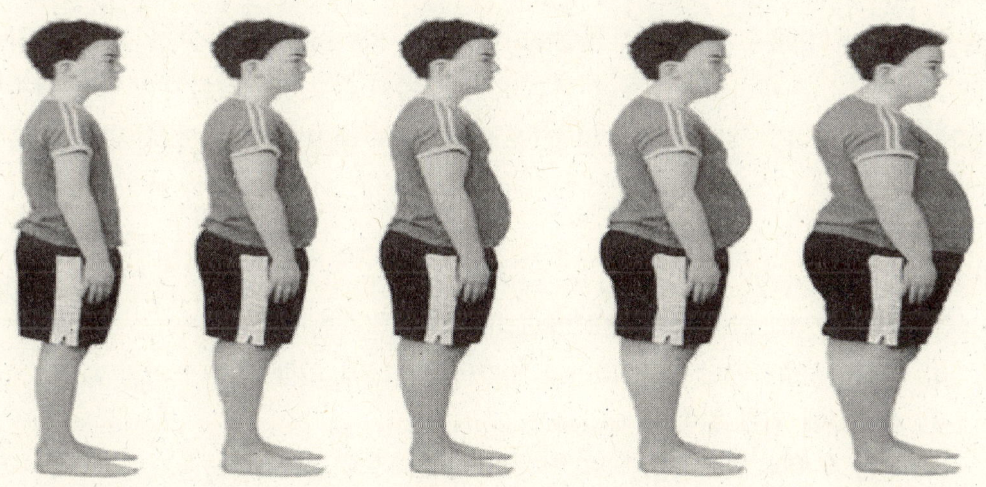

비만증(肥滿症,obesity)판정 ; 남자의 경우 체지방이 체중의 25% 이상, 여자는 30% 이상일 때를 비만증이라고 하는데, 비만증은 지방조직의 대사장애로 인하여 지방의 연소가 불충분하여 지방이 이상 침착을 일으켜 생기는 지방과다증이다. 내인성 비만증은 내분비선의 이상이나 내분비선 상호간의 이상에 기인하고, 성선성 비만병(性腺性肥滿病)과 갑상선 기능저하, 부신피질 기능항진, 하수체간뇌계 장애(下垂體間腦系障碍)에 의한 비만증이다. 과도한 영양섭취로 인한 외인성 비만증은 유전, 과식, 운동부족, 만성적 스트레스 등도 원인이 되나. 90% 이상은 과식과 운동부족에서 오는 단순성 비만증이다.

(나) 지질 침착증

유지질이라고도 불리는 복합 지질의 분해에 관여하는 리소좀의 효소가 부족하기 때문에 일어나는 유전성 질병이다. 비정상정긴 대사물질인 복합 지질이 혈액 내로 들어가 세망내피계에 침착되는 질병을 지질침착증 혹은 리포이드축적증이라고 한다. 이로 인해 비장 비대, 간장 비대 등이 일어나고 심한 경우 개체가 사망할 수 있다.

4-4. 핵산 대사장애

핵산의 대사산물인 요산은 신장에서 소변을 통해 배설되는데, 이 대사 과정에 장애가 생기면 혈액 중의 요산치가 상승한다. 혈액 중 요산의 정상치는 4~6mg/dL이다. 고뇨산혈증이 발생하여 요산염이 조직에 침착된 것을 통풍이라고 한다. 이 통풍은 남성에게서 많이 발생한다. 요산염이 침착하기 쉬운 곳은 발가락 관절로 일종의 이물성 육아종을 형성하여 발작성동통을 일으킨다. 고뇨산혈증을 일으키는 원인은 다량의 육식 섭취, 융해기의 폐렴, 신장염, 백혈병 치료 중에 다수의 백혈병 세포가 파괴되는 것 등으로 인해 혈액 중의 요산치가 상승하는 것이다.

4-5. 칼슘 대사장애

칼슘은 소장에서 흡수되어 대부분(90%)이 뼈나 치아에 존재하고 일부는 혈장 중에 이온의 형태로 존재한다. 칼슘이 혈관벽이나 괴사 조직 등에 침착되는 상태를 석회 침착(석회화)이라고 하는데, 전이성 석회 침착과 이영양성 석회 침착으로 나누어진다.

(가) 전이성 석회 침착

① 원인 ; ㉠ 뼈의 종양에 의한 골조직의 파괴로 혈액내 칼슘의 증가
         ㉡ 부갑상선호르몬의 과잉 분비와 비타민D 중독에 의한 칼슘의 과잉 흡수
         ㉢ 신부전에 의한 칼슘의 배열장애
         ㉣ 운동 부족에 의한 골조직의 형성 부진으로 혈액내 칼슘의 증가
② 침착 부위 : 세뇨관 상피, 위점막의 간질 조직, 폐포벽, 혈관벽 등에 침착된다.
③ 석회 침착의 결과 : 신장에 다량의 석회가 침착되면 기능 장애를 일으키고, 기관지에 다량의 석회가 침착되면 호흡 곤란을 일으킨다.

(나) 이영양성 석회 침착

칼슘의 대사가 원활하고 혈중 칼슘 농도가 정상이더라도, 변성이나 괴사가 발생한 조직에 칼슘이 침착되는 것이다. 손상을 받거나 노화된 심장 판막과 결핵의 결

절이나 혈전 및 죽상 동맥경화가 생긴 동맥벽 등에 잘 발생한다. 미세한 흰색의 과
립이나 모래알 같이 보인다.

⊃ **오장육부의 동서의학적인 관점**

구 분	기 능	크 기
간	500여종 물질대사 (탄수화물/단백질/지방/호르몬 /약물대사 등)	1.5kg(체중의 1/50)
담 (쓸개)	지방, 지용성비타민 흡수, 빌리루빈(死헤모글로빈) 배출 *누른 똥오줌의 색깔	8cm x 4cm(담낭), 일일 0.5~1ℓ 담즙 샘창자에 공급 *황달 : 노란 눈·피부, 흰 똥
심장 (염통)	100조개 세포에 산소, 양분 공급(좌측 유두하)	350g(주먹), 일일 피 9,000ℓ 통과, 일분 72회 박동(70세까지 25억 회)
소장 (소창자)	단백질, 당, 지방분해, 효소 분비(양분 소화)	6~7m(직경 2~4cm), 샘창자(십이지장, 25cm)+빈창자 (2m)+돌창자(4m)
비장 (지라)	혈액 제조·저장, 림프구(임파구) 제조	150g(위 뒤쪽) *죽은 적혈구 → 철분 전환 *림프구 : B세포+T세포+살해세포
위 (밥통)	음식물 소화(24시간) *췌장(이자) : 소화액, 호르몬 20여종 분비	1.5ℓ (2~4시간), 위액 일일 2~3ℓ *췌장 : 100g(15cm x 5cm), 일일 1ℓ 분비
폐 (허파)	산소 흡기, 이산화탄소 배기	5~6ℓ (콧구멍 0.5ℓ), 일분 17~18회 수축이완 *허파꽈리 : 0.1mm, 7.5억 개
대장 (큰칭자)	물 흡수, 찌꺼기 분해(대장균 500여종) 배출, 면역력 유지 *음식물 배출 24시간 소요 *똥 : 음식물+세균+창자세포	1.5m(직경 6cm), *맹장(충수, 새끼손가락)+결장(상행, 횡행, 하행, S자)+직장
신장 (콩팥)	노폐물 정화, 체액·혈액 농도 조절(항상성), 오줌 제조	120~160g(10~12cm x 4~8cm x 3~4cm), 일일 피 1톤 통과 *네프론(오줌공장) 200만개
방광 (오줌통)	오줌 저장·배출	1ℓ (0.4ℓ 되면 요의) *요도 : 남20cm, 여4cm
혈관 (심포)	혈액 이동(적혈구), 세균 파괴(백혈구)	13만 km(지구둘레 4만 km), *적혈구(1mm³) : 450~500만개 (빈혈: 400만개 이하 시) *백혈구(1mm³) : 8친개 (백혈병: 비정상 100만개)
호르몬 (삼초)	성장발육, 물질대사, 생식, 체액평형 유지	*뇌하수체(옥시토신+프로락틴) *갑성선(티로이드) *이자(인슐린, 글로카곤) *부신(에피에프린) *생식선(테스토스테론, 에스트로rps)

Chapter 02

07

순환장애

순환장애는 체액분포의 평형이 무너지거나 어떤 원인으로 혈액, 림프의 흐름이 방해받은 상태로 그 영향이 일부에 국한된 국소성 순환장애와 전신성 순환장애로 구분된다. 전신의 조직과 장기에 나타나는 각종 장애들은 맥관계통의 질병에 의해 발생하는 수가 많다.

1. 충혈 ❖❖❖

충혈은 운동이나 육체노동 등 정상적인 생활 속에서도 흔히 경험할 수 있으므로 반드시 병증으로만 보아서는 안 된다.

1-1. 충혈의 정의

충혈은 국소의 소동맥이나 모세혈관이 확장되어 동맥혈의 양이 현저하게 증가된 상태로, 그 부위에는 발적과 종창이 나타난다. 충혈은 생체의 생리적 또는 병적 변화와 기계적, 온열적, 방사선, 화학적 자극 및 감성적인 흥분으로 발생한다. 이러한 현상이 발생하는 것은 교감신경의 작용으로 혈관을 확장시키는 물질이 생산되기 때문이다.

1-2. 충혈의 원인적 분류

❑ 충혈의 분류

① 기능성 출혈(생리적 출혈) : 조직이나 장기의 기능이 생리적으로 항진되었을 때 발생하는 충혈로, 운동이나 노동을 하고 있는 사람의 팔다리 근육에 나타나는 충혈과 식사 후

소화기관에 나타나는 충혈 등이 해당된다.

② 근성 충혈(근마비성 충혈) : 피부에 가해지는 자극에 의해 피하소동맥의 평활근이 이완되어 발생하는 충혈로 기계적 자극에 의한 피부묘기증이나 햇빛, 자외선 X선 및 고온 또는 한랭에 의한 충혈 등이 해당된다.

③ 혈관운동신경성 출혈(신경마비성 및 신경흥분성 충혈) : 혈관수축신경의 마비 혹은 혈관확장신경의 흥분에 의해 발생하는 충혈로, 교감신경의 절단이나 타박에 의한 손상으로 발생하는 충혈은 전자에 해당되고, 신경통에 걸린 신경의 지배 영역에 발생하는 충혈은 후자에 해당된다.

④ 반사성 충혈 : 강한 분노나 부끄러움을 느낄 때에 얼굴 특히 귀, 뺨, 목 등의 피부에 나타나는 충혈이다.

⑤ 대상성 충혈 : 어떤 부위에 빈혈이 발생하면 그 부근이나 그 부위와 관련 있는 원격부에 나타나는 충혈이다.

⑥ 염증성 충혈 : 염증이 발생한 부위에 나타나는 충혈이다.

1-3. 충혈의 증상과 전귀

충혈된 부위에는 신선한 동맥혈이 증가되므로 선홍색을 나타내고 그 부위의 피부 온도가 올라간다. 모세혈관의 투과성이 항진되어 해당 조직은 종창으로 인해 긴장되고, 그 용적이 커지며, 경도가 증가한다. 평상시에는 박동이 느껴지지 않던 소동맥부에서도 박동이 느껴지는 등 혈류가 빨라진다. 해당 조직의 기능은 충혈에 의해 항진되고, 그 부위의 발적은 가벼운 지압으로도 없어지는데, 이 점은 출혈과 감별하는데 도움이 된다. 충혈은 염증에 의해 발생하는 것 외에는 대개 일과성이고, 원인이 없어지면 쉽게 해소되며, 장애도 생기지 않는다. 그러나 원인이 오래 지속되면 혈관벽으로 부터 여출액이 증가하여 수종을 유발하거나 국소의 기능이 항진되어 분비나 배설량이 많아지고, 장애를 남기는 수도 있다.

2. 울혈 ❖ ❖ ❖

정맥주사나 채혈할 때 팔에 구혈대를 감으면 그 말초 쪽의 정맥이 두드러진다. 또 손가락에 고무밴드를 감으면 손가락 끝이 자색을 띠게 되는 등의 울혈 현상이 나타나게 된다.

2-1. 울혈의 정의와 원인적 분류

　　　울혈은 각종 요인에 의해 혈액의 순환이 제대로 되지 않아서 국소의 정맥이나 모세혈관 내에 정맥혈이 많이 증가되어 있는 상태이다. 이 울혈은 직접적인 원인에 의해 발생하지 않고, 심장이나 폐장 등의 장애에 기인하는 전신성 울혈의 일부분 현상으로 생기고, 그밖에도 정맥관이나 혈류 보조 기관의 장애에 의해서도 유발된다. 울혈의 원인적 분류는 다음과 같다.

☐ 울혈의 분류

---

① 정맥관의 이상에 의한 울혈 : 정맥관이 여러 요인에 대해 협착 혹은 폐색될 때 발생한다.
② 심장의 기능 이상에 의한 울혈 : 심장의 판막장애나 기능 부전에 있을 경우에는 혈액의 박출이 제대로 되지 않고, 심장으로 되돌아오는 혈액도 충분히 유입되지 못한다. 이로 인해 정맥관 내에 정맥혈이 울체되고, 그 정도에 따라 여러 가지의 전신성 울혈이 발생한다.
③ 혈류 보조 기관의 장애에 의한 울혈 : 정맥관벽의 탄력성 저하나 정맥관의 기능 부전, 심낭염과 심낭수종에 기인하는 심장 압박에 의한 심장의 기능 장애 및 횡격막을 비롯한 호흡근마비에 의한 흉강 내압의 항진 등은 모두 울혈의 원인이 된다.

2-2. 울혈의 증상과 전귀

　　　울혈된 부위의 조직은 청색이나 암청적색을 나타내는데, 이것을 청색증이라고 한다. 이러한 현상은 모세혈관 내에 흐르는 혈액 중에 환원헤모글로빈의 양이 5%이상이 되면 정상보다 파란색조의 정맥혈이 피부, 점막, 손톱 등을 통해서 비쳐 자기 때문에 나타난다. 이와 동시에 혈류가 느려지고, 그 부위의 온도가 낮아진다. 또 모세혈관과 소정맥의 투과성이 왕성해져 울혈된 조직의 종창, 팽륭과 함께 경도가 증가하고, 그 부위의 기능도 저하되는 경우가 많다. 울혈이 오래 지속되면 모세혈관으로부터의 여출액이 증가하여 울혈성 수종이 발생하는데, 심장이나 정맥의 판막장애에 의한 하퇴부 부종이나 간경변에 기인하는 복수 등이 그 예가 된다.

3. 빈혈 ❖ ❖ ❖

헤모글로빈의 양이 적어지면, 혈액의 산소 운반 능력이 저하되어 중요한 장기의 세포에 산소가 결핍되고 여러 가지 기능적 장애가 발생한다.

3-1. 빈혈의 정의 및 원인

빈혈은 말초 혈액 중에 있는 적혈구 수의 감소, 헤모글로빈 양의 감소 또는 헤마토크리트치의 감소 등에 의해 순환하는 혈액 중의 헤모글로빈 양이 정상치 이하로 줄어드는 상태이다. 헤모글로빈은 적혈구에 함유되어 있으므로 2가지가 함께 감소하는 경우가 많지만, 반드시 병행한다고는 할 수 없다. 빈혈은 적혈구 수가 남성은 400만개 이하, 여성은 350만개 이하로 감소할 때 또는 헤모글로빈의 양이 남성은 13g/dL(80%) 이하, 여성은 12g/dL(60%)이하로 떨어지면 임상적으로 빈혈 증상이 나타난다. 빈혈의 종류와 원인은 다음과 같다.

❑ 빈혈의 종류와 원인

① 전신성 빈혈
㉠ 철 결핍성 빈혈 : 철분이 많이 필요한 임산부와 청장년기의 여성 및 철분 흡수가 곤란한 위절제 수술 환자 등에게 잘 발생한다.
㉡ 재생불량성 빈혈 : 환경오염, X선 조사, 합성세제의 남용 등으로 발생한다.
㉢ 악성 빈혈 : 비타민B12의 흡수장애에 기인하는 것으로, 대개 40대의 위절제 수술을 받은 사람에게 발생한다.
㉣ 용혈성 빈혈 : Rh인자나 ABO혈 혈액의 부적절한 수혈 등으로 발생한다.
② 국소성 빈혈
㉠ 폐색성 빈혈 : 동맥의 병변 혹은 동맥관 내에 이물이 부착되어 내부가 좁아지거나 완전히 막힐 때에 발생한다.
㉡ 압박성 빈혈 : 동맥관이 주위로부터 압박을 받아 내부가 좁아져 혈액의 유통이 곤란할 때 발생한다.
㉢ 근육경련성 빈혈 : 강한 한랭 자극 및 아드레날린이나 바륨 등의 자극으로 인해 동맥관

의 평활근이 경련성 수축을 일으킬 때 발생한다.

ⓔ 신경성 빈혈 : 혈관수축신경이 자극을 받을 경우에 혈관벽에 경련성 수축이 일어나 발생한다.

ⓜ 반사성 빈혈 : 극심한 두통이나 공포 등의 심한 정신감동에 의해 반사적으로 안면이 창백해지는 경우와 전간이나 편두통이 발작할 때 나타나는 빈혈이다.

ⓑ 대상성 빈혈 : 신체의 일부에 심한 충혈이 발생하면, 상대적으로 그 주변 부위나 관련 있는 원격부에 빈혈이 유발된다. 복수일 때 갑자기 물을 빼면 복강 내압이 떨어져 심한 충혈이 발생하고, 그 결과로 일시적인 뇌빈혈이 유발되는 것 등이 이에 속한다.

3-2. 빈혈의 증상과 전귀

전신성 빈혈의 주요 정상으로는 안색을 비롯하여 안검결막, 구순 점막, 손톱 등이 창백해지고, 조금만 운동을 해도 가슴이 뛰고 숨이 차며 피로하기 쉽고, 두통, 이명, 현기증이 자주 일어난다. 때로는 손톱 모양이 변해서 주름이 생기거나 부서지기 쉽고, 숟가락 모양으로 손톱 끝이 위로 젖혀지며, 머리카락은 윤기가 없어지고, 설점막이 위축되고 광택을 띤다. 드물게는 황달, 피하출혈반 등을 수반하기도 한다.

국소성 빈혈이 일어난 부위는 혈색이 없어져 창백해지고 조직의 고유한 색조가 나타난다. 해당 부위의 온도는 내려가고, 간장, 췌장 등의 실질성 장기는 그 용적이 줄어들며, 경도가 감소된다. 그리고 산소와 영양소의 부족으로 조직의 기능도 저하된다. 또한 빈혈의 정도가 아주 심할 경우, 심장과 뇌에서는 괴사(경색)가 매우 빠르게 일어난다.

4. 출혈 ❖ ❖ ❖

신체의 어느 부분이 손상을 입게 되어 피가 외부로 유출되는 것을 출혈이라고 한다.

4-1. 출혈의 정의

출혈은 혈액의 전체 성분(주로 적혈구와 혈장)이 혈관 밖으로 유출되는 것으로, 체표면에서 보이는 출혈과 보이지 않는 출혈이 있다. 출혈에서 문제가 되는 것은 실혈량, 출혈 부위 및 출혈 속도 등이다. 전체 혈액량의 1/3이 급속히 없어지면 사망한다. 그런데 실혈량이 전체 혈액량의 50%를 넘는 경우라도 출혈 속도가 느리면 반드시 치명적이지는 않다. 한편 뇌출혈처럼 부위에 따라서는 소량의 출혈로도 위태로울 수 있다.

4-2. 출혈의 원인과 종류

① 혈관 파열성 출혈 : 가장 많이 발생하는 출혈로, 외부적으로는 외상 등의 과격한 자극에 의해 혈관이 파열되어 출혈이 발생하고, 내부적으로 고혈압에 의해 뇌혈관이 파열되어 뇌 내에서 출혈이 일어난다(주로 대뇌의 기저핵).이것에는 외상성 출혈, 혈압 항진성 출혈, 신축성 출혈, 혈관벽의 병변에 의한 출혈 등이 있다.

② 누출성 출혈 : 혈관벽의 파열은 없고 말초의 소정맥이나 모세혈관의 내피세포 사이에 작은 구멍이 생겨서 혈액이 새어 나오는 것이다. 출혈부는 점이나 얼룩 형태로 나타난다. 누출성 출혈은 백혈병이나 혈우병 등의 혈액질환 등에서 볼 수 있고, 뇌 내의 출혈은 고혈압에 의한 것과는 달리 대뇌 피질과 백질부에서 발생되는데, 출혈소는 작은 혈관강 주위의 윤상으로 나타난다. 누출성 출혈은 출혈성 소인을 나타내는 질병과 깊은 관계가 있다. 중요한 원인은 각종 중독, 영양장애, 빈혈, 기타 전염성(페스트 등)에 의한 출혈성 염증 등이다. 출혈의 종류는 다음과 같다.

□ 출혈의 종류와 원인

① 혈관의 종류에 따른 분류
㉠ 동맥성 출혈 : 동맥관에서 일어나는 출혈로, 선홍색의 혈액이 굵은 동맥관에서는 박동과 같이 나오고 가는 동맥관에서는 삼출성으로 뿜어 나온다.
㉡ 정맥성 출혈 : 정맥관에서 일어나는 출혈로, 암적색의 혈액이 뿜어 나오지 않고 지속적으로 흘러나온다.
㉢ 모세관성 출혈 : 모세혈관의 곳곳에서 혈액이 스며나오는 것이다.
② 출혈의 위치에 따른 분류
㉠ 내출혈 : 혈액이 조직이나 기관내 및 체강내로 유출되어 체표에서 출혈이 보이지 않는 상태로, 출혈 부위의 크기에 따라 점상출혈, 반상출혈, 혈성침윤, 혈종 등으로 나눈다.
㉡ 외출혈 : 혈관이 피부나 점막의 조직과 함께 파열되어 혈액이 조직 밖으로 흘러나오는 것으로, 육혈, 객혈, 토혈, 하혈, 자궁출혈, 혈뇨 등이 있다.
③ 장기와 조직에 따른 분류 : 이에는 뇌출혈, 지주막하출혈, 두 개강출혈, 심낭출혈, 신장

출혈, 치출혈, 치육출혈, 안저출혈 등이 있다.

④ 체강에 따른 분류 : 여기에는 혈흉증, 혈복증, 혈심낭증, 혈관저증 등이 있다.

4-3. 출혈의 전귀

① 국소적인 변화 : 작은 외출혈일 경우 출혈된 혈액이 응고되어 혈병을 만들어 지혈된다. 조직의 절손부가 수복되면 혈병은 떨어져 나간다. 작은 내출혈일 때는 조직 내로 나온 혈액은 림프구에 의해 림프절로 운반 되고 그곳에서 파괴되어 없어지지만 출혈량이 많을 때에는 출혈부위에서 일련의 변화가 일어난다. 피하출혈이 일어난 직후에는 그 부위가 청적색으로 보이는데 출혈된 적혈구의 헤모글로빈은 철을 포함한 헤모시데린과 철을 포함하지 않는 헤모토이신으로 분해된다. 헤모시데린은 대식세포에 의해 탐식되고 출혈부는 차차 황녹색으로 변했다가 퇴색되어 원래의 상태로 회복된다.

② 전신적 변화 : 혈액이 급격히 상실되면 혈압저하, 심장기능 장애, 안면 창백과 더불어 쇼크가 유발되어 사망 할 수 있다. 뇌교나 연수처럼 소량의 출혈로도 생명을 위협하는 기관과 부위가 있다. 소량의 출혈이라도 오래 지속되면 철분의 상실로 빈혈을 일으킨다. 조직 내에서의 출혈은 결과적으로 철분이 재흡수되어 적혈구를 생성하는데 다시 이용된다.

5. 혈전증 ✥ ✥ ✥

일반적으로 생체의 혈관 내에서는 혈액이 응고되지 않는다. 그러나 경우에 따라서는 응혈덩어리를 형성하여 혈액 장애를 일으키는 경우가 있다.

5-1. 혈전의 정의

혈전은 심장 또는 혈관 내에서 혈액이 응고 되어 만들어진 응혈덩어리이고, 혈전증은 그 결과로 나타나는 여러 가지 현상이다.

5-2. 혈전증의 원인

① 혈관벽의 이상 : 혈관내의 내피세포가 손상되면 그 바로 밑에 있는 결합조직이 노출되어 이곳에 혈소판이 부착하여 응집하게 된다. 내피세포 및 손상된 조직에서 유래한 조직인자는 혈장응고계를 촉진 시켜 최종적으로 섬유소를 형성하고 손상된 혈관이 수복 될 경우 섬유소 용해과정을 거쳐 없어지게 된다.

② 혈류의 변화 : 혈류가 느려지거나 정체될 경우와 주행과정 중에 소용돌이를 일으키는 부위에서 혈전이 발생한다.

③ 혈액 성상의 변화 : 혈액의 응고 항진 상태는 심한 화상과 골절, 항트롬빈Ⅲ의 결핍, 파종된 암, 임신말기, 분만직후 등에서 흔히 관찰되고, 혈액응고 인자인 섬유소원, 혈장트롬보플라스틴, 조직 트롬보플라스틴의 증가. 기타 섬유소의 용해활성의 저하, 혈소판 점착성의 증가 등이 혈전 형성요인들로 지적되며, 악성질환, 고지혈증, 인종, 연령, 비만, 흡연 등과도 깊은 관련이 있다.

5-3. 혈전증의 전귀

혈전은 점점 커져서 혈관을 완전히 폐쇄 시킬 수 있고 반대로 섬유소 용해 작용에 의해 제거 될 수도 있으며, 전부 또는 일부가 떨어져 나와 색전증을 일으키기도 한다.

혈전이 장기화 될 경우 모세혈관과 결합조직이 혈관 내에 침입하여 육아 조직의 형태로 기질화 되기도 한다.

6. 색전증 ✦✦✦

6-1. 색전증의 정의

색전은 혈관 내의 생성물질, 혈관벽에서 떨어진 물질, 혈관 내부에서 들어 온 물질, 죽종성 동맥경화의 파괴 물질, 지방 조직, 종양 조직편, 기체 등에 의해 형성된 것이고 이러한 색전이 혈류를 따라 운반되다가 더 이상 통과 할 수 없는 좁은 혈관에 도달하여 혈관 내를 부분적 또는 완전히 폐쇄시키는 현상을 색전증이라 한다.

6-2. 색전증의 종류와 증상

① 폐색전증 : 폐색전증의 95% 이상은 정맥성 혈전에 의해 발생하는데 특히 슬와정맥, 대정맥, 장골정맥 등의 수술 부위나 압박 부위 등에서 형성된 혈전에 의해 생기는 경우가 많다. 크기가 큰 색전의 경우 큰 폐동맥을 폐쇄 시켜 갑자기 사망하는 경우도 있으며, 크기가 작은 색전은 내강이 좁은 폐동맥을 따라 분지로 운반된다. 여러 크기의 색전이

여러 동맥을 폐쇄 시키는 것이 동시에 관찰되는데 대부분 임상을 일으키지 않고 60~80%는 섬유소 용해 작용에 의해 제거되지만, 많은 색전이 폐동맥을 폐쇄 한 경우 5%는 사망하거나 2차적 증상인 급성 심부전증을 일으킨다.

② 전신성 색전증 : 전신성 색전증은 동맥게에서 형성된 색전이 동맥의 말초부에 걸쳐 발생하는 색전증이고 이 중 80~85%는 혈전에 의해 형성된다. 심장 내의 혈전의 원인은 주로 심근경색증이나 류머티스성 심내막염에 의해 형성되고 기타 심부전증, 심방세동과 같은 부정맥이 생겼을 때 발생한다. 색전증의 임상 증상은 발생된 부위의 색전의 상태에 따라 다양하게 나타난다. 대퇴동맥의 색전성 폐쇄는 하지의 괴저를 일으켜 매우 심각한 결과를 초래해도 치명적이라 할 수 없으나 색전의 크기는 작더라도 중대뇌동맥을 폐쇄 할 경우 며칠 또는 수 시간 내에도 사망 할 수 있다.

③ 공기와 기스 색전증 : 혈관 내에 공기 또는 가시가 존재하여 혈행 장애를 일으키는 경우로 수술이나 외살상시에 정맥이 손상을 입어 다량의 공기가 유입되거나 가압 정맥주사, 분만, 유산, 기흉에 의해 공기가 흡입될 경우가 있으며 잠수부나 해녀들 처럼 고압의 바닷물에서 일하는 경우 잠함병이 발생한다. 이 질환은 급성의 경우 관절 주위의 통증, 호흡곤란, 의식 상실 등을 초래하고 만성의 경우 대퇴골, 하퇴골, 상완골에서 허혈성 괴사를 일으키기도 한다.

④ 양수 색전증 : 분만증 또는 분반 후 양수가 산모의 정맥 내로 유입되는 경우에 지방, 태아 기름막, 점액 등의 색전물이 폐장의 혈관에 경색을 유발 시키고 심할 경우 치명적인 결과를 가져 온다. 골절 시의 골수, 죽상동맥경화증, 종양세포, 지방, 세균, 진균, 기생충 등도 색전의 원인이 된다.

---

7. 경색 ✦ ✦ ✦

7-1. 경색의 정의

경색은 문합지가 없는 소동맥이 동맥경화, 동맥염, 혈전, 색전 등의 다양한 원인에 의해 완전히 폐쇄되어 동맥혈액의 공급이 차단되어 조직의 일부분이 허혈성 괴사를 일으킨 상태를 말한다. 경색을 일으키는 장기에는 비장, 신장, 폐장, 심장, 뇌 등이 있다.

7-2. 경색의 원인

경색을 발생시키는 원인은 혈관 내의 이물질이 동맥을 폐색시키기 때문이고 혈전이나 색전이 그 대부분을 차지한다. 경색을 발생 하는 데는 급격하고 완전한 폐색이 필요하므로 색전증의 형태를 취하는 것이 가장 많다.

7-3. 경색의 종류

① 빈혈성 경색 : 빈혈성 경색은 뇌, 신장, 비장, 심장 등의 경색소가 허혈하기 때문에 백색을 띈다. 이들 장기에 분포하는 동맥은 중요한 가지만 교통하고 있기 때문에 한 곳의 가지에 폐쇄가 되면 직접 그 가지에서 공급을 받던 말초 영역이 허혈에 빠져 괴사를 일으킨다.

② 출혈성 경색 : 출혈성 경색은 경색이 일어나면서 출혈을 동반하는 것으로 췌장, 장관, 난소 등에 많이 발생한다. 또 경색증에서 세균의 감염 여부에 따라 화농성, 비화농성경색증으로 구분하는데 아급성세균성심내막염의 경우는 혈관 내 세균이 섯R여 있는 상태에서 전신에 세균이 퍼지는 경우도 있다.

③ 뇌경색 : 뇌조직에 허혈이 일어나면 괴사소가 융해 괴사의 형태를 띠기 때문에 뇌경색은 뇌연화증이라고도 부른다.

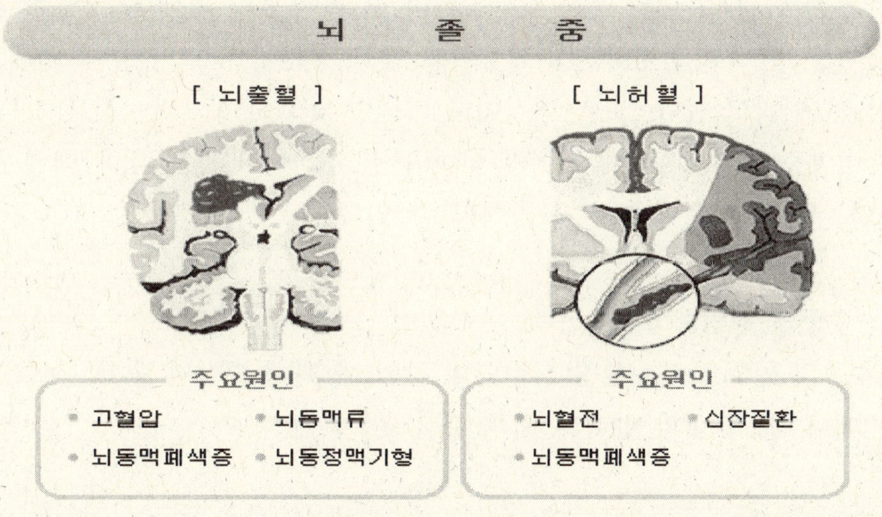

뇌졸중의 가장 흔한 원인은 동맥경화(죽상동맥경화성 혈전증)으로 동맥경화가 있으면 혈관이 점차 좁아져 혈관 내 혈류가 줄어드는 상태가 더 진행되면 혈관이 아예 막혀 버려 뇌 조직으로의 혈액 공급이 차단되어 뇌에 손상이 온다. 그 외에 색전증, 고혈압성 뇌 내출혈, 동맥류, 혈관 기형, 동맥염, 혈전성 정맥염, 혈액 질환, 모야모야병 등이 뇌졸중의 원인 질환이 됩니다. 뇌색전증은 심장판막증이나 부정맥과 같은 질환이 있을 때, 심장 내에 피가 원활히 흐르지 못하고 고여 혈전(피딱지)이 쉽게 만들어지고 이러한 혈전이 혈류를 타고 흘러가다가 뇌혈관을 막는 것이다.

7-4. 경색의 전귀

작은 경색부의 조직은 융해, 흡수되거나 대식세포가 섭취하여 거의 흔적이 없이 치유된다. 괴사 조직이 클 때는 육아 조직으로 대치되고 후에 반흔을 남기면서 치유된다. 세균성심내막염이나 화농성 골수염으로 경색이 발생하는 경우에는 경색부에 화농성 병서가 형성된다. 심근경색은 심부전의 원인이 되고 간혹 심낭내출혈을 일으킨다. 또 뇌에서는 경색부에 신경 탈락 증상이 나타나고 간혹 편마비가 발생되기도 한다.

8. 수종(부종) ❖ ❖ ❖

8-1. 수종의 정의

수종은 수분의 대사 장애 혹은 림프나 조직액의 정체에 의해서 조직 간극이나 체강 내에 수분이 저류된 상태이다. 그 중에서 조직 내의 것은 수종, 피하 조직 내의 것은 부종, 체강 내의 것은 강수증이라 한다. 부종에 의해 증가된 체액의 비중은 1.015이상, 단백질 함량4g/dL 이상이고 세포 성분이 많고 염증에 의해 발생된 것을 삼출액이라고 한다. 또 단백질이나 비중이 낮고 심장 또는 신장 기능장애에 등으로 비염증성인 것을 여출액이라 하며 간질 조직이나 체강 내에 액체가 과도하게 축적된 부종은 여출액 또는 삼출액일 수 있다.

8-2. 수종의 원인

수종의 원인으로는 혈장 삼투압의 감소, 정맥 정수압의 증가, 나트륨 저류, 림프관 폐쇄, 조직 내의 압력의 저하 등을 들 수 있다.

8-3. 수종의 종류

부종은 국소의 부종과 전신 부종으로 구분된다. 국소 부종은 주로 염증에 의하거나 정맥 순환 또는 림프의 순환이 잘 이루어지지 않을 때 발생하고 전신 부종은 심장이나 신장의 기능이 저하되어 있을 때 발생한다. 조직액이 체강에 저류한 경우는 위치에 따라 복수, 흉수, 심낭수, 관절낭수, 음낭수 등으로 부른다.

□ 부종의 종류구분(한의학)

1. 부종지인(浮腫之因)

종(腫)이라는 것은 모인다는 뜻이다. 즉 찬 기운과 열기가 모인다는 것이다.

하초(下焦)에 수기(水氣)가 넘쳐나면 수종이 생긴다. 하초는 수분이 갈라져서 나가는 곳인데, 기(氣)가 막혀서 통하지 못하면 물이 넘쳐난다.

2. 부종형증(浮腫形證)

⊃ 수병(水病) 때 아래로는 다리가 붓고 배가 몹시 불러 오르고, 위로는 숨이 차서 눕지 못하는 것은 표(標)와 본(本)에 다 병이 생긴 것이다. 폐의 병으로는 숨찬 증상이 생기고, 신(腎)의 병으로 수종이 된다. 폐로 기가 치밀면 눕지 못하게 된다.

수병에는 5가지가 있다. 그 첫째는 풍수(風水)인데 이때는 맥이 부(浮)하다. 그리고 겉으로 나타나는 증상은 뼈마디들이 쑤시고 아프며 바람을 싫어하는 것이다. 둘째는 피수(皮水)인데, 이때도 역시 맥이 부(浮)하다. 그리고 겉으로 나타나는 증상은 부종인데 부은 곳을 부르면 움푹 들어가고 바람을 싫어하지 않으며, 배는 북처럼 불러 오르고 갈증은 나지 않는 것이다. 이런 때는 땀을 내야 한다. 셋째는 정수(正水)인데 이때는 맥이 침지(沈遲)하다. 그리고 겉으로 나타나는 증상은 숨찬 것이다. 넷째는 석수(石水)인데, 이때는 맥이 침(沈)하다. 겉으로 나타나는 증상은 배가 그득해지나 숨차지 않는 것이다. 다섯째는 황한(黃汗)인데, 이때는 맥이 침지(沈遲)하고 몸에 열이 나며 가슴이 그득하고 팔다리와 머리, 얼굴이 부어서 오랫동안 낫지 않다가 반드시 옹저가 생겨 고름이 나온다. 또한 오래되면 살이 짓무르면서 음낭과 정강이에서 진물이 흐른다. 또한 양수(陽水)와 음수(陰水)가 있다. 양수는 흔히 외부의 원인에 의해서 생기는데 물을 건너가거나 비를 맞거나 풍, 한, 서, 습에 감촉되면 생긴다. 그 증상은 먼저 윗도리부터 붓는데 어깨와 등과 손과 팔이 붓고 열이 나며 갈증이 나고 대소변이 잘 나오지 않는 것이다. 음수는 흔히 내인(內因)으로 생기는데 물이나 차나 술을 지나치게 마시거나 배가 고플 때 갑자기 많이 먹거나 힘든 일과 성생활을 지나치게 하면 생긴다. 그 증상은 먼저 아랫도리부터 붓는데 허리와 배, 종아리와 복사뼈 부위가 붓고 몸이 서늘해지며 설사가 나는 것이다.

3. 십수증(十水證)

첫째는 청수(靑水)인데, 이때는 먼저 양쪽 옆구리부터 붓는다. 이 병의 근원은 간(肝)에 있는데 대극으로 치료해야 한다. 둘째는 적수(赤水)인데, 먼저 혀 밑부터 붓는다. 이 병의 근원은 심(心)에 있는데 정력자로 치료해야 한다. 셋째는 황수(黃水)인데, 이때는 먼저 허리와 배부터 붓는다. 이 병의 근원은 비(脾)에 있는데, 감수로 치료해야 한다. 넷째는 백수(白水)인데, 이때는 먼저 다리부터 붓는다. 이 병의 근원은 폐(肺)에 있는데, 상백피로 치료하여야 한다. 다섯째는 흑수(黑水)인데, 이때는 먼저 음부부터 붓는다. 이 병의 근원은 신(腎)에 있는데, 연교로 치료하여야 한다. 여섯째는 현수(玄水)인데, 이때는 먼저 얼굴부터 붓는다. 이병의 근원은 음부에 있는데, 원화로 치료해야 한다. 일곱째는 풍수(風水)인데, 이때는 팔다리부터 붓는다. 이 병의 근원은 뼈에 있는데, 택사로 치료해야 한다. 여덟째는 석수(石水)인데, 이때는 먼저 외신[腎]부터 붓는다. 이 병의 근원은 방광에 있는데, 고본으로 치료해야 한다. 아홉째는 고수(高水)인데, 이때는 먼저 아랫배부터 붓는다. 이 병의 근원은 소장(小腸)에 있는데, 파두로 치료해야 한다. 열 번째는 기수(氣水)인데, 심해졌다 나았다 한다. 이 병의 근원은 대장(大腸)에 있는데, 적소두로 치료해야 한다.

9. 기타 순환장애 ✢✢✢

9-1. 쇼크

쇼크는 전신성 순환 장애를 대표하는 것이다. 쇼크는 급격한 순환 장애이므로 전신의 조직이나 장기에 산소와 영양공급 및 대사산물의 반출이 곤란하여 그 결과 각 세포가 정상기능을 잃게 되어 일어난다. 발생기전은 혈액의 감소, 심박출량의 감소, 혈액의 이상 분포 등의 결과로 유효 순환혈액량의 감소 현상이 초래되기 때문이다. 이 쇼크는 심부전, 혈액 부족, 세균 감염, 과민서 또는 신경성 반응 등이 원인이 되어 유발된다. 쇼크의 증상에는 혈압 저하, 맥박의 미약, 심박동 항진, 안면 창백, 청색증, 피부의 냉습, 호흡 촉박, 핍뇨 등이 나타나지만 개체에 따라 그 정도가 다르게 나타난다. 그러나 방치하면 여러 장기 및 혈액 응고계의 기능이 혼란해지고 여러 장기의 기능 부전으로 의식의 혼미, 혼수, 사망의 경과를 밟게 된다.

9-2. 심부전

심부전은 심장의 박출능력이 완전하지 못하기 때문에 혈액순환 장애를 일으킨 상태이다. 좌심실에서 대순환계로 향한 박출 부전을 좌심부전, 우심실에서 폐순환으로의 박출부전을 우심부전이라고 한다. 심부전에는 심근경색, 세균성 심내막염, 폐동맥 색전증에 의한 급성 심부전과 고혈압, 심장 판막의 협착이나 폐쇄부전, 심근의 만성적인 병적 상태, 폐기종 등에 의한 만성 심부전이 있다.

호흡기계(Pulmonology)

호흡기는 주로 인체의 호흡기(Respiratory)계를 중심으로 진료 연구하는 내과학의 한 분야 이다. 원래의 어원으로 Pulmonology(폐학, 폐장학)로 표현하듯이, 주로 폐를 취급하며 발전하여 왔다. 흉부외과와 제휴하며 임상치료에 임한다.

▶ 해수(咳嗽)

해수(기침cough)이란, 의료 분야에 있어서의 증상의 일종이며, 폐나 기도로부터 공기를 강제적으로 배출시키기 위해, 통상적으로 반복하여 일어나는, 기관 · 후두 · 호흡관계의 반사적인 수축 운동이다. 일반적으로는 기침이라고 한다. 인두나 기관 · 기관지 점막의 자극이 유인이 되어 일어난다. 기침을 초래하는 질환이나 상태는 많이 있다. 오연(誤嚥)이나 먼지에 의해서 기도에 이물이 들어갔을 경우에도 일어나지만, 장시간 기침이 계속 되는 경우는, 호흡기 · 신경계의 질환을 의심하여야 한다. 담(痰)을 수반하지 않는 마른 기침을 건성 기침 이라고 하여, 일반적으로는 마른기침(헛기침)이라고도 한다. 담이나 객혈을 수반하는 습기찬 것을 습성 기침이라고 부른다. 건성 기침은 폐렴과 흉막염 등 전형적인 폐렴과는 다른 폐렴을 나타낸다. 습성 기침은 기도의 염증 성병변이나 폐수종을 나타낸다. 기침이 폐암이나 결핵의 처음 증상인 경우도 있다. 1회의 기침으로 2 kcal의 에너지를 소비한다고 하고 기침이 계속 되면 에너지를 현저하게 소모한다. 감기 등에서 기침이 계속 되는 경우는 영양상태에 주의할 필요가 있다.

▶ 티아노제(cyanosis)

티아노제(cyanosis)는 피부나 점막이 파랑 보라색을 띤 상태를 말한다. 일반적으로, 혈액중의 산소 농도가 저하했을 때 입술 주위에 나타나기 쉽다. 의학적으로는 모세혈관 혈액중의 환원 헤모글로빈(데오키시헤모그로빈)이 5 g/dL이상으로 출현하는 상태를 가리킨다. 빈혈 환자에게는 발생하기 어렵다(헤모글로빈의 절대량이 적기 위해(때문에) 환원 헤모글로빈의 양이 5 g/dL이상이 되기 어렵기 때문에). 주된 원인으로서는 호흡기 또는 순환기의 질환, 정맥혈이 동맥혈에 유입, 비정상인 헤모글로빈을 들 수 있다. 이상의 2가지 이상 원인에 대해서는 혈관중의 환원 헤모글로빈(옮기고 있던 산소를 방출한 헤모글로빈)의 수가 기인하고 있다. 본래 환원 헤모글로빈은 정맥을 다니며 폐에 옮겨져 거기서 산소와 결합되어 산화 헤모글로빈이 되어, 동맥을 통해 전신에 옮겨진다. 그러나 호흡기질환에 의해 환원 헤모글로빈이 산화되지 않거나, 순환기 질환에 의해 전신, 또는, 일부기관의 환원 헤모글로빈의 수가 비정상적으로 많아졌을 때, 그 색이 티아노제로서 나타난다.

▶ 과호흡(過呼吸)

과호흡은 필요 이상의 환기 활동을 행하는 것을 가리킨다. 그 결과 동맥혈중의 산소 분압이 상승하고, 탄산가스 분압이 저하하여 1회 환기량이 증대한다. 정도가 심해지면 손발이나 입술이 저리고, 호흡 곤란을 초래한다. 발병하는 원인으로서 농구나 마라톤 등의 호흡을 많이 필요로 하는 운동의 후에 나타날 수 있는데, 정신적인 요인에 의한 과환기 증후군과는 다르다. 대처법으로는 봉투에 입을 대고 토한 공기를 재차 들이 마시는 행위를 반복하여, 혈중의 이산화탄소 농도를 올리는 방법이 일반적적이다. 이 경우 산소 부족이 안 되게 조금 틈새를 만들어 둔다.

▶ 천명(喘鳴, stridor)

대개의 경우 호흡곤란을 수반한다. 원인은 호흡기도가 협착 또는 폐색되었을 때 들린다. 기관지염 · 폐렴 등으로 담이나 분비물이 기도에 정체하거나, 기관지천식으로 기관이나 기관지 자체가 좁아졌을 때 발생한다. 디프테리아 · 백일해 · 폐수종(肺水腫), 중증의 심장병일 때도 들린다. 치료는 원인질환의 치료가 가장 중요하지만, 대증적으로 담 · 분비물을 흡인하여 제거한다.

❏ 감염성질환

---

① **감기** ; 감기의 원인이 되는 병원체는 다방면 여서 "감기 증후군"이라고 한다. 의학적으로 감기는 단일의 질환이 아니고, 감기 증후군으로 여겨진다. 급성 감기로부터 급성 후두염, 인두 결막염, 인플루엔자, 미코플라스마 폐렴까지 총칭한다. 다만, 많은 경우 단지 감기라고 하면 보통 감기를 가리키는데, 인플루엔자를 감기라고 부르는 것은 많지 않다. 주로 바이러스의 감염에 의한 상기도(비강이나 인두)의 염증성의 질환으로 기침, 인두통, 콧물, 코막힘 등 국부증상 및 발열, 권태감, 두통 등 전신 증상이 나타난 상태를 가리켜 상기도 감염(상호흡도 감염)이라고도 부른다. 통상적으로 콧물은 감기의 초기에서 점차적으로, 서서히 농성에 변화한다. 하지만 전신 증상이 일로 강하고, 가끔 중증 변한다. 속칭으로서 소화관의 바이러스 감염에 의해서

구토, 설사, 복통 등 복부 증상과 상기의 전신 증상을 초래한 상태를 「복 감기」 라고 부르기도 한다. 감기의 다양한 증상은 여러 가지 병인에 의해서 발생하는데, 드물게는 성병으로서 알려진 임질, 후두점막에 발생하는 것에 의해서 감기와 유사한 증상이 나오는 것도 있다. 그 밖에 감기와 혼동하기 쉬운 초기 증상을 나타내는 병이 많이 있어, 감기는 만병의 근원이라고 흔히들 말하고 있다.

② **폐렴(pneumonia)** ; 폐렴은 폐의 염증성 질환의 총칭이다. 일반적으로는 폐의 급성 감염증으로서 이해되고 있다. 폐렴의 분류로는 몇 가지의 나눌 수 있다다. 크게 나누어 보면 원인에 의한 분류, 이환 장소에 의한 분류, 발생 기서에 의한 분류, 병변의 형태에 의한 분류 등을 들 수가 있다. 원인에 의한 분류는 감염성 폐렴, 세균성 폐렴, 바이러스성 폐렴, 비정형성 폐렴, 미코플라스마 폐렴, 미코플라스마에 의한 폐렴 등 잠복기가 2~3주간으로 통계되고, 검사는 혈액검사로 한랭 응집 반응이나 항미코플라스마 항체의 상승을 본다.

⊃ 흉부 X선사진은 구역성의 소견을 나타내지 않고, 불투명 유리장의 간질(間質)성 음영을 보는 것이 많다. 루틴 검사의 담을 뱉어 배양 검사를 해도 검출할 수 없기 때문에 참고가 되지 않는다. 진단은, 항미코플라스마 항체의 상승으로 확정 진단이 된다. 치료는, 항미코플라스마 항체가 상승할 때까지 몇간 시간이 지난다음 확정 진단을 기다리고 나서 치료하는 것은 늦기 때문에, 한랭 응집 반응으로부터 경험적 치료에 근거하여 화학요법을 실시한다. 화학요법은 항생 물질을 이용한다. 주요증상으로는 발열, 해수, 객담, 호흡 곤란, 전신 권태감, 흉통 등을 동반한다.

③ **폐색성폐질환** ; 폐색성 폐질환은 호흡기질환의 하나로 기도의 협착증상과 폐의 과팽창을 주징후로 하는 것을 가리킨다. 공통적 소견으로는 호기연장, 후두 가르랑 거리는 소리, 잔여기량의 증가 등을 들 수 있고, 기관지 천식, 만성 기관지염, 폐기종, 세기관지염이 포함된다. 최근에는 만성 기관지염과 폐기종의 2가지를 만성 폐색성 폐질환(COPD)이라고 부르는 경우도 있다. 덧붙여 만성 폐색성 폐질환에 대한 근치적 치료법은 현시점은 없다. 주된 발생 기전은 흡연이라고 하는데, COPD 환자의 90%는 흡연자이다.

❏ 폐질환(폐색성)의 종류와 원인

① **폐기종(Pulmonary emphysema) ;** 폐기종은 폐색성 폐질환의 일종으로 허파꽈리벽(폐포벽)의 파괴적 변화를 수반하는 질환이다. 기도나 종말세기관지로부터 말초에 걸친 함기구역(含気区域)이 비정상적으로 확대되는 병의 용태를 나타내는데, 중년 이후의 남성에게 대부분 발병하고 흡연과 관계가 깊다. 근년 증가 경향에 있다. 덧붙여 진행은 완만하기는 하지만 방치하면 한층 더 폐로인해 심장으로 이행하기 때문에 주의가 필요하다.

② **만성폐색성폐질환 ;** 만성폐색성폐질환은, 다양한 원인이 있는데, 특히 흡연에 의해 폐에 만성 염증이 생겨 허파꽈리(폐포)의 파괴나 기관지 점액선의 비대가 일어나 그 결과 헐떡이는 자각증상을 일으키거나 기침이나 객담이 증가하는 질환이다. 영문 병명으로 Chronic Obstructive Pulmonary Disease의 머리 글자를 따서 COPD로 칭하고 있다. 이전 폐기종으로 불리고 있던 질환과 만성 기관지염으로 불리고 있던 질환은 양자가 여러 가지의 비율로 합병하는 것이 많아, 이 둘에 의한 폐색성폐질환을 맞추고 COPD라고 부르게 되었다.

③ **기관지확장증(bronchiectasis) ;** 기관지확장증과는 기관지벽, 기관지 주위 조직의 섬유화에 의해 기관지가 불가역적으로 확장을 일으키는 질환. 수의학 영역에서는 소에 많아, 개나 고양이로도 발생한다. 습성의 기침, 운동 내성의 저하가 인정된다. 만성 기관지염, 무기폐, 기관지 천식, 폐기종, 알레르기성 기관지염, 또 수의학 영역에서는 고양이 천식과의 감별이 필요. 진단에는 흉부 X선촬영이 유효하다. 치료에는 원인 질환의 치료, 대증요법을 실시한다.

④ **재발성다발연골염(relapsing polychondritis) ;** 재발성다발연골염은 원인 불명의 연골의 비대를 초래하는 만성 질환이다. 자기면역 질환의 하나로 전신의 연골에 염증이 오고, 재발을 반복한다. 한국에서의 정확한 통계는 없지만, 미국·미네소타주 로체스터에서는 연간 100만명당 3.5명이 발병한다고 한다. 처음 증상은 귓바퀴의 통감을 느끼는 것이 많지만, 증상이나 병변부위는 환자에 따라 다채롭다. 그 외 관절, 기관 연골, 인후, 비, 피부 등에 상해가 발병한다. 유용한 검사는 별로 없고, 진단은 임상적으로 가능하지만, 병변부위의 병리학적 소견은 유용하다. 치료에는 스테로이드나 면역 억제제를 이용한다.

❏ 면역·알레르기성 질환

① **기관지 천식 ;** 기관지 천식(Bronchial Asthma)과는 알레르기 반응이나 세균·바이러스 감염등이 발단이 된 기관지의 염증이 만성화 하는 것으로 기도 과민성의 항진, 가역성의 기도

협착을 부흥, 발작적으로 목이 헐떡거리는 기침 증상을 초래하는 호흡기질환이다. 천식 발작시에는 이러한 증상이 특히 격렬하므로, 죽음(천식사)에 이르기도 한다. 덧붙여 울혈성 심부전에 의해 후두부에서 헐떡거리는 호흡 곤란 증상을 보이는 기관지 천식 유사한 증상을 보이는데, 이러한 경우를 심장 천식이라고 칭하지만, 기관지 천식과는 다른 병의 용태이다.

② **과민성 폐장염(Hypersensitivity Pneumonitis, HP)** ; 과민성 폐장염은 꽃가루나 집 먼지에 의해 일어나는 알레르기 질환이며, 폐에 간질(間質)성 염증과 육아종을 형성하는 질환이다. 분진(粉塵)에 의해 III형 및 IV형 알레르기를 일으킨다.

③ **폐암(Lung cancer)** ; 폐암은 폐의 상피세포에서 발생하는 악성종양을 가리킨다. 90%이상이 기관지원성암종(bronchogenic carcinoma) , 즉 기관·기관지, 세기관지 혹은 말초 폐에서 생기는 암종이다.

□ 폐암의 자가진단

◎「브링크맨지수」 400이상 땐 특별히 주의를/체크항목중 7~11개 해당되면 위험수위이다.

호흡기 계통의 가장 대표적인 질환은 폐암으로 특히 우리나라에서는 최근 폐암의 발생률이 점점 높아짐에 따라 이에 대한 관심도 고조되고 있다. 세계적으로도 폐암의 발생률은 지난 20년간 10배 이상 늘어나 남성에게는 위암 다음으로 암에 의한 사망률 제2위를 차지하고 있다.

폐암에는 첫째 폐문형. 폐입구의 굵은 기관지에 생기는 편성상피암이라고 부르는 것으로 전체 폐암의 약 40%를 차지한다. 조기에는 X선 사진으로 발견하기는 어렵지만 비교적 일찍부터 기침, 가래, 혈압 등의 증상이 나오기 쉽다. 이 암에 걸리는 확률은 남성이 여성에 비해 10배이상 높다. 연령은 40~50세, 특히 가까운 가족 중에 암에 걸린 사람이 있는 경우 암 발생 위험도가 크다. 그러나 가장 확실한 폐암의 고위험군은 흡연자이다. 하루에 20개비 이상 담배를 피우는 사람의 폐암 사망률은 피우지 않는 사람의 약 10배라는 통계도 있으며 특히 하루의 끽연개수×끽연 연수(브링크맨지수)가 400이상인 사람은 특별히 주의해야 한다. 최근에는 담배를 피우지 않는 사람이라도 간접흡연이 문제가 되고 있다. 기관지 말초로부터 폐 안쪽에 생기는 폐야형 암도 주의해야 한다. 선암이라고도 불리는 이 폐암은 전체의 약 40%를 차지하고 있다. 조기에는 거의 증상이 없고 흡연과도 별 관련이 없는 것으로 알려진다. 이 암은 X선 사진으로 발견하는 것이 가능하므로 예방을 위해서는 정기적으로 X선 검사를 받는 것이 중요하다. 나머지 폐암은 폐입구 기관지 점막밑에 생기는 소세포암이라고 부르는 암이며 전체의 10~15%를 차지한다. 이 암도 담배와 관련이 깊으며 여성에게도 많이 생기는데 X선 검사나 담검사로도 발견하기 어려운 까다로운 암이다. 자신의 폐암 위험도는 15가지 항목을 체크해보면 알 수 있는데, 우선 0~2항목에 해당되면 아직까지 피해는 없다고 볼 수 있으나 3~6항목이면 그리 위험하지 않으나 조심해야 하고 7~11은 상당히 위험도가 높은 수위이므로 병원에 가서 검사를 받고 담배를 끊어야 한다. 12~15항목에 해당되면 이미 폐암일 가능성이 매우 높다.

〈폐암 자가체크 항목〉
(1) 남성이다.
(2) 40살 이상이다.
(3) 가족 중에 암인 사람이 있다.
(4) 담배를 피운다.
(5) 기침이나 가래가 계속 나온다.
(6) 가래에 피가 섞여 나온다.
(7) 가슴, 등에 통증이 계속된다.
(8) 대기오염, 환경오염 지역에 살고 있다.
(9) 석면, 피치 등을 다루는 일을 하고 있다.
(10) 중크롬, 니켈 등을 다루는 일을 하고 있다.
(11) 방사성 물질을 다루는 일을 하고 있다.
(12) 분진, 배기 가스가 많은 곳에 있는 일이 많다.
(13) 담배를 많이 피우는 사람이 주위에 있다.
(14) X선 검사에서 이상이 지적(또는 검사를 받은 일이 없다).
(15) 가래 검사에서 이상을 지적(또는 검사를 받은 일이 없다).

❑ 흉막과 흉벽질환

① **흉막질환 / 기흉(Pneumothorax)** ; 기흉(氣胸)이란 흉강내에서 기체가 폐를 압박하여, 폐가 바깥 공기를 수중에 넣을 수 없게 된 상태이다. 많게는 돌연 발병한다. 호흡을 해도 크게 숨을 들이 마실 수 없고, 격렬한 운동을 하면 호흡을 할 수 없게 되는 등, 호흡 곤란, 산소 포화도의 저하, 빈맥, 동계, 기침 등 자각 증상을 볼 수 있다. 발병 초기에는 어깨나 쇄골 근처에 위화감과 가슴부위에 진통감이나 등배부에 통증을 볼 수 있는 일이 있지만, 전혀 느끼지 않는 사람도 있다. 자연 기흉의 경우, 양쪽 모두의 폐가 동시에 발병하는 것은 드물지만, 다른 한쪽의 폐가 발병하면, 빠르게 다른 쪽 폐에 부담이갈 가능성은 많이 있다. 이 경우 산소가 공급되지 않기 때문에 위험하다. 증상이 악화되면, 흉부의 피부에 기포와 같은 것이 나타나기도 한다.

② **흉벽질환 / ↪ 혈흉(hemothorax)** ; 혈흉(血胸)은 흉강내에 혈액이 저장한 상태를 말한다. 외상과 전신성의 응고 이상, 종양 등의 원인이 되어, 호흡 곤란, 빈혈, 그 밖에 원인이 된 질환의 증상을 나타낸다. 저장한 혈액 중 흡수되지 않고 응고한 것은 흉막으로부터의 기질화(器質化)를 받는다. 진단은 저장액을 채취하여 이루어진다. 치료는 원인 질환에 대한 처치, 지혈제 투여, 수혈을 실시한다.

↪ **농흉(pyothorax, empyema)** ; 농흉(膿胸)는 흉강내에 농성 삼출액이 저장한 상태를 말한다. 전신성 패혈증과 외상의 원인으로 발병한다. 발열이 나고, 흉통 등의 자각증상을 나타낸다. 일반적인 치료로는 천흉술(穿胸術)에 의해 고름을 제거하고, 흉강 세정(洗淨)을 실시하며, 적절한 항균약을 투여한다. 또한, 증례에 따라 대증요법을 실시한다.

Chapter 02

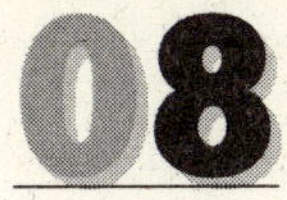

진행성 병변

순환장애는 체액분포의 평형이 무너지거나 어떤 원인으로 혈액, 림프의 흐름이 방해받은 상태로 그 영향이 일부에 국한된 국소성 순환장애와 전신성 순환장애로 구분된다. 전신의 여러 조직과 장기에 나타나는 각종 장애들은 맥관계통의 질병에 의해 발생하는 수가 많다. 진행선 병변은 생체가 병인에 대해 적극적으로 반응하고 기능적인 항진이 요구 될 때는 관계있는 세포가 비대 혹은 증식하여 적응함으로써 정상생활을 유지하려는 병변이다. 항상 세포증식과 기능회복, 항진이 보이므로 활동적병변이라고 한다.

1. 비대와 증식 ✦✦✦

일상생활에서 살이 찌는 것은 우리 몸을 구성하고 있는 세포의 크기와 수가 증가하기 때문이다.

1-1. 비대와 증식의 정의

협의의 비대는 조직이나 장기를 구성하는 각 세포의 크기가 증대하여 용적을 늘리는 것을 말하며, 기능도 항진되는 경우가 많다. 이에 대하여 증식은 구성 세포의 수가 증가하는 조직이나 장기의 용적 증대이며, 수적 비대라고도 한다. 광의의 비대는 이 두 가지를 모두 포함하며 동시에 일어나는 수가 많다. 증식은 각종 자극에 의해 일어나는데, 지극이 없어지면 증식은 정지된다. 이것이 종양의 발육과 다른 중요한 차이점이다. 그러나 모든 조직에 증식이 일어나는 것은 아니고, 신경세포나 심근 등과 같이 고도로 분화된 세포는 개개의 세포에 단순 비대가 일어날 뿐이고 증식은 일어나지 않는다. 이와 반대로 각종 상피조직, 뼈, 연골, 결합조직 등에서는 증식이 쉽게 일어난다.

1-2. 비대의 준류

(가) 성상에 의한 분류

① 단순 비대와 수적 비대 : 조직이나 장기를 구성하는 세포의 용적이 증대하여 전체가 커지는 비대를 단순 비대라 하고, 조직이나 장기를 구성하는 세포의 수가 증가하여 전체가 커지는 비대를 수적 비대(증식 또는 과형성)라고 한다. 그러나 실제에서는 단순 비대만 일어나는 경우는 횡문근이나 평활근 등 극히 소수의 조직이나 장기에 한정되고, 대개는 단순 비대와 수적 비대 중 어느 한쪽의 경향이 강하다고 말할 뿐 양자가 동시에 일어나는 경우가 많다.

② 진성 비대와 가성 비대 : 조직이나 장기를 구성하는 실질세포의 비대나 증식에 의해 장기가 커지는 것을 진성 비대라 하고, 실질세포는 위축되고 변성을 일으켜 용적이 줄어드는데도 불구하고 간질조직이 증대되어 장기 전체에 커지는 것을 가성 비대라고 한다. 진성 비대에서는 기능이 항진되고, 가성 비대에서는 기능이 감태된다. 가성 비대의 예로는 진행성 근디스트로피증 환자의 비복근에 지방조직이 증식하는 것을 들 수 있다.

(나) 원인에 의한 분류

① 노동성 비대(기능성 비대) : 조직이나 장기에 보다 많은 기능이 요구되면, 이에 대응하여 비대가 일어나고 기능도 항진되어 과잉 부담에 견딜 수 있게 되는데, 이것을 노동성 비대라고 한다. 운동선수와 육체노동자의 골격근과 임신부의 자궁 및 유선의 비대 등은 생리적 비대라 하고, 심장판막증 환자의 심장 비대 등은 병적 비대라고 한다.

② 대상성 비대 : 쌍을 이루는 장기의 한쪽에 장애가 발생하거나 하나만 존재하는 장기의 일부에 장기가 발생하면, 그 장애를 보상하기 위해 나머지 한쪽 장기 또는 남아 있는 건강한 부분이 비대하여 기능을 유지하려고 하는데, 이것을 대상성 비대라고 한다. 한쪽 신장을 적출하였을 때 다른 쪽의 신장이 비대하는 것과 간장의 일부를 적출하였을 때 남은 부분이 비대하는 것 등이 그 예이다. 이 비대는 원리적으로는 노동성 비대의 병적 비대에 해당한다.

③ 자극성 비대 : 조직이나 장기에 지속적이고 반복적인 자극을 주면 그 부위가 비대해지는데, 이것을 자극성 비대라고 한다. 펜을 잡는 손가락에 생기는 굳은살이나 앉아서 일하는 사람의 둔부에 생기는 굳은살이 그 예이다.

④ 내분비성 비대(호르몬성 비대) : 호르몬 분비의 과잉이나 결핍으로 인해 일어나는 비대이다. 뇌하수체전엽호르몬의 분비 과잉에 의한 말단비대증과 당뇨병 임산부의 태아에게 모체의 인슐린 기능을 대상하기 위해 일어나는 랑게르한스섬의 비대 등이 그 예이다.

⑤ 보강성 비대 : 조직이나 장기의 주위에 결손부가 생기면 그 곳을 향해 비대가 일어나는데, 이것을 보강성 비대라고 한다. 발치 후 주위의 결손부가 생기면 그곳을 향해 비대가 일어나는데, 이것을 보강성 비대라고 한다. 발치 후 주위의 치아가 자라나 결손부를 채

우거나 뇌의 발달이 현저하게 나쁠 때 두개골이 두꺼워지는 것이 그 예이다.

⑥ 퇴축부전성 비대 : 퇴축해야 할 조직이나 장기가 어떠한 원인으로 인해 충분히 퇴축되지
않은 경우의 비대이다. 사춘기 이후에 남아 있는 흉선 및 퇴축이 불충분한 출산 후의 자
궁과 폐경기 이후의 난소 등이 그 예이다.

⑦ 재생성 비대 : 조직의 재생이 적당한 정도에서 그치지 않고 과잉 조직이 생기는 것이다.
골절의 치유에서 가골이 형성되는 것이 그 예이다.

⑧ 특발성 비대 : 원인이 분명하지 않은 비대이다. 거인증, 내장비대증, 비만 등이 그 예이다.

2. 재생 ❖ ❖ ❖

도마뱀의 꼬리는 잘리더라도 일정 시간이 경과하면 정상으로 회복되며, 사람의 조
직에서도 그 종류에 따라 재생이 일어난다.

1-1. 재생의 정의와 분류

재생은 조직이나 장기에 결손이 생겼을 때 잔존하는 동일한 종류의 세포 증식에
의해 결손부가 보충되어 원래의 상태로 수복되는 현상을 말한다. 재생의 종류에는
다음과 같은 것들이 있다.

❑ 재생의 종류

① 생리적 재생과 병적 재생 : 표피, 점막, 모발, 혈액 등은 오래된 세포가 파괴되어도 생리
적으로 존재하는 동일한 종류의 아세포가 분열하여 항상 새로운 세포로 보충되는데, 이
와 같은 재생을 생리적 재생이라고 한다. 이에 대해 외상이나 질병과 같은 외부의 자극
에 의해 소식의 결손이 생겼을 때에는 산손하는 조식의 재생에 의해 결손부가 보충되는
데, 이것을 병적 재생이라고 한다.

② 완전 재생과 불완전 재생 : 결손부가 이전과 동일한 조직에 의해 원상태로 수복되는 것
을 완전 재생이라고 하며, 생리적 재생에서 그 예를 볼 수 있다. 이에 대해 외상이나 질
병 등의 병적 원인에 의해 광범위한 결손부가 생긴 때에는 잔존하는 조직의 재생에 의해
서는 결손부를 보충하지 못하고 재생력이 가장 결합조직이 결손부를 보충하게 된다. 이
와 같은 결손부가 이전의 조직과는 다른 조직에 의해 수복되는 것을 불완전 재생이라고
하며, 창상부의 반흔 치유가 그 예이다.

③ 과잉 재생(재생성 비대) : 결손부가 원래의 상태보다 과잉으로 증식하여 수복되는 재생

을 과잉재생이라고 한다. 골절의 치유에서 볼 수 있는 가골이 그 예이다.

1-2. 재생력에 의한 인체 조직의 분류

인체 조직을 재생력의 정도에 따라 다음과 같이 분류할 수 있다.

① 재생력이 강한 것 : 표피, 점막상피, 선의 배설관 상피, 장막 피복세포, 간세포, 결합조직, 연골조직, 골조직, 신경교조직, 신경섬유, 모세혈관, 혈액 등

② 재생력이 약한 것 : 횡문근, 평활근, 보통의 선상피세포

③ 전혀 재생되지 않은 것 : 신경세포, 심근

1-3. 재생의 기전

① 생리적으로 존재하는 아세포의 증식에 의한 재생 : 표피, 점막상피, 골수, 정소 등에서는 생리적 재생을 위해 존재하는 아세포가 증식 · 분화하여 원래의 상태로 조직을 수복한다.

② 새롭게 나타나는 아세포의 증식에 의한 재생 : 결합조직, 연골조직, 골조직 등에서는 결손부에 섬유아세포(섬유모세포), 연골아세포, 골아세포 등이 나타나 증식 · 분화하면서 각 조직의 고유한 기질을 생산하여 재생을 완료한다.

③ 결손부에 잔존하는 조직의 연장에 의한 재생 : 신경섬유, 모세혈관, 횡문근섬유 등은 잔존하는 조직이 먼저 연장된 후 분화하여 재생을 완료한다.

1-4. 중요한 조직의 재생

① 상피조직의 재생 : 피부나 점막 표면의 상피세포는 끊임없이 변성을 일으키고 탈락되지만, 기저세포가 증식하여 보충하고 있다. 이것은 생리적인 것이고, 상피조직이 손상 받아 결손부가 발생하면 주위의 건강한 기저세포층이 증식하여 원래의 상태로 재생된다. 심부까지 손상받아 경우에는 우선 심부 조직이 재생되고 그 위에 상피조직의 재생이 이루어진다. 이때 기저세포에 색소가 형성되지 않아 백반이 형성되고, 모근, 한선, 피지선 등은 재생되지 않는 경우가 많다.

② 결합조직의 재생 : 조직에 결손이 생기면 기존의 결합조직에서 섬유아세포가 나타나고, 이것이 신생 혈관이나 조직구를 동방하며 활발히 증식해서 결손부를 보충하는 중심 조직이 된다(육아 조직). 재생이 완료되면 섬유아세포 사이에 섬유 성분이 출현하여 점차 증가하고 치밀하게 되어 섬유아세포나 모세혈관은 줄어들고 반흔을 남기고 수복된다.

③ 골조직의 재생 : 골조직의 재생력은 강하다. 골절단은 육아 조직에 의해 연결되고, 골막으로부터 생긴 골아세포가 활발하게 증식하며, 교원섬유와 인산칼슘이 풍부한 기질이 활발하게 만들어진다. 이후 석회 침착이 진행되고 골아세포는 골세포로 변화하는데 이 단계의 뼈를 유골이라고 한다. 이때 파골세포가 출현하여 뼈를 부분적으로 파괴하는 동시에, 역학적으로 합리적인 거의 완전한 뼈를 만든다. 골재생 과정에 적당한 힘이 가해지면 뼈의 형성은 자극

을 받아 치유가 빨라진다. 그러나 너무 빠른 시기에 힘이 가해지면 골절단이 움직여 골절부에 의관절을 만들게 된다. 골조직의 재생을 활발하게 만드는 요인으로는 혈장단백에 의한 영양소의 공급, 아드로겐이나 파라트호르몬에 의한 골조직의 증식과 석회화, 비타민 C에 의한 교원 물질의 형성, 비타민D에 의한 석회화 촉진 등을 들 수 있다.

④ 근조직의 재생 : 근조직의 재생력은 매우 약하다. 횡문근과 평활근에서는 극히 드물게 재생을 볼 수 있지만 심근은 전혀 재생되기 않는다. 일반적으로 재생력이 약한 조직은 비대하는 경향이 강하므로, 근에 결손이 생기면 비대에 의해 결손의 보상이 이루어지게 된다. 근의 결손부나 단열부는 대부분 결합조직으로 보충되고 반흔을 형성하는데, 그 사이에서 약간의 근섬유의 재생을 볼 수 있다.

⑤ 신경조직의 재생 : 말단신경섬유가 절단된 경우 말초쪽의 축삭은 변성을 일으킨다. 중추 쪽의 축삭은 건재하여 하루에 0.3~1mm씩 늘어난다. 이때 절단부가 서로 근접해 있으면 중추 쪽의 축삭이 말초 쪽의 축삭으로 뻗어나와 연결되어 재생이 완성된다. 말초신경섬유의 절단이 서로 멀리 떨어져 있는 경우나 말초 조직을 잃어버린 경우에는 중추 쪽의 신경섬유에서 뻗어나온 축삭은 공모양의 결절을 만드는데 이것을 절단신경종이라고 한다. 일반적으로 감각신경은 운동신경보다 재생력이 강하다. 중추신경세포는 재생되지 않는다. 중추신경 내에 있는 신경섬유도 말초신경에 비해 재생력이 약하다. 따라서 중추신경 내에 발생한 조직 결손은 신경교세포가 증식하여 결손부를 보충하고, 결합조직의 반흔화와 같이 환부는 단단하게 되는데, 이것을 경화증이라고 한다.

---

3. 이식과 조직배양 ✦✦✦

신장, 심장, 간장 등의 장기가 기능을 완전히 상실하면 수술에 의하여 다른 사람의 장기를 이식 받아 기능을 회복하게 된다.

1-1. 이식

이식의 정의를 살펴보면 이식은 생체에서 조직이나 장기의 일부를 떼어내어 동일한 개체의 다른 장소 또는 다른 개체에 옮겨 심는 것이다. 이때 이식하는 조직을 이식편, 이식편을 제공하는 생체를 공여자 또는 제공자, 이식편을 받는 생체를 숙조 또는 수용자라고 한다.

❑ 이식의 분류

① 공여자와 숙주에 관계에 의한 분류;
㉠ 자가 이식 : 공여자와 숙주가 같은 개체인 경우로 성공률이 가장 높은 이식 방법이다. 피부, 혈액, 혈관, 뼈 등의 이식에서 행해진다.
㉡ 동형 이식 : 유전자형이 같은 개체 간에 행해지는 이식 방법으로, 사람에서는 일란성 쌍생아 사이에서 이루어진다. 자가 이식과 같이 성공률이 높다.
㉢ 동종 이식 : 같은 종족 간에 행해지는 이식으로 가장 널리 행해지는 이식 방법이다. 이식편의 세포에 있는 조직적합항원(HLA)이 공여자와 숙주간에 어느 정도 적합한지에 따라 거부반응의 정도가 달라지고, 이식의 성공률을 좌우하게 된다. 혈액의 수혈과 각막, 간장, 신장, 심장, 골수 등의 이식에서 행해진다.
㉣ 이종 이식 : 다른 종류의 동물간에 행해지는 이식이다. 거부 반응이 일어나서 이식이 성공할 가능성은 매우 낮다.
② 이식 방법에 의한 분류;
㉠ 유리 이식 : 이식편을 공여자로부터 완전히 떼어내어 다른 장소에 이식하는 방법이다. 대부분의 이식은 이 방법으로 행해진다.
㉡ 유병 이식 : 이식편을 공여자로부터 완전히 떼어내지 않고, 일부는 조지과 연락을 유지하면서 다른 곳에 옮겨가는 방법이다.
③ 이식편의 종류에 의한 분류
㉠ 세포 이식 : 골수와 혈구 등과 같은 세포 성분을 이식하는 것으로, 이식편과 숙주의 관계는 세포를 둘러싸고 있는 체액 및 세포의 환경에 의해 유지된다.
㉡ 조식 이식 : 피부, 각막, 내분비선 등의 조식 성분을 이식하는 것으로, 모세혈관의 재생에 의해 이식편과 숙주의 관계가 유지된다.
㉢ 장기 이식 : 간장, 심장, 신장 등 큰 장기의 전부 또는 일부를 이식하는 것으로, 이식편과 숙주의 관계는 큰 혈관의 문합에 의해 유진된다.

이식의 난이의 정도는 이식을 성공시키는 가장 중요한 조건은 공여자와 숙주간의 조직 적합성이다. 즉, 숙주에게는 비자기 조직인 이식편에 숙주의 것과는 다른 조직적합항원(HLA)이 존재하면 거부 반응이 일어나고 이식은 실패하게 된다. 따라서 자가 이식이나 동형 이식은 동일한 조직적합항원을 갖고 있으므로 성공률이 높고, 동종 이식이나 이종 이식은 다른 조직적합항원을 갖고 있으므로 성공률이 낮은 편이다.
거부 반응과 이식편의 운명은 공여자와 숙주의 유전 인자가 면역학적으로 적합할 경우에는 이식편은 숙주에게 받아들여지고 정착하여 기능이 회복되나 양자간에 유전 인자가 적합하지 않은 경우에는 이식편은 숙주에게 비자기 조직, 즉 항원으로 인식되어 항원항체 반응(이식에는 거부 반응)이 일어난다. 그 결과 이식편은 체액성 항체나 세포성 항체의 공격을 받아 괴사하고, 배제 또는 기질화된다. 이러한 결과를 방지하게 위해서는 자가 이식이나 동형 이식이 요구된다. 그러나 면역학적으로 완전히 적합한 조건을 갖추는 것은 극히 어렵고, 일반적으로 행해지는 동종 이식에서는 대부분 거부반응이 일어난다. 따라서 방사선이나 약물을 이용하여 숙주의 면역력을 억제하는 방법이 행해진다. 그러나 숙주의 면역력을 저하시키는 것은 다른 병원체의 감염을 쉽게 하는 것이 되고, 악성 종양의 발생을 촉진하는 것과도 관계가 있으므로 이식할 때에는 숙주를 전체적으로 관찰하는 것이 필요하다.

1-2. 조직 배양

조직 배양은 생체에서 조직을 떼어내어 체외의 인공배지에서 증식시키는 것으로, 체외 배양이라고도 한다. 인공 배지에는 혈장이 주로 이용되며, 합성 배지의 연구가 진행되고 있다. 조직 배양을 하면 생체 내부의 상태와 같은 면역 물질이나 호르몬 등의 환경 조건에서 세포나 조직의 특성을 알게 되고, 배지에 여러 가지 영양소나 약물을 첨가함으로써 이에 따른 반응도 관찰할 수 있다. 임상에서는 이식을 위하여 세포나 조직을 보존하고 증식하는 방법이 연구되고 있다. 또한, 종양세포나 시험관 아기의 연구에도 응용되고 있다.

4. 창상의 치유 ❖❖❖

피부에 상처가 생기면 조건에 따라서 흉터를 남기거나 또는 흉터 없이 깨끗하게 치유된다. 이는 누구나 체내에 자연치유력이 있기 때문이다.

4-1. 육아 조직

창상부에 나타나는 선홍색을 띠고 부드러우며 과립상의 출혈되기 쉬운 신생 조직을 육아조직이라고 한다. 조직학적으로 육아 조직은 모세혈관이 풍부한 섬유아세포(어린 결합조직)가 중심이 되고, 여기에 백혈구, 조직구, 림프구, 형질세포 등의 유주세포가 포함되어 있다. 육아 조직은 결합조직 자체의 결손은 물론 창상의 치유에도 중요한 역할을 담당하고 있다. 그밖에 재생력이 약한 조직의 수복, 염증, 이물질의 처리 등에 관여하고, 변성이나 괴사의 뒤처리 과정에서도 발견된다. 건강한 사람의 청결한 상처 부위에서 볼 수 있는 선홍색의 부드러운 육아 조직을 '좋은 육아'라고 한다.

이에 대해 전신의 상태나 영양이 불량한 경우 또는 방사선의 작용에 의해 모세혈관이 장애를 받은 경우에는 육아 조직의 혈액순환이 원활하지 못하여 회백색을 띠고 부종이 있으며 혼탁한 느낌을 주는 육아 조직이 보이는데, 이것을 '나쁜 육아'라고 한다. 이때에는 섬유아세포의 증식은 미흡하고 상처의 치유는 늦어진다. 또 창상 부위에 세균이 감염되면 복잡한 형태의 육아조직이 발생하고, 결절상의 육아 조직은 육아종이라고 한다. 시간이 경과하면 육아 조직의 섬유아세포는 점차 줄어들고 섬유 성분으로 대체되며, 모세혈관과 유주세포가 감소하여 회백색을 띠게 된다. 그리고 최종적으로는 수축하여 단단한 섬유성 조직이 되는데, 이것을 반흔이라고 한다. 반흔이 존재하는 부위에는 수축으로 인해, 장기와 피부의 표면은 함몰되고 기도나 소화관에는 협착부를 만들게 된다.

4-1. 창상의 자유

외상에 의한 조직의 절단이나 결손을 창상이라 하며, 이것에 이어서 일어나는 각종 병변을 거쳐 완전 치유되거나 혹은 반흔을 남기고 불완전하게 치유되기까지의 과정을 창상의 치유라고 한다. 손상을 받은 조직이 흔적을 남기지 않고 원래의 조직구조를 회복하는 것을 완전 치유라 하고, 반흔을 남기고 치유되는 것을 불완전 치유라고 한다. 피부면의 창상은 육아 조직의 형성과 상피조직의 재생에 의해 치유되는데, 창상의 상태와 속발 병변의 유무에 따라 다음과 같이 2가지로 분류한다.

① **제1차 치유(직접 치유);** 메스에 의한 수술 절개창과 같이 창연이 밀착되어 있고 세균 감염이 없을 때의 치유 형태이다. 이때 형성되는 육아 조직의 양은 적고 표면은 상피조직으로 재생된다. 시간이 지나면 육아 조직의 섬유아세포는 섬유화하여 반흔수축을 일으키지만 육아 조직의 양이 적기 때문에 그 정도가 매우 약하고, 피부 표면은 완전 피포에 의하여 흔적을 남기지 않고 완전히 치유된다.

② **제2차 치유(간접 치유);** 상처 부위가 벌어져 있거나 2차적인 세균 감염이 있는 때의 치유 형태이다. 이때에는 육아 조직의 양이 많고, 상피의 재생도 완전하게 이루어지지 않는다. 육아 조직의 섬유아세포가 섬유화하여 수축할 때에도 육아 조직의 양이 많기 때문에 흔적을 남기게 되고, 피부 표면의 피포도 불완전하여 반흔을 남기고 치유된다. 피부의 창상치유가 방해받으면, 육아조직이 지나치게 증식하여 켈로이드를 형성하게 된다.

Chapter 02

09

염증과 옹저

염증은 세포손상을 일으키는 자극이나 손상인자를 제거 또는 희석하기 위한 생체방어 작용으로 혈관이 있는 결합조직에서 일어나며, 각막이나 연골과 같이 혈관이 없는 조직에서는 염증반응이 일어나지 않는다.

1. 염증의 개요 ❖ ❖ ❖

생체는 상해 자극을 받으면 자신을 방어하기 위해 국소 부위에 염증을 일으킨다.

1-1. 염증의 정의와 원인

염증의 정의를 살펴보면, 염증은 조직에 손상(유해 자극)이 가해졌을 때 국소 조직에 발생하는 방어반응으로 시작되어 손상을 일으키는 원인을 제거하고, 정상으로 회복시키기 위한 과정이다.

염증은 손상을 받은 세포나 조직의 변성, 순환장애와 혈관의 변화 및 그에 따라 혈액세포(백혈구)가 혈관 밖으로 빠져나가는 과정, 혈관 밖으로 나간 백혈구가 화학 자극 물질의 작용에 의한 손상 부위로의 이동과 탐식 작용, 탐식한 물질의 파괴와 제거, 세포나 화학적 염증 매개 물질의 소멸 등의 일정한 과정에 따라 진행되는 복잡한 현상이다. 염증은 이런 여러 가지 반응이 복잡하게 일어나는 것이지만, 멈춰 있는 상태가 아니라 일정한 과정에 따라 진행되는 반응이다. 또한, 이런 염증 반응에는 초기부터 치유(수복)에 도움이 되는 조직(혈관과 섬유아세포)의 증식이 동반되어 조직의 복구에 관여한다. 손상된 조직은 원래의 실질세포로 재생되거나 섬유 조직으로 대체된다(반흔). 실제로는 재생과 반흔이 동반되는 경우가 많다.

염증과 수복은 연속적이고 중복되는 것으로, 넓은 의미에서 염증은 손상에 대한 세포나 조직의 즉각적인 반응으로부터 수복까지 나타나는 기능 및 형태의 변화 과정 전체를 의미한다.

염증 반응은 손상된 조직을 수복하는 유익한 방어 반응으로, 특히 감염의 경우 생명을 구해주는 역할을 하기도 한다. 그러나 이런 염증 반응이 필요 이상으로 발생하거나 염증 반응에 대해 정상인보다 예민한 경우(과민 반응) 등에는 이에 의한 질병이 발생해서 오히려 해로운 결과를 초래할 수도 있다. 세포의 손상을 일으키는 자극은 모두 염증 반응을 일으키는 원인(최염제)이 된다. 세포 손상을 일으키는 원인은 기계적인 힘에서부터 내인성 원인(효소의 결핍)등까지 매우 다양하다. 세포 손상의 원인은 대략 다음과 같다.

❑ 염증의 원인

① 산소 결핍 : 세포 손상을 일으키는 가장 흔하고 중요한 원인이다. 죽상동맥경화증이나 혈전에 의해 혈액 공급이 줄어드는 상태인 허혈은 산소 결핍의 가장 흔한 원인이다. 그 밖에 심장과 폐장의 기능이 부전에 따라 혈액 내의 산소량이 적어지는 경우나 빈혈 혹은 일산화탄소 중독과 같이 산소 운반 능력이 감소하는 경우에도 저산소증에 의한 세포 손상이 생긴다.

② 물리적 요인 : 기계적 손상, 고온과 저온, 급격한 기압 변동, 방사선에 노출, 전기 등과 같이 밖에서 가해지는 것과 세포나 조직의 괴사에 의해 형성되는 물질이 있다. 밖에서 가해지는 미세한 자극도 반복적으로 작용하면 만성 염증의 원인이 될 수 있다.

③ 화학물질과 약물 : 소량으로 짧은 시간에 많은 세포를 파괴시키는 비소, 시안화물, 수은염 등의 독극물뿐만 아니라 환경오염 물질, 산업현자에서 자주 접촉하는 물질, 기호품, 각종 치료약제 등도 세포손상을 일으킬 수 있다.

그 밖에 포도당이나 소금과 같은 단순 화합물도 생리적 농도를 벗어나면 수분과 전해질의 평형이 깨져서 세포손상이 생길 수 있고, 산소도 고농도에서는 강한 독성을 갖는다.

④ 감염성 요인 : 각종 병원체 즉 세균, 바이러스, 리케치아, 진균, 각종 기생충 등이 해당된다.

⑤ 면역 또는 염증 반응 : 세포가 면역 혹은 염증반응에 관여하는 세포(중성구, 림프구, 대식세포)나 확하적매개물질(항체, 보체, 사이토카인)등과 접촉하면 손상을 일으킨다.

⑥ 유전장애 : 염색체의 수나 구조의 변화에 따른 세포유전병과 단일 유전자의 돌연변이에 의해 발생하는 멘델유전병이 있다. 여러 유전인자의 돌연변이와 환경의 영향이 복합적으로 작용하여 발생하는 질환을 다인자유전병이라고 한다.

⑦ 영양 불균형 : 영양 결핍은 세포손상의 주요 원인이고, 영양 과잉도 세포손상을 일으킨다. 칼로리, 탄수화물, 지방의 과다 섭취는 죽상동맥경화증이나 비만, 고혈압 및 심장질환과 밀접한 관계가 있다. 이런 여러 종유의 최염제의 의해 나타나는 염증 반응은 그 종류에 따라 양식이 다르다. 즉, 물리적 요인 및 화학물질과 약물은 종류, 농도, 작용 시간에 따라서 염증 반응의 양상이 다르고, 병원체에 의한 염증도 원인균에 따라 염증 반응이 다르게 나타나기 때문에 염증반응의 양상을 보아 그 원인을 추측할 수도 있다. 그러나 염증 반응의 양상은 원인이 되는 최염제가 같더라고 사람에 따라서 유전적 혹은 후천적 요소에 의해 달리 나타날·수도 있다.

1-2. 염증의 경과와 전귀

급성 염증은 일반적으로 다음의 네 가지 경과 중 하나로 귀결된다.

① 완전 수복(용해) : 급성 염증이 있던 부위가 반흔 조직을 남기지 않고 정상으로 수복된다. 완전 수복에서는 화학적 염증 매개물질이 중화되어 더 이상 작용하지 않으며, 혈관투과성이 정상화되고 백혈구가 더 이상 혈관 밖으로 나오지 않고, 염증이 있었던 조직에서 부종액, 단백, 백혈구, 이물질 및 괴사물질 등이 대식세포와 림프관에 의해 제거된다.

② 섬유화 : 조직이 파괴되면서 많은 양의 섬유소성 삼출물이 동반되는 염증에서 보이는 소견으로, 완전하게 수복되지 못한 손상된 조직이 반흔 조직으로 치유되는 경우이다. 혈관 밖의 조직이나 체강에 있는 삼출물이 완전하게 재 흡수되지 못하는 경우에, 결합조직이 삼출액 내로 자라 들어가서 섬유화가 일어나는 것을 기질화라고 한다.

③ 농양 형성 : 화농성 세균 감염에 의한 급성 염증이 진행되어 국소 농양을 형성하는 것이.

④ 만성 염증 : 급성 염증이 용해되지 않고 계속 지속되면 만성 염증이 된다.

2. 염증성병변의 증상분류 ◆ ◆ ◆

2-1. 염증성 병변

염증의 증상을 보면, 급성 염증의 발생하면 나타나는 임상 증상은 전신 증상과 국소 증상으로 나눌 수 있다.

➲ **염증의 증상(5대 증상) ;** 급성 염증의 국소 증상에는 발적, 발열, 종창, 동통이 있고, 다음의 기전에 의한다. 염증의 초기에는 교감신경의 자극에 의해 혈관이 일시적으로 수축되지만, 그후 즉시 히스타민과 같은 매개물질에 의해 소동맥이 확장되며 혈류라 증가된다. 혈류가 증가되면 주변의 피부가 선홍색이 되고(발적), 온도가 상승한다(발열).혈관이 확장되고 혈류가 증가하면서 혈류의 속도가 늦어지고 혈관내피세포가 수축하면 열린 틈을 통해 혈장 성문과 혈구가 열관 밖의 간질조직이나 체강으로 빠져 나오는 것을 삼출이라 하고, 삼출액은 종창을 일으킨다.

2-2. 염증의 분류

염증은 경과에 따라 급성염증과 만성염증으로 분류하고 염증의 형태에 따라 장액성 염증, 섬유소성 염증, 출혈성 염증, 궤양, 만성 유아종성 염증 등으로 분류한다. 급성염증은 기간이 짧아 몇 분에서 몇 일 동안 지속되며 혈장의 삼출과 백혈구(주로 호중구)의 침윤을 특성으로 한다.

---

3. 옹저 (癰疽) ✛ ✛ ✛

옹저(癰疽)는 종기이다. '옹저(癰疽)' 문(門)에서는 종기가 생기는 원인, 각종 종기의 종류, 종기의 치료법을 다룬다. 특히 종기의 치료법에는 내과적 처치, 고약을 붙이는 방법 이외에도 침을 써서 종기를 째는 외과적 방법도 포함된다.

❑ 옹저(癰疽) ; 종기

1. 옹저발병지원(癰疽發病之原)

➲ 영기(榮氣)가 잘 돌지 못하고 살결로 몰리면 옹종(癰腫)이 생긴다.

신(腎)의 찬 기운이 간(肝)에 전해가면 옹종이 생기고 기운이 없어진다. 비(脾)의 찬 기운이 간에 전해가면 옹종이 생기고 힘줄이 오그라든다. 영위(榮衛)가 경맥 속에 머물러 있으면 피가 잘 돌지 못하게 되는데, 피가 잘 돌지 못하면 위기(衛氣)도 잘 돌지 못하고 막힌다. 이와 같이 돌지 못하면 열이 난다. 그리고 열이 심하게 계속 나면 살이 썩는데, 살이 썩으면 고름이 생긴다. 그러나 살이 뼈 있는 데까지는 꺼져 들어가지 않는다. 그러므로 골수(骨髓)

는 마르지 않고 오장(五臟)도 상하지 않는데 이것을 옹(癰)이다. 열이 몹시 나서 살이 꺼져 들어가고 힘줄과 골수가 마르며, 속으로는 오장에까지 머치고 혈기가 줄어들며 힘줄과 뼈, 성한 살이 없는 것을 저(疽)라고 한다.

● 옹저는 음양이 서로 엉켜서 생긴다. 대체로 기(氣)는 양이고 혈(血)은 음이다. 혈은 맥 안에서 돌고 기는 맥 밖으로 쉬지 않고 도는데, 한습이 침범하면 막혀서 더디게 돌아간다. 화열(火熱)이 침범하면 끓어오르기 때문에 빨리 돌아다니다가 사기를 만나면 한 곳에 몰리면 진액이 걸쭉해져 담(痰)이 되고 음(飮)이 되는데, 오래되면 이것이 맥 속으로 스며들어가므로 혈이 흐려지게 된다. 이와 같이 음이 양에 막혀서 옹이 된 것이다. 또 혈이 사기를 만나 한 곳에 몰리면 순행하는 경맥이 막혀서 혹은 넘치거나 맺혀서 쌓인 것이 오래되면 맥 밖으로 넘쳐 나와 기가 어지럽게 된다. 이것은 양이 음에 막혀 저가 된 것이다.

2. 옹저욕발지후(癰疽欲發之候)

● 대체로 열이 나고 오한이 나며 머리가 아프고 메스꺼우며 힘줄이 당기고 숨이 차며 답답한 것과 소갈병이 여러 해 동안 가는 것은 다 옹저가 생기려는 증상이다.

옹저는 다 기가 몰려서 된 것이다. 내경에는 기가 경락에 머물러 있으면서 혈과 더불어 잘 돌지 못하면 막히고 뭉쳐서 옹저가 된다고 하였다. 이것은 칠정(七情)으로 생기는 것을 말한 것이다.

3. 옹저종통양지인(癰疽腫痛痒之因)

● 옹저(癰疽)는 혈에 열이 심해서 생긴 것이다. 열이 심하면 붓는다. 열이 심하면 양기가 속으로 몰리므로 갑자기 몹시 붓게 된다. 이것이 심해지면 영기가 살결로 거슬러서 몰리므로 옹이 되어 곪는다.

아픈 것, 가려운 것, 장양(瘡瘍). 옹종(癰腫), 저(疽), 진(疹), 유기(瘤氣)나 멍울이 생길 때 속이 답답한 것이 심한 것은 다 화열(火熱)에 속한다.

4. 옹저당분내외(癰疽當分內外)

옹저가 가슴속이나 뱃속에 생겼을 때는 반드시 어느 장부와 연관된 것인가를 알아내야 한다. 몸 안에 생기는 것은 내저(內疽), 폐옹(肺癰), 심옹(心癰), 간옹(肝癰), 신옹(腎癰), 위완옹(胃脘癰), 장옹(腸癰)이 있다. 겉에 생기는 것은 뇌발(腦發), 배발(背發), 빈발, 미발(眉發), 이발, 시함발, 자발, 액발(腋發), 천당발(穿當發), 퇴발(腿發), 후옹(喉癰), 제옹(臍癰), 과마옹, 낭옹(囊癰), 유옹(乳癰)이 있다.

5. 둔옹(臀癰)

엉덩이는 아랫배의 뒤에 있고, 또 아래에 있으므로 음 가운데 음이 된다. 그 거리가 멀고 한쪽으로 치우쳐 위치하고 있어서 비록 혈(血)은 많으나 여기로 기가 잘 돌지 못하고 피도 덜 돌게 된다. 그러므로 중년이 지나서는 여기에 옹이 생기지 않게 해야 한다. 그리고 여기가 약간 붓고 아픈 것 같으면 맥과 증상을 참작해 보아서 허약하면 곧 기혈(氣血)을 보해야 한다.

6. 유주골저(流注骨疽)

유(流)란 돌아간다는 것이고, 주(注)란 머물러 있다는 것이다. 유주골저(流注骨疽)는 혹 뭉쳐서 멍울이 생기거나 서서히 붓는다. 대개의 경우 평소 담화(痰火)가 있는데, 혹 풍한(風寒)에 감촉되어 그 사기가 돌아다니다가 담이 머물러 있는 곳에 가면 그렇게 된다. 흔히 팔다리나 가슴, 배, 허리, 엉덩이, 뼈마디 등에 생긴다.

⊃ 유주는 상한(傷寒)으로 생긴다. 상한표증(傷寒表證)이 완전히 낫지 못하고 사독이 팔다리의 경락(經絡)으로 가면 경락이 막혀 잘 통하지 못하다가 나중에 이것이 생긴다. 대체로 유주는 상한의 남은 독으로 생기고, 골저는 유주가 심하게 된 증이다.

골저란 곪아터진 다음 기혈이 영양하지 못하여 뼈가 저절로 떨어져 나오는 것인데, 고름과 진무른살, 부스러진 뼈가 다 나와야 낫는다.

7. 정저

발의 위아래에 생긴 것을 사음(四淫)이라고 하는데, 그 생김새는 큰 옹저와 같다. 이것을 빨리 치료하지 않으면 백일이내에 죽을 수 있다.

발의 옆에 생긴 것을 여저라고 하는데, 그 생김새는 크지 않다. 이것이 처음에는 새끼발가락에 생기는데 이때 빨리 치료해야 한다. 치료하여도 검은 것이 삭지 않으면 점차 더 심해져서 치료할 수 없게 되고 백일이내에 죽을 수 있다.

발가락에 생기는 것을 탈저(脫疽)라고 하는데, 그 생김새가 검붉은 것은 치료할 수 없고 검붉지 않은 것은 죽지 않는다. 그러나 치료하여도 낫지 않을 때는 빨리 잘라버려야 한다. 그렇지 않으면 죽을 수 있다.

8. 옹저잡증(癰疽雜證)

옹저 때 번갈(煩渴)이 나는 것, 옹저 때 구역이 나는 것, 옹저 때 담(痰)이 성한 것, 옹저 때 오한과 신열이 나는 것, 옹저 때 몹시 아픈 것, 옹저 때 설사가 나는 것들이다.

Chapter 02

10

종양

종양은 신체세포가 자율성을 갖고 무목적으로 과잉 증식하는 병변이며 현재 우리나라 사람의 사망원인 1위인 암(癌)도 종양의 한 종류로 악성종양이다.

1. 종양의 개요 ✛ ✛ ✛

종양의 육안적 형태

형태; 발생 부위에 따라 다르며 종양이 폐장, 간장, 신장, 뇌 등 심부조직이나 실질장기에 발생한 때에는 주위로 퍼져나가면서 구상의 결절이 된다. 피부나 점막과 같이 장기의 표면에 발생하는 경우 종양은 표면보다 돌출하게 되며 사마귀모양, 버섯모양, 유두상, 폴립상, 분화구상, 수지상 등으로 다양하다.

└ 종양의 형태 특징

▶ 크기; 초기에는 육안으로 보이지 않는 작은 것도 있지만 성인의 머리 보다 큰 것도 있다. 일반적으로 양성종양이 악성종양보다 더 큰 경향이 있지만 반드시 일정한 관계가 있는 것은 아니다.

▶ 색깔; 일반적으로 회백색을 띠지만 구성물질이나 조직성분에 따라 다르게 나타난다. 혈관이 풍부한 것은 적색(혈관종), 지방을 많이 포함하면 황색, 멜라닌 색소가 많은 것(흑색종)은 알갈색이나 흑색으로 나타난다. 종양의 변성, 괴사가 발생하면 암적색이나 황색을

띠게 된다.

▶ 경도; 골종이나 여골종은 단단하고 지방종이나 점액종은 유연하다. 종양이 괴사하여 연화 하면 유연하게 되고 석회침착이 일어나면 단단하게 된다.

2. 종양의 분류 ❖❖❖

종양은 크게 양성 종양과 악성 종양으로 나누고 2종 이상의 조직으로 되어 있는 경 우 혼합종양이라고 한다. 양성 종양과 악성 종양의 차이는 발육속도, 팽창성, 침윤성, 재발여부 등 여러 가지 면에서 차이점이 나타난다.

특성	양성 종양	악성 종양
성장 속도	▪ 천천히 자람 ▪ 성장이 멈추는 휴지기를 가질 수 있음	▪ 빨리 자람 ▪ 저절로 없어지는 경우는 매우 드
성장 양식	▪ 점점 커지면서 성장하나 범위가 한정되어 있음 ▪ 주위조직에 대한 침윤은 없음	▪ 주위조직으로 침윤하면서 성장힘
피막 형성 여부	▪ 피막이 있어 종양의 주위조직으로의 침윤을 방지함 ▪ 피막이 있으므로 수술적 절제가 쉬움	▪ 피막이 없으므로 주위조직으로의 침윤이 잘 일어남
세포의 특성	▪ 분화가 잘 되어 있음 ▪ 분열상은 없거나 적음 ▪ 세포가 성숙함	▪ 분화가 잘 안 되어 있음 ▪ 정상 또는 비정상의 분열상이 많음 ▪ 세포가 미성숙함
인체에의 영향	▪ 인체에 거의 해가 없음	▪ 항상 인체에 해가 됨
전이 여부	▪ 없음	▪ 흔함
재발 여부	▪ 수술로 제거시 재발은 거의 없음	▪ 수술후 재발 가능함
예후	▪ 좋음	▪ 종양의 크기, 림프절 침범 여부, 전이 유무에 따라 달라짐

2-1. 양성 종양

성숙형 상피성 종양; 상피성 세포로 이루어지고 그 사이에 혈관을 동반한 결합조직 성분이 발달하여 간질을 구성하고 있는 종양이다. 유두종, 선종 등이 속한다.

성숙형 비 상피성 종양; 피 상피성 세포로 이루어지고 주로 간엽계 조직과 일부 신경조직에서 발생하며 섬유종, 지방종, 연골종, 혈관종, 흑색종, 조혈조직의 종양, 신경조직의 종양 등이 있다.

2-2. 악성 종양

미성숙형 상피성 종양(암종); 악성 종양 전체를 가리킬 때는 암(癌)이라고 부른다. 암종은 방상구조를 가지고 있으며 침윤성으로 발육하고 림프행성으로 전이하는 것이 특징이다. 암종은 편평상피암종, 선암종, 미분화암종 등으로 분류한다.

① 종양의 발육과 전이 ; 양성 종양은 대부분 느리고 크기도 제한이 있어 숙주에 미치는 영향이 적고 국소적이어서 생명의 위험이 거의 없다. 이에 대해 악성 종양은 발육이 빠르고 그대로 방치하면 발생한 국소만이 아니라 주위조직이나 다른 부위로 침윤 또는 정이하여 숙주를 죽게 하는 경우가 많다.

② 종양의 발생원인 ; 종양의 발생원인은 아직까지 분명아게 밝혀진 것은 없으나 자극설, 미아설, 돌연변이설, 감염설 등이 널리 인정 되고 있다. 최근에는 종양의 발생원인을 외인과 내인으로 나누어 구분하고 있다. 외인은 생체의 외부로부터 오는 자극이며, 내인은 숙주쪽의 요인이다. 종양과 숙주의 상호 관계는 다음과 같다.

❑ 종양과 숙주의 상호관계

▶ **숙주가 종양에 미치는 영향 ;** 종양은 숙주 즉 생체로부터 공급 받아 발육 증식하면서도 때로는 숙주와의 조화를 무시하고 무제한으로 증식하여 숙주를 죽음에 이르게까지 한다. 그러나 종양세포의 자율적 증식도 반드시 절대적인 것이 아니며 숙주 쪽의 여러 조건에 의해 영향을 받는다. 종양에 영향을 미치는 숙주의 요인에는 숙주의 영양 조건, 호르몬의 영향, 혈류 응고계의 이상, 면역학적 영향 등이 있다.

▶ **종양이 숙주에 미치는 영향 ;** 국소적 영향으로는 압박, 출혈, 세균감염, 골절 등이 있으며, 전신적 영향으로는 악액질, 면역의 이상, 내분비 이상, 광물질의 이상, 발열 등이 있다.

▶ **종양의 치료와 재발 ;** 아직까지 어느 정도 진행된 암의 확실한 치료 방법은 밝혀진 것이

없다. 따라서 종양에서는 조기 진단과 조기 치료가 가장 중요하다. 암의 검사법에는 x-선 검사. 초음파 검사, CT 촬영 등의 화상 진단법과 내시경을 이용한 진단법, 세포 진단법, 조직 진단법 등이 있다. 앞으로는 분비되는 물질을 혈액 중에서 찾아내는 생화학적 진단법과 유전자 지도를 이용한 진단법의 발견이 기대 되고 있다. 현재 사용하는 치료법에는 외과적 수술, 방사선 조사, 화학 요법, 내분비 요법, 면역 요법 등이 있다.

▸ **종양의 재발 ;** 수술이나 방사선 치료 등에 의해 일단 치유된 종양이 5년 이내에 다시 생기는 것을 재발이라하고 국소성 재발과 전이성 재발로 나눈다. 암은 근본적으로는 예방할 수 없지만 흡연을 삼가고, 지방의 섭취를 줄이며 굽거나 탄 음식을 먹지 않는 것 등의 다양한 방법이 암 예방을 위해 권장 되고 있다.

□ 종양의 분류

▸ **양성 종양 ;** 성숙형 상피성 종양, 유두종, 선종,
▸ **성숙형 비상피성 종양 ;** 섬유종, 지방종, 영골종, 골종, 혈관종, 흑색종, 조혈조직 의 종양, 신경 조직의 종양
▸ **악성 종양 ;** 미성숙형 상피성 종양, 편평 상피암종, 선암종, 미분화 암종
▸ **미성숙형 비상피성 종양 (육종)**
▸ **단순 육종 (전혀 미성숙한 종양) ;** 어느 정도 분화된 구조를 가지고 있는 육종
▸ **혼합 종양 ;** 간엽성 혼합종양, 유장기성 혼합 종양, 기형종

□ 악성종양(암)

▸ **암의 원인 ;** 암이 발생하는 원인은 아직도 정확히 밝혀진 바 없다. 하지만 지금까지 알려진 바에 따르면 정상적인 세포의 유전자나 암 억제 유전자에 돌연변이가 생겨서 나타난다고 알려져 있다. 대표적인 암 억제 유전자인 p53 유전자의 경우는 자연발생적인 원발성 종양의 약 50%에서 이 유전자의 돌연변이가 관찰되었다. 그러나 특정 유전자 몇 개의 변이로만 암이 일어나는 것이 아닌 것은 확실해 보인다. 유전자 치료를 통해 정상 p53 유전자를 암세포에 주입했을 경우 환자의 상태가 호전되지 않는다는 연구가 발표되어 있는 것을 봐도 복잡한 원인에 의해서 발생하는 것으로 사료된다. 다만 몇 가지 발암원을 연구함으로써 그것들의 사용을 금지하고 있다. 폐암은 지속적인 흡연(간접 흡연 포함), 도시 공해 등이 발암원이라고 추정되며 간암은 지나친 음주 등이 원인으로 추정된다. 또한 벤젠과 같은 일부 방향족 탄화수소가 강력한 발암원임이 밝혀졌으며 폴리염화비닐을

태울 때 나오는 다이옥신 또한 발암원이다.

▶ **암의 종류 ;** 잘 알려진 암으로 다음과 같은 것들이 있다.

① 위암: 동양 사람들이 주로 걸리는 암이다. 소금에 절이거나 훈제한 식품, 질산, 아질산염 가공식품이나 그 함량이 높은 채소류 또는 식수, 맵고 짠 음식이 위암 발생률을 높일 수 있다.

② 간암: 원발성 간암은 간에 일차적으로 발생하는 악성 종양을 의미한다. 병리학적으로 간세포 암종, 담관상피암종, 간모세포종, 혈관육종 등 다양한 종류의 원발성 간암이 있으나 간세포 암종과 담관상피암종이 대부분을 차지한다. 술을 많이 마시는 사람이 주로 걸리는 암이다.

③ 폐암: 담배를 피우는 사람들이 많이 걸리는 암이다. 담배를 피우지 않아도 간접 흡연으로 걸릴 가능성도 있다. 그 외에는 유전, 석면, 라돈 가스 등의 영향으로 폐암에 걸리기도 한다.

④ 췌장암(膵臟癌): 췌장암이란 췌장에 생긴 암세포로 이루어진 종괴를 말한다. 췌장암에는 여러 종류 중에서도 췌장관에서 발생하는 췌관선암이 90% 정도를 차지하고 있어 일반적으로 췌장암이라고 하면 췌관선암을 말하는 것이다.

⑤ 대장암: 유럽, 미국 사람들이 잘 걸리는 암이다.

⑥ 치종암: 잇몸에서 암세포가 발원되어서 걸리는 암이다.

⑦ 혈액암: 백혈병이라고도 한다. 비정상적인 백혈구의 이상증식으로 기존 혈구들의 생성을 억제하는 암이다.

⑧ 유방암: 유방 내에만 머무는 양성종양과 달리 유방 밖으로 퍼져 생명을 위협할 수 있는 악성 종양이다. 유방에 있는 세포 중 어느 것이라도 암이 될 수 있으므로 유방암의 종류는 매우 많다. 하지만 대부분의 유방암이 유관(젖줄)과 소엽(젖샘)에 있는 세포 그 중에서도 유관세포에서 기원하므로 유방암이라 하면 유관과 소엽의 상피세포에서 기원한 암을 말한다.

⑨ 이 밖에도 후두암, 식도암, 방광암, 직장암, 구강암, 자궁암 등이 있다. 뇌종양은 두뇌암이라고도 부른다.

▶ **증상과 신호 ;** 크게 암의 증상은 다음의 세 가지로 나눌 수 있다.

① 국소적 증상: 평상시에 보이지 않는 종류의 종기(종양), 헤모레이지(hemorrhage, 출혈), 아픔이나 궤양이 있다. 주변의 조직을 누르게 되면 황달(jaundice, 눈이나 피부가 노랗게 되는 것)같은 증상이 일어날 수 있다.

② 전이 증상(퍼지는 증상): 림프절이 커지고 기침, 각혈(hemoptysis), 간 비대(hepatomegaly), 뼈가 아프거나 영향을 받은 뼈의 손상, 신경학적인 증세. 이미 진행된 암이 고통을 유발하기도 하지만 초기 증상은 아닌 경우가 많다.

③ 시스템적인 증상: 체중 감소, 식욕 저하, 피로나 경우에 따라서는 체중 증가, 체력 감퇴(cachexia, wasting), 과도한 땀흘림, 자면서 식은땀을 흘림, 빈혈, 또는 특정한 전이 현상, 예를 들면 암 활동 중의 호르몬 변화 등.

〈위에 열거된 증상은 여러가지 다른 조건에 의해 일어나는 것일 수도 있다. 따라서 각각

의 원인이 암일 수도 있고 아닐 수도 있다.〉

▶ **암의 매커니즘 ;** 선천적인 암의 설계도암은 정상적인 세포가 갑자기 잘못되어 암세포가 되는 데서 비롯한다. 암 바이러스는 암을 일으키는 설계도 RNA를 가지고 있는데, 이 RNA가 정상 세포의 DNA에 파고들어가 DNA와 결합해 버리면 정상 세포는 암을 일으킨다. 그러므로 이 암을 일으킨 세포의 DNA에는 반드시 암 바이러스의 RNA가 들어 있다.

백혈병(白血病)을 일으킨 생쥐의 세포의 DNA를 조사한 결과에서도 틀림없이 백혈병 바이러스의 RNA가 들어가 있음이 확인되었다. 다음으로 백혈병을 일으키지 않은 정상 세포의 DNA를 똑같이 조사해 보았다. 정상 세포이므로 백혈병 바이러스의 RNA가 잠입해 있을 리가 없다. 그런데 이상한 결과가 나왔다. 몇번 실험을 되풀이해도, 정상 세포의 DNA에 백혈병 바이러스와 똑같은 RNA가 발견되는 것이다. 암 바이러스에 감염되지 않은 정상 세포에 암 유전자가 남몰래 잠입해 있었다. 다시 말해서 정상 세포도 선천적으로 암의 설계도를 유전자에 지니고 있다고밖에 설명할 수가 없다. 이 발견은 처음에 학계에서 제대로 받아들여지지 않았다. 그러나 현재는 암의 기초 의학에서 상식이 되었다.

발암 물질은 2가지 타입이 있는데, 그 하나가 초발인자(初發因子 : 프로모터)이다. 먼저 초발인자가 정상 세포의 유전자에 작용한다. 보통 이대로는 암이 되지 않지만, 이어서 촉진인자가 계속적으로 작용하면 암이 된다는 것이다. 그러나 초발인자만으로도 그것이 강력하고 장기간에 걸치게 되면 단독으로 암을 일으킨다. 그러나 촉진 인자만으로는 단독으로 암을 일으키는 법이 없다. 담배 연기에는 초발인자와 촉진 인자 양쪽이 모두 함유되어 있다는 것도 알려져 있다. 인간은 태어나면서부터 암 유전자를 지니며, 게다가 생활 환경에는 암을 일으키는 물질이 적지 않다. 발암 물질뿐만 아니라 태양 광선에 포함되는 자외선, 갖가지 방사선, 물리적인 연속 자극, 암을 일으키는 바이러스, 체내의 호르몬 이상, 200종에 이르는 유전형 등이 암을 일으키는 원인이 된다. 암의 메커니즘이 속속들이 밝혀져도 암 정복이 간단하지 않은 이유가 여기에 있다. 암은 세포의 병이다. 인간의 몸에는 약 60조(兆) 개의 세포가 있는데, 모든 세포는 세포핵에 유전자라는 생명의 설계도를 지니고 있다. 60조 개의 세포 모두가 완전히 똑같은 유전자를 지니고 있는데, 코의 세포는 코밖에 만들지 않으며, 간장의 세포는 간장밖에 만들지 않는다. 상처가 생기고 피부에 결손부(缺損部)가 생기면, 주위의 세포가 분열 증식하여 그것을 메운다. 모두 메우고 나면 증식이 멈춘다. 그런데 암이 된 세포는 어디든 관계없이 한정없이 분열 증식하여 불어나고, 중요한 장기(臟器)에 침윤(浸潤)하여 죽음에 이르게 한다. 그리고 혈액이나 림프액을 타고 여기저기로 마구 옮겨 다닌다. 이것이 바로 '전이(轉移)'이다. 코의 세포가 발로 옮겨가 발에 코를 만드는 법은 없는 것으로도 알 수 있듯이, 전이는 암의 특성이다. 이와 같은 암의 무서운 행패도 처음에는 겨우 1개의 정상 세포의 잘못으로부터 비롯된다. 1개라고는 하지만, 1개가 2개, 2개가 4개, 4개가 8개로 기하급수적으로 불어나는 것이 암세포이다. 치료는 마지막 1개까지 없애 버리지 않고는 재발할 염려가 크다. 여기에 암 치료의 가장 어려운 문제점이 있다.

부 록

의학 용어 해설

의학 용어 해설

(1) The cell 세포 – 생명체를 이루는 기본적인 단위

(2) Tissue 조직 – 특정구조와 기능을 갖은 세포집단

 – epithelial tissue 상피조직 – 한층 또는 여러 층의 세포로 이루어진 판 모양의 구조, 신체 표면과 관상 구조의 내강을 둘러싸고 있다.

 – muscle tissue 근조직

 – connective tissue 결합조직

 – nerve tissue 신경조직

(3) Organs 기관 ex) stomach 위

(4) Systems 계 ex) respiratory 호흡기계

1. DIGESTIVE SYSTEM
소화기계

■ **tonsil** : 편도(구개 편도 및 인두 편도

■ **tonsillectomy** : 편도절제술

■ **adenoid** : 아데노이드 구개편도가 커진 상태

■ **adenoidectomy** : 아데노이드절제술

■ **aphagia** : 연하 불능 – 음식을 전혀 삼키지 못하는 상태

■ **dysphagia** : 연하곤란 – 음식을 삼킬 때 통증이 있거나 넘기기 힘든 상태

■ **esophagus** : 식도

■ **stomach** : 위

■ **vomiting** : 구토

■ **nausea** : 구역, 오심

■ anorexia : 식욕부진

■ dyspepsia : 소화불량

■ hematemesis : 토혈 – 위장(stomach)으로부터 피를 토함

■ gastritis : 위염

■ ulcer : 궤양 – 염증성 괴사조직 탈락에 의한 기관이나 조직의 표면의 국소적 결손 또는 함몰을 가리킴

■ gastric ulcer : 위궤양

■ gastroenteritis : 위장염

■ gastrectomy : 위절제술 (subtotal G– 부분 절제, total G– 전 절제) 위암, 위궤양과 같은 질병의 환부를 잘라내는 수술

SMALL AND LARGE INTESTINE, PERITONEUM /

소장 , 대장, 복막

- small intestine : 소장
  - duodenum : 십이지장
  - jejunum : 공장
  - ileum : 회장
  - large intestine : 대장
  - cecum : 맹장
 - vermiform appendix : 충수
 - colon : 결장
 - ascending colon ; 상행결장
 - transverse colon : 횡행결장
 - descending colon : 하행결장
 - sigmoid colon : S상 결장
 - rectum : 직장
 - anus : 항문
- peritoneum : 복막
- mesentery : 장간막 – 소장의 바깥을 싸고 있는 막, 소장을 후복벽에 부착시킴.
- mesocolon : 결장간막 – 대장을 후복벽에 부착시키는 역할
- constipation : 변비
- diarrhea : 설사
- ascites : 복수 – 복강 내에 비정상적으로 축적된 액체
- melena : 혈변 – 검은 변, 혈액이 섞인
- hemoperitoneum : 복강내 출혈
- appendicitis : 충수염
- appendectomy : 충수질제술
- ulcerative colitis : 궤양성 대장염
- diverticulosis : 게실증 – 장벽의 근층이 약해져서 자루 모양으로 돌출됨.
- diverticulitis : 게실염 – 게실의 염증

- peritonitis : 복막염
- volvulus : 장염전증 – 장이 꼬임
- intussusception : 장중첩증 – 장이 겹침
- intestinal obstruction : 장폐색증 – 탈장이나 장유착, 장중첩증, 장염전, 복부수술 등으로 인해 폐색이 나타남.
- anal fissure : 항문열상
- anal fistula : 항문루
- hemorrhoid : 치핵, 치질(internal :내치핵, external: 외치핵)
- hemorrhoidectomy : 치핵절제술
- hernia : 탈장 – inguinal hernia : 서혜탈장 – 가장 흔한 형태로 남자에서 흔함. 일반적으로 소아는 선천적, 성인은 후천적 원인이 많음.
 - femoral hernia : 대퇴탈장
 - umbilical hernia : 제대탈장
 - incisional hernia : 절개탈장
- herniorrhaphy : 허니아 봉합술
- colectomy : 결장절제술
- exploratory laparotomy : 시험적 개복술 (explo–lapa)
- colostomy : 결장루설치술 – 결장에 치유되지 않는 악성 종양이나 질환으로 인해 직장과 항문을 절제하고 결장에 인공 항문을 형성하여 복벽에 개구하는 수술
- Mile's operation : 마일즈 수술 – 영구적 결장루를 만들고 골반부 결장, 결장 간막 및 인접 림프절을 제거하고, 직장과 항문 등 광범위한 절제를 함.

LIVER, BILIARY SYSTEM, PAN

CREAS / 간, 담도계, 췌장

■ liver : 간 – 횡격막 아래 우측 상복부에 위치하며 담즙을 생성함. 정상 혈당 유지, 혈액 응고에 필요한 물질 생성, 해독작용 등의 기능.

■ gallbladder : 담낭 – 간 아래 위치하며 담즙(bile)이 저장되는 장소

■ pancreas : 췌장 – 내분비 기능으로 인슐린과 글루카곤을 혈액 속으로 분비하고 외분비 기능으로 전분을 소화시키는 효소인 아밀라아제와 지방을 분해하는 효소인 리파아제를 포함한 췌장액을 분비함. Head, body, tail 의 세 부분으로 구성됨.

■ hepatitis : 간염 – 간의 염증상태. 원인에 따라 바이러스성 간염, 알코올성 간염, 중독성 간염 등으로 나뉨. 피로, 관절통, 오심, 식욕부진, 황달이 발생.

 ※viral hepatitis : 바이러스성 간염

▶hepatitis A – A형 간염 : 감염된 물과 음식물에 의해 전파되며 위생상태가 불량한 곳에서 특히 많이 발생

▶hepatitis B – B형 간염 : 혈액, 눈물, 타액, 정액과 같은 체액을 통하여 비경구적으로 전염됨. 감염을 일으키는 주 근원은 보균자나 급성과정에 있는 대상자임.

▶hepatitis C – C형 간염 : 혈액이나 혈액제제, 사람과의 접촉, 대변에 오염된 것을 섭취하여 감염됨.

■ liver cirrhosis : 간경화, 간경변증 – 간세포가 손상되어 섬유화되고 퇴행성 변화가 생기는 질환. 간염 증상 및 복수(ascites), 간비대(hepatomegaly), 토혈(hematemesis), 황달(jaundice), 식도 정맥류(esophageal varices)등이 발생됨.

■ fatty liver : 지방간 – 간에 비정상적으로 지방이 증가된 상태

■ hepatic coma : 간성 혼수 – 간 기능 부전으로 인한 중추신경계의 장애로 발생됨.

■ hepatomegaly : 간비대 – 비정상적으로 커진 간의 상태

■ jaundice : 황달 – 혈액 속의 빌리루빈이 이상적으로 증가하여 피부나 점액에 침착 되어 노랗게 염색된 상태. 황달이 나타나면 담관 폐쇄, 급성 및 만성 간염, 간경변증, 간암 등을 의심해 볼 수 있음.

■ cholecystitis : 담낭염 – 담낭(gallbladder)의 염증

■ cholangitis : 담관염 – 담관(blie duct)의 염증

■ cholelithiasis : 담석증 – 담낭 내에 담석(stone)이 있음.

■ cholangioma : 담관종, 담관암 – bile duct tumor

■ pancreatitis : 췌장염

■ carcinoma of pancreas : 췌장암 (악성 종양)

■ diabetes mellitus : 당뇨병 – 인슐린의 부족으로 발생.

■ hypoglycemia : 저혈당증 – 혈액속의 포도당 농도가 비정상적으로 낮은 상태 (새벽 공복시 혈당 수치가 50mg/dl 이하)

■ hyperglycemia : 고혈당증 – 혈액속의 포도당 농도가 비정상적으로 높은 상태 (새벽 공복시 혈당 수치가 140mg/dl 이상)

■ liver biopsy : 간생검(간 조직검사)

■ Laparoscopic cholecystectomy : 복강경 담낭 절제술 (Lapa – chole)

 –담낭염, 담석증시 복부를 절개하여 내시경을 통해 담낭을 절제하는 수술.

- Whipple's operation : 휘플 수술 – 췌장암 발생시 시행하는 수술. 췌장 두부, 십이지장과 위의 말단 부위, 총담관 하단부를 절제하고 남아있는 췌장,위,총담관을 공장에 문합해 주는 수술.
- Liver function test : 간기능 검사 – 간 손상의 정도와 존재 여부, 간질환의 경과를 파악하기 위한 검사. 간세포가 손상되면 효소의 수치가 증가됨. 종류로는 SGOT, SGPT, ALP, 혈청 bilirubin 등이 있음.

2. URINARY SYSTEM
비뇨기계

- kidney : 신장
- ureter : 요관
- urinary bladder : 방광 (bladder)
- urethra : 요도
- urine : 소변
- dysuria : 배뇨곤란
- anuria : 무뇨증
- hematuria : 혈뇨 – 소변에 적혈구가 섞인 것
- glycosuria : 당뇨 – 소변내에 당이 존재
- polyuria : 다뇨 – 소변 배설량이 비정상적으로 많아지는 경우
- oliguria : 핍뇨 – 소변 배설량이 500ml/day이하로 저하되는 상태
- albuminuria : 단백뇨 – 소변에 일정량이상 단백질이 섞어 나오는 것
- nocturia : 야뇨증 – 밤에 소변배설이 많아지는 경우
- uremia : 요독증 – 신장의 기능장애로 몸 안에 노폐물이 소변으로 빠져나오지 못하고 피속에 들어가 중독을 일으키는 병증
- urinary incontinence : 요실금 – 본인의 의지와는 상관없이 원하지 않는 장소 및 시간에 소변이 나오는 현상
- glomerulonephritis : 사구체신염 – 사구체 (모세혈관의 집합)의 감염
- pyelonephritis : 신우신염 – 박테리아성 감염에 의해 야기되며 신우에 농양을 형성.
- cystitis : 방광염
- urinary tract infection (UTI) : 요로 감염
- nephrotic syndrom : 신증후군 – 사구체 손상 질환 , 단백뇨, 부종, 저알부민 혈증 증상이 있음.
- acute renal failure (ARF) : 급성 신부전 – 신기능이 갑작스럽게 상실된 상태. 원인으로 약물 과다투여, 화상, 당뇨, 혈전증, 외상, 종양, 전립선비대, 결석 등이 있음. 혈청내 크레아니틴과 요소 질소 수치가 떨어지면 진단할 수 있으며 투석을 실시하여 요독증 및 패혈증을 예방해야 함.
- chronic renal failure (CRF) : 만성 신부전 – 만성적인 신기능의 상실 상태. 급성 신부전의 원인 외에 만성 사구체 신염, 당뇨, 고혈압, 재발성 신우신염 등이 있음. 3개월 이상 사구체 여과율 감소 및 요독 증상 증가 상태, 신초음파검사 상 양측 신장의 크기가 작아져 있을때 진단할 수 있음.
- hydronephrosis : 수신증 – 신결석, 협착, 종양, 전립선 비대등으로 소변이 흘러가지 못해 신장이 팽창되고 신기능이 저하되는 질환
- nephrolithiasis : 신결석증 – 혈뇨, 옆구리 통증 등이 나타나는 경우가 있고 증상이 없기도 하며, 원인으로 비타민 D와 우유의 과잉 섭취, 부갑상선 기능항진 등이 있음.
- ureterolithiasis : 요관결석증

- Wilm's tumor : 빌름스 종양 – 어린이 신장의 악성 종양으로, 옆구리 통증, 혈뇨, 체중 감소, 빈혈, 식욕부진 등이 나타남.

- nephrectomy : 신절제술

- nephrolithotomy : 신절석술 – 신결석증일 때 신결석을 제거하는 수술

- kidney transplantation : 신장 이식

- dialysis : 투석 – 신부전시 투석을 통해 체내 노폐물을 제거하는 치료방법

  #hemodialysis(HD) : 혈액투석 – 인공신장기를 사용하여 혈액내 노폐물을 제거함.

  #peritoneal dialysis(PD) : 복막투석 – 복강 내로 투석액을 주입하여 물질이 교환하는 시간을 부여한 후 투석물을 제거하여 노폐물을 제거하는 방법. 혈액 투석이 부적합하고 심혈관 질환이나 출혈 경향이 심한 환자에 사용함.

- kidney,ureter,bladder (KUB) : 신장, 요관, 방광 방사선 촬영

- intravenous pyelography (IVP) : 정맥성 신우 조영술

- retrograde pyelography (RGP) : 역행성 신우 조영술

- blood urea nitrogen (BUN) : 혈액 속의 질소 노폐물인 urea 양을 측정하는 검사. urea가 혈액내에 축적되면 uremia(요독증)이 되어 무의식과 사망을 초래할 수 있음.

- creatinine clearance test : 청소검사 – 신기능을 판정할 수 있는 방법으로 신장의 배설 능력을 정량적 수치로 표현.

3. NERVOUS SYSTEM
신경계

- central nervous system (CNS) : 중추신경계 – 뇌(brain)와 척수(spinal cord)

- peripheral nervous system (PNS) : 말초신경계

  #cranial nerve : 뇌신경 – 12쌍의 뇌신경으로 구성.

  #spinal nerve : 척수신경 – 31쌍의 척수신경으로 구성.

  #autonomic nerve : 자율신경 – 교감신경(sympathetic nerve)과 부교감신경 (parasympathetic nerve)으로 구성.

- cerebrum : 대뇌

- cerebellum : 소뇌 – 연수와 교의 뒷부분에 위치하여, 평형 유지, 근육상태 조절 및 수의근 운동 조절.

- brain stem : 뇌간 – 뇌와 척수를 연결시키는 부분으로 연수, 교, 중뇌로 나뉨.

  #medulla oblongata : 연수 – 생명 유지에 기본이 되는 호흡, 심장, 혈관운동, 연하 및 구토를 취급하는 중추.

  #pons : 교 – 뇌신경중 제 5, 6, 7, 8 뇌신경이 나오는 곳.

  #thalamus : 시상 – 감각, 시각, 미각, 청각의 중계 역할을 함.

- hypothalamus : 시상하부 – 체온, 수면, 식욕 조절 중추와 뇌하수체의 호르몬 분비를 조절하는 중추가 있음.

- ventricles : 뇌실 – 뇌 속에 위치하는 연속된 공간으로 뇌척수액이 들어 있음.

- cerebrospinal fluid (CSF) : 뇌척수액 – 맑은 무색의 액체로 영양 물질과 노폐물의 운반 매체로 작용하며 뇌와 척수를 충격으로부터 보호하는 작용을 함.

※ 요추천자 (spinal punture) - 진단 목적, 뇌압 완화 위해 뇌척수액을 뽑는 것. 척수가 없어 신경 손상의 위험이 없는 제 3, 4 요추 사이에서 실시함.

■ coma : 혼수

■ conversion : 경련

■ hemiparesis : 편측 부전마비 - 신체 한 쪽의 불완전 마비

■ hemiplegia : 편마비 - 신체 한 쪽의 완전마비

■ paraplegia : 양측 하지 마비

■ tetraplegia : 사지마비

■ encephalitis : 뇌염

■ myelitis : 척수염

■ meningitis : 수막염

■ hydrocephalus : 뇌수종, 수두증 - 뇌척수액이 비정상적으로 축적되어 머리가 커짐.

■ cerebral concussion : 뇌진탕 - 뇌충격에 의한 일시적 의식 상실, 24시간 이내에 의식이 회복됨. 뇌의 구조적인 손상이나 신경학적 결손 없이 나타날 수 있음.

■ cerebral contusion : 뇌좌상 - 뇌의 타박상으로 인해 뇌실질에 기질적 손상을 입음. 경막하 혈종이나 지주막하 혈종이 발생됨, 장기적인 뇌손상 및 간질을 유발하기도 함.

■ parkinson's disease : 파킨슨병 - 근육이 약화되는 중추신경계의 퇴행성 질환

■ multiple sclerosis : 다발성 경화증 - 뇌와 척수의 신경섬유를 덮고 있는 지방질이 파괴되어 신경정보가 원활히 전달되지 않는 질환. 딱딱해진 병소가 다발적으로 발생됨. 시각장애, 운동장애, 감각저하, 통증 발생

■ epilepsy : 간질

■ craniotomy : 개두술

■ trephination : 천공술 - 두개골에 구멍을 내는 수술

■ craniectomy : 두개골 절제술

■ sympathectomy : 교감신경절제술 - 내시경을 통해 교감신경을 절제하는 수술(흉강경). 주로 다한증(비정상적인 다량의 땀 분비)에서 시술함.

■ cerebral angiography : 뇌혈관 조영술 - 조영제를 동맥으로 주입한 후 뇌혈관을 촬영.

■ electroencephalography(EEG) : 뇌파검사 - 뇌에서 발생하는 전기충격을 기록하여 이상 유무를 보는 검사

4. CARDIOVASCULAR SYSTEM 심장 혈맥관계

■ heart : 심장

■ aorta : 대동맥

■ vena cava : 대정맥

■ pulmonary vein : 폐정맥

■ pulmonary artery : 폐정맥

■ artrium : 심방 - 우심방과 좌심방이 있음

■ ventricle : 심실 - 우심실과 좌심실이 있음

■ mitral valve : 승모판(이첨판) - 좌심방과 좌심실 사이에 위치한 판막

■ blood pressure(BP) : 혈압

■ coronary artery : 관상동맥 - 심장에 산소와 영양분을 공급하는 혈관

■ angina pectoris : 협심증 - 심근의 산소 공급 부족으로 인해 가슴에 갑작스런 통증이 나타나는 증후.

■ arrhythmia : 부정맥 - 비정상적인 심장 리듬

■ bradycardia : 서맥 - 심장박동수가 1분당

60회 미만

■ tachycardia : 빈맥 – 심장박동수가 1분당 100회 초과

■ cardiac arrest : 심박동정지

■ murmur : 잡음 – 심장의 비정상적인 소리

■ cyanosis : 청색증 – 혈액 내 헤모글로빈 감소로 피부색이 푸른색으로 변함.

■ congestive heart failure : 울혈성 심부전증 – 심장의 혈류가 원활하게 흐르지 못해 기관이나 조직에 울혈을 가져오는 퇴행성 심질환

■ coronary artery disease : 관상동맥 질환 – 협착, 폐쇄 등의 관상동맥 관련 질환

■ myocardial infarction : 심근경색 – 관상동맥경화증이나 혈전으로 인해 혈관이 막혀 심장에 혈액공급이 되지 않아 심근조직이 파괴된 질환

■ cardiopulmonary resuscitation(CPR) : 심폐소생술 – 심장의 활동이나 호흡이 갑자기 정지되는 동안 생명을 구하기 위한 응급적인 처치, 심정지 후 적어도 3~4분 이내에 실시되어야 함.

■ aneurysm : 동맥류 – 동맥의 어떤 부분이 비정상적으로 증대되는 것, 파열이 발생.

■ arteriosclerosis : 동맥경화증

■ embolism : 색전증 – 혈액에 혈전이나 이물질이 섞여 혈관이 막히는 경우.

■ thrombosis : 혈전증 – 혈액자체가 응고되어 혈관에 떠다니는 경우

■ varicose veins : 정맥류 – 비정상적으로 확장된 정맥으로 주로 하지에 발생함.

■ vein stripping : 정맥박리술 – 정맥류에 대한 수술

■ hypertention : 고혈압 – 흔히 140/100mm Hg 이상을 고혈압으로 간주함.

■ CBC(complete blood count): 통상적으로 실시하는 혈액검사로서, 적혈구, 백혈구, 백혈구 감별검사, 혈소판 검사가 포함된다.

■ RBC(red blood cell): 적혈구

■ WBC(white blood cell) & diff(leukocyte differential) : 백혈구 및 백혈구 감별검사

■ PLT(platelet count): 혈소판

■ Hct.(hematocrit): 혈액 100ml에 있는 적혈구 량을 %로 표시한 것을 말한다.

■ Hgb(hemoglobin); 혈색소

■ Anemia: 빈혈, 적혈구의 수가 부족한 것, 또는 혈색소, Hct. 수준이 정상보다 낮은 것

■ hemolysis : 용혈 – 혈액세포가 정상 수명보다 빨리 파괴되는 것

■ leukemia : 백혈병 – 조혈모세포의 조혈과정 단계에서 조절할 수 없을 정도로 백혈구가 과다증식되는 악성질환을 말한다. AML(급성 골수성 백혈병), ALL(급성 림프 구성 백혈병), CML(만성 골수성 백혈병), CLL(만성 림프구성 백혈병)이 포함된다.

■ HD & NHD(Hodgkin's Disease & Non Hodgkin's Disease); 호킨즈병 및 비호킨즈 병

■ BT.(bleeding time); 출혈시간

■ CHF(congestive heart failure): 심장이 신체의 대사요구에 필요한 혈액을 박출시키지 못하여 전신의 모든 조직에 혈액공급이 부족하고, 심장을 포함한 다른 조직에 혈액이 정체되어 있는 상태를 말한다.

■ digitalis 배당체: 빠른 심박동수를 느리게 하여 심근 수축력을 증가시키는 약물이며, digoxin, digitoxin이 포함된다.

■ arrhythmia : 부정맥 – 심장기능 장애로 인해 심장리듬과 심박동수가 비정상적인 상태를 말한다. 맥박측정에서 부정맥이 발견되

면, 심첨맥박을 측정해야 한다.

- CPR, cardiopulmonary resuscitation : 심폐소생 – 생명을 구하기 위해 인공호흡, 심장 마사지를 실시하는 것을 말한다.
- MI, myocardial infarction : 심근경색 – 심근에 혈액공급이 차단되어 심근세포가 죽은 것을 말한다.
- hypertension : 고혈압 – 동맥혈압이 140/90mmHg 이상인 상태를 말한다. 그러나 3회 이상 혈압을 측정한 후 고혈압이라 진단할 수 있다
- DVT, deep vein thrombosis : 정맥혈전증 – 심부정맥에 혈괴가 형성되어 있는 상태를 말한다.

5. RESPIRATORY 호흡기계

- larynx : 후두
- trachea : 기관
- bronchi : 기관지
- lung : 폐
- sputum : 객담
- epistaxis : 코피
- rhinorrhea : 콧물
- aphasia : 실어증
- apnea : 무호흡
- dyspnea : 호흡곤란
- hypoxia : 저산소증
- hyperventilation : 과도호흡
- hemoptysis : 객혈
- deviated nasal septum : 비중격 만곡증 – 비중격이 휘어져 있거나 S자 모양의 상태.
- bronchitis : 기관지염

- bronchiectasis : 기관지확장증
- asthma : 천식
- emphysema : 폐기종 – 폐와 폐포의 탄력 소실로 폐포가 과도 확장되어 공기가 축적됨.
- pneumonia : 폐렴
- pulmonary edema : 폐수종
- pulmonary embolism : 폐색전증 – 폐동맥이 색전 등으로 인해 막힘.
- hemothorax : 혈흉 – 흉막강에 혈액이 고임.
- pneumothorax : 기흉 – 흉막강에 공기나 가스가 축적되는 질환

6. MUSCULOSKELETAL SYSTEM 근골격계

- cervical vertebrae : 경추 – 7개로 구성
- thoracic vertebrae : 흉추 – 12개로 구성
- lumber vertebrae : 요추 – 5개로 구성
- sacrum : 천골
- coccyx : 미골
- clavicle : 쇄골
- scapula : 견갑골
- sternum : 흉골
- rib : 늑골
- humerus : 상완골
- ulna : 척골
- radius : 요골
- carpals : 수근골
- metacarpals : 중수골
- phalanges : 수지골
- ilium : 장골

- ischium : 좌골
- pubis : 치골
- pelvis : 골반
- femur : 대퇴골
- patella : 슬개골
- tibia : 경골
- fibula : 비골
- tarsals : 족근골
- metatarsals : 중족골
- calcaneus : 종골
- closed reduction : 비관혈적 정복법, 폐쇄 정복 – 피부를 절개하지 않고 골절을 복원하는 것. 부러진 골편을 피부 밖에서 손으로 조작하여 제위치에 놓이도록 함. 석고붕대(cast), 부목(splint), 견인(traction)등의 방법이 있음.
- open reduction : 관혈적 정복법, 개방정복 – 금속판(plate), 나사(screw), 핀(pin), 못(nail)등을 이용하여 고정
- ligament : 인대 – 뼈와 뼈를 연결하는 결합 조직
- tendon : 건 – 근육이 뼈에 부착되도록 하는 결합 조직
- rheumatoid arthritis : 류마티스성 관절염
- ankylosing spondylitis : 강직성 척추염
- dislocation : 탈구 – 관절로부터 뼈가 빠져나온 상태
- subluxation : 아탈구 – 관절로부터 부분적으로 뼈가 빠져나온 상태
- sprain : 염좌 – 관절 상해로 인해 인대, 건, 인접 조직의 손상으로 심한 압통을 호소함.
- strain : 좌상 – 근육이 과도 신장되거나 과로하게 되는 상태
- meniscus : 반월상 연골판 – medial meniscus(내측), lateral meniscus(외측)
- cruciate ligament : 십자인대 – anterior cruciate ligament (전방십자인대), posterior cruciate ligament (후방십자인대)
- collateral ligament :측부인대 – medial collateral ligament(내측 측부인대), lateral collateral ligament (외측 측부인대)
- HIVD(herniation of intervertebral disc) : 추간원판 탈출증 – 추간원판의 수핵이 척추관으로 이탈(HNP : herniation of nucleus pulposus 수핵 탈출증)되어 척수 신경근을 압박하여 통증이 나타나며, 심한 경우 신경에 손상을 주기도 함.
- THR –total hip replacement – 전고관절 성형술
- Fx – fracture – 골절
- I/F – internal fixation – 내부고정
- ROM – range of motion – 관절운동범위
- EMG – electromyography – 근전도 검사
- SLRT – straight leg raising test – 직하지 거상 검사
- RA – rheumatoid arthritis –류마티스 관절염
- DA – degenerative arthritis – 퇴행성 관절염
- OM – osteomyelitis – 골수염
- CDH – congenital dislocation of hip joint – 선천성 고관절 탈구
- AVN –avascular necrosis – 무혈성 골괴저
- ACL – anterior crucial ligament – 전십자인대
- MPL – medial patellar ligament – 내측슬개인대

muscle-setting exercise - 근강화운동

- **amputation** : 절단술
- **arthroscopy** : 관절경 검사법
- **electromyography(EMG)** : 근전도 검사법 – 전기자극을 주어 근육의 수축력을 측정함.
- **scoliosis** : 척추측만증(척추옆굽음증) – 척추가 옆으로 굽어진 병증
- **kyphoscoliosis** : 척추뒤옆굽음증 – 척추의 후외측 만곡으로서 척추뼈의 연골증이 나타남
- **kyphosis** : 척주후만증(척주뒤구음증) – 측면으로 봐서 허리뼈의 만곡이 비정상적으로 돌출된 상태

---

7. FEMALE REPRODUCTIVE SYSTEM 여성생식계

- **uterus** : 자궁
- **vagina** : 질
- **ovary** : 난소
- **uterian tube (fallopian tube)** : 난관 – 난소로부터 닌자가 자궁으로 가는 통로. 닌자와 정자의 수정이 이루어지는 곳.
- **breast** : 유방
- **carcinoma of the cervix** : 자궁경부암 – 자궁의 대표적인 악성 종양
- **endometriosis** : 자궁내막 증식증 – 자궁 외부에 조직학적, 기능적으로 자궁내막과 유사한 조직이 증식하는 상태, 생리기간중 다량의 출혈이 발생.
- **myoma of uterus** : 자궁근종 – 자궁 근육층의 양성 종양
- **ovarian cyst** : 난소 낭종 – 난소의 액체로

이루어진 혹

- **fibroadenoma** : 유방섬유종 – 유방의 대표적인 양성 종양
- **breast carcinoma** : 유방암 – 침윤성 유관상피암(infilterating ductal carcinoma)은 유방암의 대표적인 악성 종양.
- **hysterectomy** : 자궁적출술
- **mastectomy** : 유방절제술
- **abortion** : 유산
- **ectopic pregnancy** : 자궁외 임신 – 주로 난관 임신이 많음
- **cesarean section(c/s)** : 제왕절개

---

8. MALE REPRODUCTIVE SYSTEM 남성생식계

- **testis** : 고환, 정소
- **prostate gland** : 전립선
- **benign prostatic hypertrophy(BPH)** : 양성 전립선 비대증 – 전립선이 비대되어 요도를 누르면 충분한 배뇨를 하지 못하고 요정체, 요로감염, 수신증 등이 나타남.
- **hydrocele** : 음낭수종 – 고환 내 또는 정관을 따라 액체가 저류한 상태. 절제술(hydrocelectomy)을 시행하기도 함.

---

9. SENSE ORGANS : THE EYE & THE EAR 감각기관 : 눈과 귀

1) THE EYE /눈

- pupil : 동공
- conjunctiva : 결막 – 혈관과 림프절이 분포하는 투명한 점막으로 안검과 안구의 일부를 덮고 있음.
- cornea : 각막 – 전체 안구의 1/6을 차지하며 굴절 기능을 함
- sclera : 공막 – 안구의 5/6을 싸고 있는 단단한 백색막으로 각막으로 이어짐.
- choroid : 맥락막 – 공막과 망막 사이에 있는 암흑갈색의 막으로 외부에서 들어오는 광선을 차단하는 역할
- iris : 홍채 – 각막 후방, 수정체 전방에 위치하며 눈을 통과하는 빛의 양을 조절함.
- crystalline lens : 수정체 – 동공 뒤에 위치하며 상의 초점이 망막 위에 맺히게 함.
- viterous body : 초자체 – 수정체와 망막사이의 공간으로 젤리 같은 물질이 들어 있어 안구 모양을 유지하고 빛을 통과시키며 안구 내압을 유지시킴
- retina : 망막 – 안구의 가장 내부에 있으며 상이 맺히는 곳.
- optic nerve : 시신경
- orbit : 안와 – 눈을 포함하는 뼈
- eyelid : 안검, 눈꺼풀
- glaucoma : 녹내장 – 안압의 상승으로 인해 시력 상실을 가져올 수 있는 질환
- cataract : 백내장 – 수정체가 혼탁해지는 질환으로 선천성 백내장과 노인성 백내장, 2차적으로 발생하는 백내장 등이 있음.
- detachment of the retina ; 망막 박리 – 망막과 맥락막이 분리되는 것
- blepharoptosis : 안검하수증 : 선천적, 신경마비, 근무력증, 외상등에 의해 윗눈꺼풀을 위로 올리지 못해 아래로 처지는 현상

2) THE EAR 귀

- outer ear : 외이 – 이개(auricle)와 외이도(auditory canal)로 구성됨.
- meddle ear : 중이 – 외이에서 전해온 공기의 진동을 기계적인 진동으로 바꾸는 곳.
  - #tympanic membrane : 고막
  - #ossicles : 이소골 – 중이의 세개의 작은 뼈(malleus추골,incus침골,stapes등골)　#eustachian tube : 이관 – 인두와 중이를 연결하는 통로, 고막 내외의 압력 유지.
- inner ear : 내이 – 음파를 뇌로 전달하는 기능과 평형 감각을 유지하는 기능 담당
  - #cochlea : 와우관
  - #auditory nerve fibers : 청신경
  - #semicircular canal : 반규관
- tinnitus : 이명 – 귀울림
- otorrhea : 이루 – 귀의 분비물
- vertigo : 현훈 – 현기증
- dizziness :어지럼증
- otitis media : 중이염
- tympanoplasty : 고막성형술
- mastoidectomy : 유양돌기 절제술

10. ENDOCRINE SYSTEM 내분비계

- thyroid gland : 갑상선 – 목의 기관(trachea) 양쪽에 위치하며 신진대사 유지에 필요한 호르몬과 칼슘을 조절하는 물질을 분비
- pituitary gland : 뇌하수체 – 뇌의 접형골내에 위치하며 전엽과 후엽으로 나뉘어져 여러

가지 호르몬을 분비

- hyperthyroidism(=Grave's disease) : 갑상선 기능 항진증 – 갑상선 호르몬의 과다 생산에 의해 오며, 증상은 안구돌출, 심계항진, 행동과다, 정서적 불안정, 체중감소 등임.

- hypothyroidism : 갑상선 기능 저하증 – 피로, 신체적 및 정신적인 무기력감, 변비, 체중증가 등이 나타남. 선천적 질환인 cretinism과 성인의 질환인 myxedema(점액수종)가 있음.

- diabetes mellitus : 당뇨병 – 인슐린의 분비 부족으로 생기는 질병.

　증상은 당뇨, 다식, 다뇨, 다음다갈증 등이 있고 합병증으로 케톤산증, 저혈당증등과 이차적 합병증인 당뇨병성 망막증, 당뇨병성 신장증, 당뇨병성 신경증 등이 있음. 당뇨병은 두 종류가 있는데 어린시절에 발생하는 IDDM(인슐린의존성당뇨병)과 성인에게 발생하는 NIDDM(인슐린비의존성당뇨병)으로 나뉨.

11. INTEGUMENTARY SYSTEM : 외피계

- ulcer : 궤양 – 표피와 진피의 상실로 오는 개방성 창상

- scar : 반흔 – 상처의 회복 과정에서 남게 되는 섬유성 조직(흉터)

- crust : 가피 – 혈청, 농, 피부 표면의 혈액들이 건조되어 형성된 덩어리

- urticaria : 두드러기 – 심한 가려움증과 함께 피부가 붉거나 창백하게 융기된 상태

- itching : 소양증 – 피부염이나 알레르기성 염증 등에서 나타나는 피부의 가려움증

- purpura : 자반 – 조직 내 출혈에 의한 자색 또는 적갈색의 착색이 표피를 통해 보이는 상태

- leukoderma : 백반 – 피부 멜라닌 색소의 후천적인 국소적 탈색, 희게 변함.

- burn : 화상

- basal cell carcinoma : 기저세포암 – 가장 흔한 피부암으로 전이는 거의 하지 않으나 국소적 침습과 파괴능력을 가진 상피종양

- malignant melanoma : 악성 흑색종

- squamous cell carcinoma : 편평세포암 – 입,후두,방광,식도 등의 편평 세포에서 발생하는 악성 종양, 전이성이 강함.

- dermabrasion : 피부찰상법(삭피술) – 반흔, 모반, 잔주름 등을 제거하기 위해 기계를 이용해 제거하는 방법.

- debridement : 변언절제술 – 이물,괴시조직,오연조직을 창상 또는 간염병소나 그 인접 부분에서 제거하고 주위의 건강한 조직을 노출시키는 방법.

- skin graft : 피부이식편 – 피부에 1차 봉합으로 닫아줄 수 있는 한계 이상의 결손이 있을때 같은 넓이의 피부 조각을 다른 곳에서 채취하여 결손 부위에 이식해주는 방법.

| 참고문헌 |

박금실 외, 「자연의학」, 아트하우스출판사, 2010

김정혜 외. 「병리학」. 정담미디어. 2011

이중달 저, 「병리학」, 고려의학, 2011

조규형 편저, 「화광온구의 위력」. 범진문화사.1993

조규형 편저. 「묘약기방(妙藥기方)」. 범진문화사.1975

김양로 저, 「병리학」. 현문사, 2012

黑田保次郎 저, 「종합가시광선요법(유전과 광선)」.2001

Mark. H. Swarts 저, 「슈왈츠 진단학」, 대한의학서적, 2010

David E. Bruns 저, 「임상분자진단학」, 일조각, 2006

등철도 저, 「한방진단학」, 우용출판사, 2010

임양근 저, 「설진」,정담출판사, 2003

宇都宮義眞저, 「광선요법학」. 1980

Lynn S Bickey 저, 「진단학」, 군자출판사, 2007

일본광선연구소 발행, 「월간 광선연구」 1988-2010년 현재

이섬백 저, 「몸과 마음 영혼의 웰빙」, 아트하우스출판사, 2010

전세일 외, 「새로운 의학 새로운 삶」, 창작과 비평사, 2000

김완희 편저, 「한의학원론」, 成輔社, 1995

김용남 저, 「한방물리치료학」,현문사, 1999

김춘식 저, 「체질분류학」, 도서출판 오행생식, 2000

배병철 저, 「皇帝內徑〈靈樞 · 素問〉」,成輔社, 1999

백윤기 저, 「黃帝內徑運氣解釋」高文社, 1992

신인환 저, 「알기쉬운 건강생활요법」, 오늘, 1999

장동순 저, 「東洋思想과 서양과학의 接木과 應用」도서출판 청홍, 1999

이응철 외, 「자연치유학」, 아트하우스출판사, 2008

조헌영 저, 「통속한의학원론」학원사, 2001

오성선 외, 「인체생리학」, 효일, 2001

김종수 저, 「보완대체자연치유학」, AKCA, 2007

권덕진 저, 「히포크라테스선서」, 사이언스 북스, 서울, 2006

오홍근 저, 「통증의학」, 군자 출파사. pp. 384-388. 1995

김종수 저, 「현대의학의 불편한 진실」, 아트하우스출판사, 2008

김완희, 「한의학원론」, 성보사, 1995

고덕순, 「암환자의 대체요법 시행경험」, 중앙대 대학원, 2000

황무연. 저, 「한의원과 인체의 신비」. 제1판. 고려의학. pp. 165-173. 1993

渥美和彦´廣瀬輝夫´代替医学のすすめ´日本医療企画´2000´ Ｐ14-37

小泉明, 「健康概念に係わる理論的研究」, 「昭和60年度科学研究費補助金総合研 (A)研究成果報告書」´1986

Weil Andrew,/ 김옥분 역, 「자연치유(Spontaneous Healing)」,1996, 다산글방

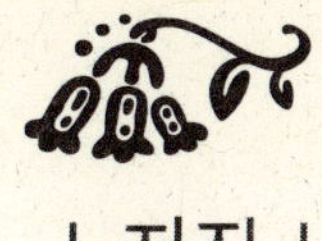

| 저자 |

박 금 실

- Colombo University of Alternative Medicine 보건학박사
- 중국 복건중의대학 졸업. 중국의사 자격취득
- 상지대학교, 세종대학교. 강원대학교 외래교수 역임
- 사단법인 한국평생교육기구 이사장(현)
- 의료법인 금실한방의료원 원장(현)
- 사단법인 대한보건의료진흥회 이사장(현)

저서; 〈체질을 알아야 건강이 보인다〉, 〈척추가동검사법〉, 〈도인술(건강술)〉,
　　　〈건강마사지〉, 〈약용식품학〉,〈자연의학〉 외

김 수 경

- America Mariana Medical Technology University 자연의학박사
- 연세대학교 산업대학원 과정수료 · 홍익대학교 대학원 석사
- (사)대한보건의료진흥회 이사·대한보건의료통합회 회장
- 건국대학교 대학원 · 한양대학교 · 한양여대 외래교수(전)
- 상명대 평생교육원 자연요법사(광선요법) 지도교수
- 한국보건신문사 편집주간

저서; 〈기적의 카본광선〉, 〈자연의학〉, 〈보건식품영양학〉, 〈인체생리학〉,
　　　〈자연치유학〉, 〈광선보건학〉 외